Magic Morning

LINA JACHMANN

KNESEBECK

Magic Morning

DEINE MORGENROUTINE FÜR DEN PERFEKTEN START IN DEN TAG

———

LINA JACHMANN

KNESEBECK

Verändere
deinen Morgen,
und du veränderst
dein Leben.

INHALTSVERZEICHNIS

VORWORT

Dein linker Fuß kann nichts dafür.

Es gibt diese Tage, an denen du gut gelaunt vor dem Wecker aus dem Bett springst, voller Tatendrang bist und dir alles mühelos, mit spielerischer Leichtigkeit, gelingt. Nichts kann dich aus der Ruhe bringen, du hast ein Lächeln auf den Lippen und freust dich über die kleinen Dinge des Lebens. Dann gibt es andere Tage, über die du vielleicht rückblickend sagen würdest, dass du mit dem linken Fuß aufgestanden bist, an denen sich alles mühsam gestaltet und insgesamt einfach nichts richtig Freude bereitet. Du bist an diesen Tagen permanent gehetzt und hast am Ende doch nichts geschafft. Wenn du bisher das Gefühl hattest, dass das Schicksal oder der aktuelle Stand auf deinem Karma-Konto darüber entscheidet, ob du einen dieser super-guten Tage oder eher einen mauen-lauen-miesen Tag erwischst, kommt nun die gute Nachricht: Du hast die Macht. Ja, richtig: Denn du kannst entscheiden, wie du in deinen Tag starten möchtest, und mit dieser bewussten Entscheidung prägst du ganz maßgeblich den weiteren Verlauf deines Tages.

Die erste Stunde entscheidet darüber, wie dein Tag verläuft.

Am Morgen ist jeder Tag noch unverbraucht, neutral und wie eine weiße Leinwand. Du bist zu Hause in deiner sicheren Umgebung. Direkt nach dem Aufwachen bist du noch frei von äußeren Einflüssen, die auf deine Gedanken und Stimmung einwirken könnten. Mit einer individuellen Morgenroutine, bestehend aus kleinen Ritualen, die dir guttun und schnell selbstverständlich werden, startest du bewusst in den Tag und legst Ziele und Stimmung fest. Und keine Sorge: Das funktioniert auch, wenn du nur fünf Minuten Zeit am Morgen hast.

Mehr Zeit, mehr Energie, mehr Erfolg.

Viele besonders erfolgreiche und glückliche Menschen schwören auf das Konzept und starten mit festen Ritualen und Abläufen in den Tag. Normalerweise passiert das alles hinter verschlossenen Türen. Daher bin ich sehr dankbar, dass ich für dieses Buch viele inspirierende Menschen kennenlernen durfte, die uns ihre unterschiedlichen morgendlichen

Gewohnheiten zeigen, aus denen sie Kraft und Ausgeglichenheit für den Tag schöpfen, damit wir von ihnen lernen können. *Magic Morning* ist kein Ratgeber, sondern ein Inspirationsgeber. Die privaten Einblicke und Homestories, die Übungen, die Interviews, die wertvollen Tipps und Tools schenken dir Inspiration und Motivation, um deine ganz individuelle Morgenroutine zu kreieren. Du kannst dir – nach dem Baukastenprinzip – ganz einfach die Elemente aussuchen, die gerade gut zu deinem Leben passen. Deine Morgenroutine kann dir dabei helfen, dich selber besser kennenzulernen und deine Ziele zu erreichen. Dabei geht es nicht um überzogene Selbstoptimierung, und die Routine ist auch keine Geheimwaffe, um dich selbst zu finden. Das ist auch gar nicht nötig, schließlich bist du keine Socke, die in der Waschmaschine verloren gegangen ist. Du bist gut, so wie du bist. Die Morgenroutine ist ein Akt der Selbstliebe und ein Geschenk an dich selbst.

Diese Zeit gehört dir.

Nimm dir am Morgen Zeit für den wichtigsten Menschen in deinem Leben: für dich. Wenn du dich gleich zu Beginn des Tages mit deinen Bedürfnissen, Zielen, Wünschen und Werten beschäftigst, verlierst du sie den ganzen Tag nicht mehr so leicht aus den Augen. Du fühlst dich dann nicht wie ein Stück Treibholz auf dem offenen Meer, sondern bist

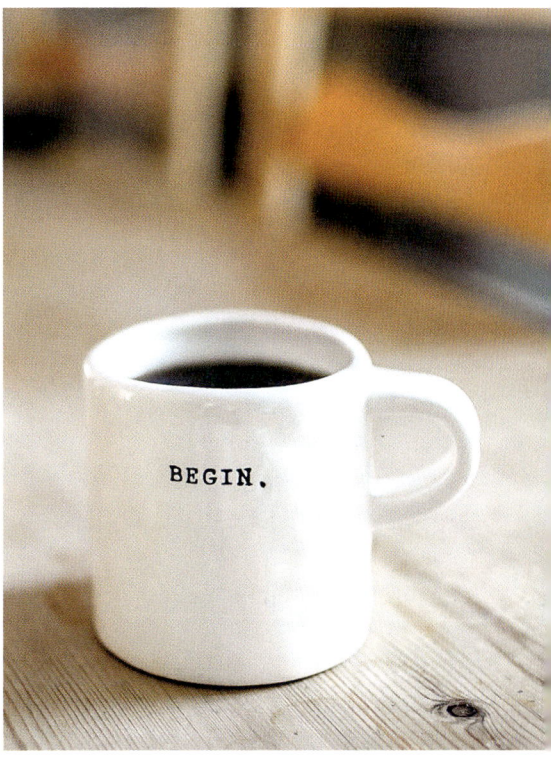

Kapitänin oder Kapitän deines Schiffes, die oder der das Steuerrad fest in den Händen hält. Der Alltag, die Familie, die Arbeit, Verpflichtungen, Termine und das wunderbare bunte Leben kommen sowieso schnell genug und von ganz alleine auf dich zu. Die Zeit am Morgen gehört nur dir und ist magisch.

Ich wünsche dir ganz viel Freude und Inspiration mit *Magic Morning* und auf deiner Entdeckungsreise zu der für dich perfekten Morgenroutine.

Herzlich,
Lina Jachmann

ROUTINEN

Vom Ritual zur Routine.

Bevor du in diesem Buch alles über Morgenroutinen erfährst, werfen wir zunächst einen kurzen Blick auf Routinen. Warum sind sie so wertvoll, und wann wird aus einer Aneinanderreihung von Ritualen plötzlich eine Routine? Schließlich möchtest du nicht jeden Morgen mit dir diskutieren müssen. Deine Morgenroutine soll ganz selbstverständlich sein und dir in Fleisch und Blut übergehen. Das entspricht auch unserem Naturell. Wir Menschen sind Gewohnheitstiere und lieben es, Dinge immer wieder auf die gleiche Art und Weise zu tun. Das gibt uns das Gefühl von Struktur und Sicherheit. Der Vorteil von Gewohnheiten ist, dass sie uns Entscheidungen abnehmen.

Vielleicht hast du auch schon von dem Mythos gehört, dass es genau 21 Tage dauert, um eine Gewohnheit zu ändern oder eine neue Routine zu etablieren. Die Geschichte hat ihren Ursprung in den 1950er-Jahren. Der plastische Chirurg Maxwell Maltz führte damals über einen längeren Zeitraum verschiedene Operationen durch und stellte dabei ein interessantes Muster fest. Nach den Eingriffen dauerte es durchschnittlich mindestens 21 Tage, bis sich die Patienten an das veränderte Aussehen und die neue Situation gewöhnt hatten. 1960 veröffentlichte er diese Beobachtung und andere Theorien im Bereich der Verhaltensforschung in seinem Buch *Psycho-Cybernetics*. In den folgenden Jahren verselbstständigte sich diese Aussage, hin zu dem pauschalen und reizvollen Versprechen, dass nach 21 Tagen jede neue Routine sitzt. Es klingt auch einfach zu verlockend, in nur drei Wochen ganz neue Gewohnheiten zu automatisieren und dadurch ein neuer Mensch zu werden. Die Ergebnisse einer Studie des University College London zeigten allerdings, dass es im Durchschnitt 66 Tage, also mehr als zwei Monate, dauert, bis sich Gewohnheiten automatisiert haben. Knapp 100 Teilnehmende wählten dafür eine neue Gewohnheit und wurden über einen Zeitraum von drei Monaten täglich befragt, ob sich diese in ihrem Leben schon manifestiert habe.

Aber keine Sorge: Du schaffst das.

Denn zum einen bist du nicht „der Durchschnitt", und zum anderen hast du ein Ziel im Kopf. Also keine Sorge, auch wenn es kürzer oder länger als drei Wochen dauern wird, um deine neue Routine zu festigen – mit der richtigen Motivation gelingt es dir auf jeden Fall.

Von guten und schlechten Routinen.

Viele, die sich zum ersten Mal mit dem Thema Morgenroutinen beschäftigen, sagen, dass sie bisher gar keine Routine haben. Tatsächlich hat aber jede'r von uns schon eine Routine, die am Morgen ganz selbstverständlich abgespult wird. Oft beinhalten diese morgendlichen Abläufe und Handgriffe aber wenige Dinge, die uns bereichern oder bewusst ausgeführt werden.

Eine mögliche Routine kann zum Beispiel so aussehen: Du bist noch total müde, wenn der Wecker klingelt, erst nach mehreren Snooze-Zeiten schaffst du es, kurz vor knapp, doch aufzustehen. Der erste Griff geht – ganz automatisch – zum Handy, du beschäftigst dich mit anderen statt mit dir selbst. Noch im Halbschlaf werden die Zähne geputzt, im Stehen ein Happen heruntergeschlungen, unter Zeitdruck die Kinder versorgt, Brote geschmiert, hektisch Schuhe gesucht, Taschen gepackt und dann im Laufschritt auf dem Weg ins Büro ein Kaffee runtergekippt.

Ich lade dich ein, einmal genauer hinzusehen. Überlege einmal – Schritt für Schritt –, wie du zurzeit in den Tag startest. Hinterfrage, welche Elemente aus deiner aktuellen Routine du gut findest, welche Pflichtelemente sind und welche zu der Kategorie Zeitdiebe gehören. Die guten Routinen bleiben natürlich bestehen. Die Pflichtelemente, so wie das Zähneputzen am Morgen, möchtest du eventuell mit mehr Achtsamkeit ausführen oder dir dabei eine positive Affirmation sagen. Gewohnheiten, die in die Kategorie Zeitdiebe fallen, darfst du loslassen. Die gewonnene Zeit kannst du in deine neue Morgenroutine investieren.

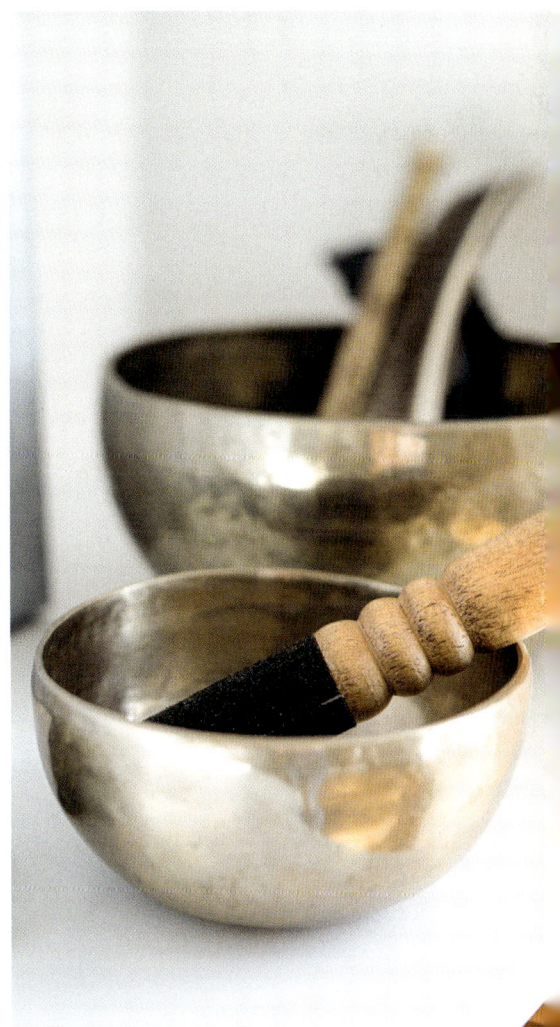

„Motivation lässt
dich loslegen.
Die Gewohnheit lässt
dich weitermachen."

JIM ROHN

FINDE DEIN „WARUM"

Eine gesunde Morgenroutine kann dein Leben unheimlich bereichern. Wenn dein Kopf und Körper auf Autopilot stellen und ganz von alleine beginnen, bereichernde Rituale abzuspulen, bist du in deiner Routine angekommen. Durch das Fokussieren bekommst du einen Überblick und entwickelst eine Zielstrebigkeit, die in alle Bereiche deines Lebens abstrahlt. Du schaffst plötzlich mehr in weniger Zeit, wenn du genau weißt, wo es hingehen soll.

Bevor du die bisherigen Abläufe an deinem Morgen nun sofort veränderst und eine neue Routine etablierst, ist es wichtig, dass du dir Klarheit verschaffst, was du von deiner Morgenroutine genau erwartest. Was soll die Routine in deinem Leben verändern und bewir-

ken? Wo möchtest du hin? Je genauer du deine Ziele formulierst, desto höher wird deine Motivation sein, die Routine fest zu verankern.

Deine Ziele sind dein Motor.
Nimm dir Zeit, um in Ruhe über deine Wünsche und Ziele zu reflektieren. Im Kasten links findest du Anregungen. Wähle die drei Ziele aus, die dir zum jetzigen Zeitpunkt am wichtigsten sind. Natürlich kannst du auch eigene formulieren.

_____

_____

_____

_____

_____

Übung

ICH STARTE MEINE MORGEN-
ROUTINE UM _____ UHR.

FÜR MEINE ROUTINE NEHME ICH MIR
JEDEN MORGEN _____ MINUTEN ZEIT.

MEINE DREI WICHTIGSTEN ZIELE UND WÜNSCHE SIND:

_____

_____

_____

ICH BEGINNE MIT MEINER ROUTINE AM: _____

„Ob du denkst,
du kannst es
oder du kannst es nicht:
du wirst auf jeden Fall
recht behalten."

HENRY FORD
Unternehmer

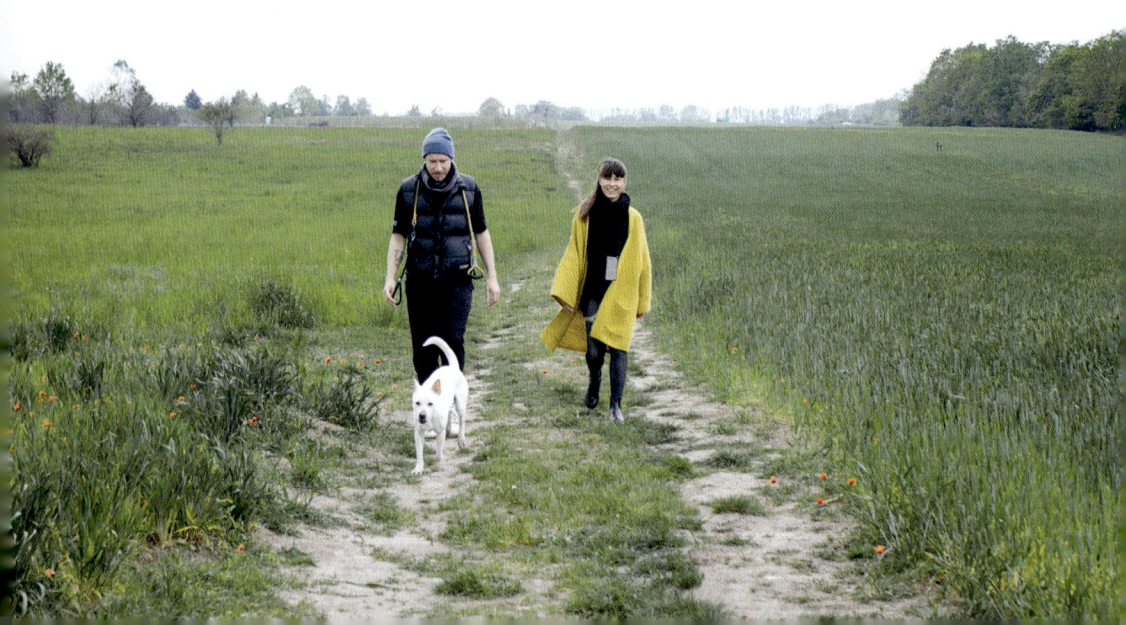

MOTIVATION

TIPPS, UM DEINE MORGEN-ROUTINE ZU ETABLIEREN

• Schaffe eine Routine, die zu deinem Leben passt. Mach dir immer wieder klar, warum du die Routine gewählt hast und welche Ziele du verfolgst.

• Visualisiere deine Routine. Male ein Bild, erstelle eine motivierende Collage oder schreibe die Schritte deiner Routine auf. Platziere die „Anleitung" direkt neben deinem Bett.

• Übe deine neuen Morgenrituale jeden Tag. Dein Gehirn prägt sich die Wiederholungen ein und lernt daraus. Durch die Wiederholungen entsteht mit der Zeit die feste Routine.

• Hör auf, mit dir selber zu diskutieren. Du fragst dich ja auch nicht jeden Tag, ob du heute Lust hast, dir die Zähne zu putzen. Aufstehen und machen!

• Erzähle deinem Partner, deiner Familie und deinen Freunden von deinem Vorhaben und deiner neuen Morgenroutine. So schaffst du eine hohe Verbindlichkeit.

• Lass dich nicht verunsichern, wenn du einmal verschläfst, aussetzt oder es nicht schaffst, dir Zeit zu nehmen. Du kannst jederzeit einfach wieder einsteigen: neuer Tag, neues Glück!

• Deine Routine ist nicht in Stein gemeißelt. Sie soll dir dienen und dein Leben bereichern. Wenn ein Element nicht mehr zu dir passt, kannst du es einfach gegen ein anderes austauschen.

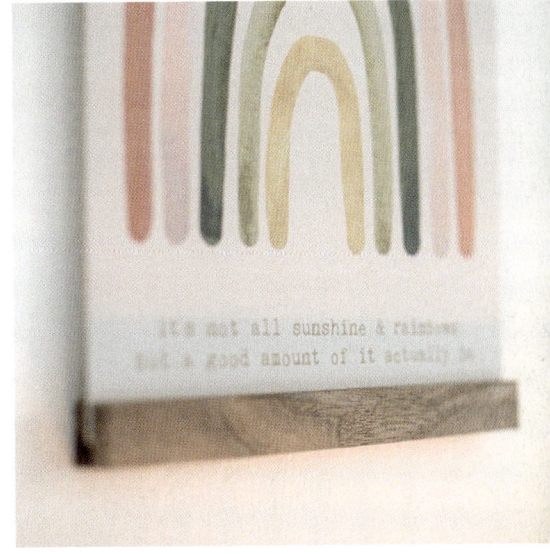

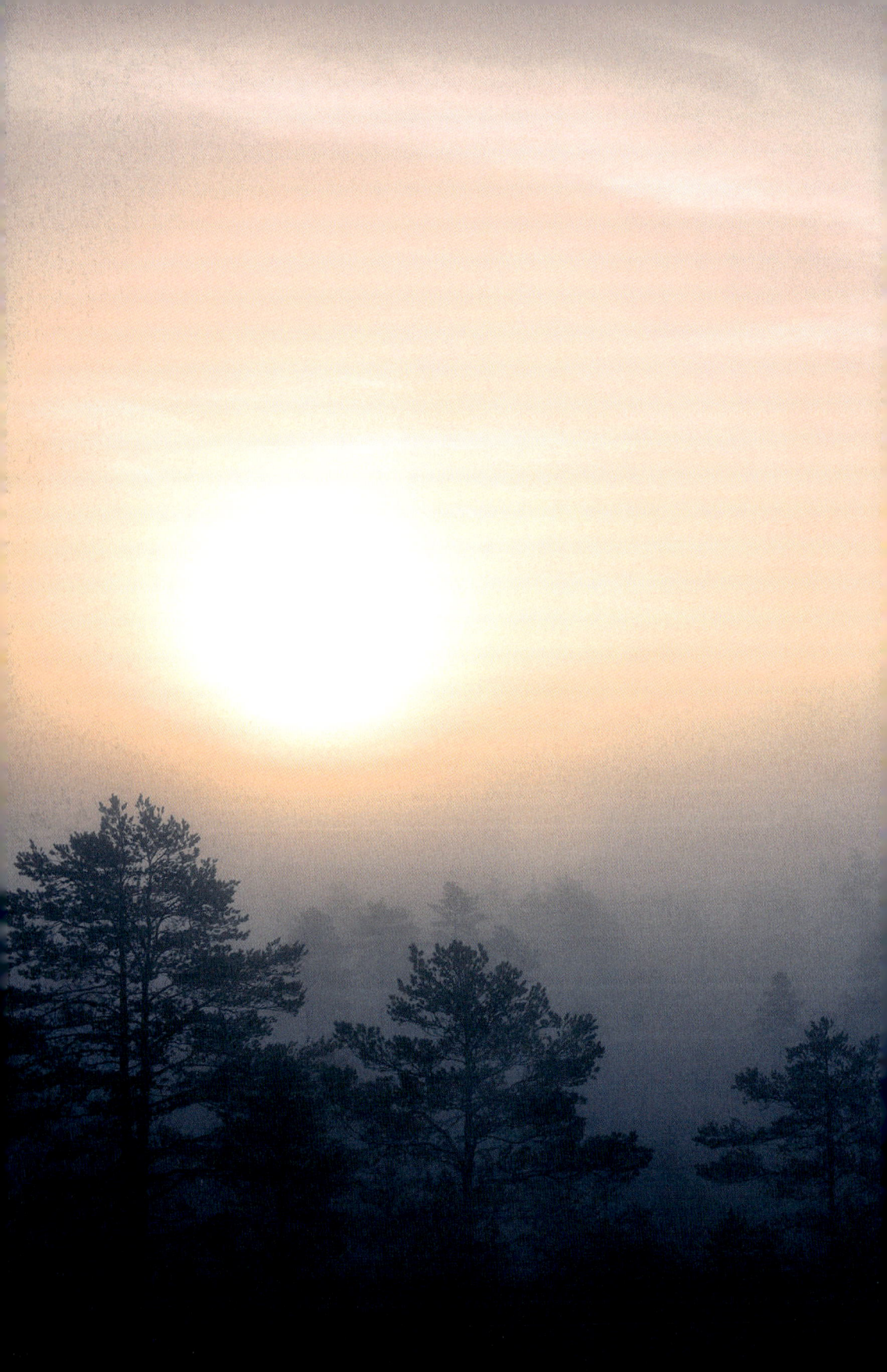

ABEND

Die Morgenroutine beginnt schon am Abend. Denn es gibt ein grundlegendes Element, das zu jeder Morgenroutine gehört und die Basis bildet: erholsamer Schlaf. In diesem Kapitel erfährst du im Interview mit einem Schlafforscher alles über guten Schlaf und wilde Träume. Du lernst Yoga-Übungen kennen, die am Abend für schnelle Entspannung sorgen. Außerdem bekommst du wertvolle Tipps, wie du deinen Schlaf verbessern kannst und was bei Einschlafproblemen wirklich hilft.

Interview

BESSER SCHLAFEN

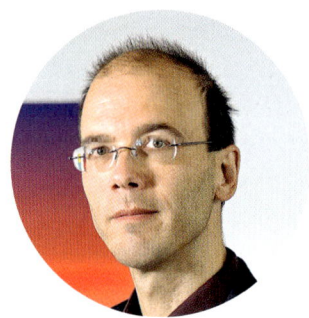

Prof. Dr. Michael Schredl
Schlafforscher, Psychologe & Psychotherapeut
Mannheim

G uter, erholsamer Schlaf ist für eine erfolgreiche Morgenroutine von elementarer Bedeutung. Der Experte Prof. Dr. Michael Schredl, Leiter eines Schlaflabors, Psychologe und Psychotherapeut, gibt wertvolle Antworten und Tipps rund um das Thema Schlafen. Im Interview sprechen wir über Lerchen, Eulen, guten Schlaf und wilde Träume.

Was ist dran an dem Mythos von Lerchen und Eulen? Gibt es wirklich Menschen, die Lerchen, also Frühaufsteher, und andere, die Eulen, also eher nachtaktiv, sind?

Ja, dieses Phänomen gibt es tatsächlich. Der aktuelle Fachbegriff dazu ist Chronotyp. Wir unterscheiden den Morgentyp und den Abendtyp.

Ist genetisch festgelegt, welcher Typ wir sind?

Ja, das ist sehr wahrscheinlich stark genetisch bedingt. Allerdings gibt es auch Daten, die zeigen, dass zum Beispiel männliche Jugendliche die größten Eulen sind. Das hat also auch eine soziale Komponente. Stichwort: Party und Social Life.

Der Chronotyp ist aber ein Hinweis auf die Laufzeit der inneren Uhr. Normalerweise laufen wir in einem 24-Stunden-Rhythmus, weil das Licht über das Auge die innere Uhr in unserem Gehirn synchronisiert. Wenn man Menschen in einen dunklen Raum setzt, ohne eine Kopplung von außen, ergibt sich oft ein längerer Rhythmus. Man vermutet, dass bei den Abendtypen die Laufzeit ein bisschen länger ist, während der Rhythmus bei den extremen Morgentypen sogar kürzer als 24 Stunden sein kann. Die Laufzeit der inneren Uhr ist stark genetisch bedingt. Gleichzeitig spielt das Verhalten eine große Rolle: Wann geht man ins Bett, was macht man am Abend?

Es gibt aber auch die Diagnose des Schlafphasenverzögerungssyndroms. Das sind Personen, die tatsächlich Probleme haben, wenn sie einem Job mit normalen Zeiten nachgehen müssen, weil sie morgens nicht aus dem Bett kommen, und die, wenn sie früh schlafen gehen möchten, keinen Schlaf finden.

Wie ist die Verteilung zwischen Morgentypen und Abendtypen?

Wir gehen von einer Normalverteilung aus. Eulen sind Tiere, die nachtaktiv sind, und Lerchen sind vor allem in den frühen Morgenstunden aktiv. Die meisten Menschen sind Mischtypen, die am Tag aktiv sind. Es gibt einen relativ kleinen Teil, der es lieber früh hätte, und einen etwas größeren Teil, der lieber länger wach ist. Das ist aber auch sozial bedingt. Heutzutage wird das zusätzlich noch durch unsere Handy- und Computerbildschirme verstärkt, die das Schlafhormon Melatonin unterdrücken. Es gibt 5 bis 7 Prozent, die lieber später schlafen gehen würden, als es dem Normaltyp entspricht.

Wie viel Schlaf brauchen wir?

Die durchschnittliche Schlafzeit der Deutschen beträgt siebeneinhalb Stunden. Wobei auch festgestellt wurde,

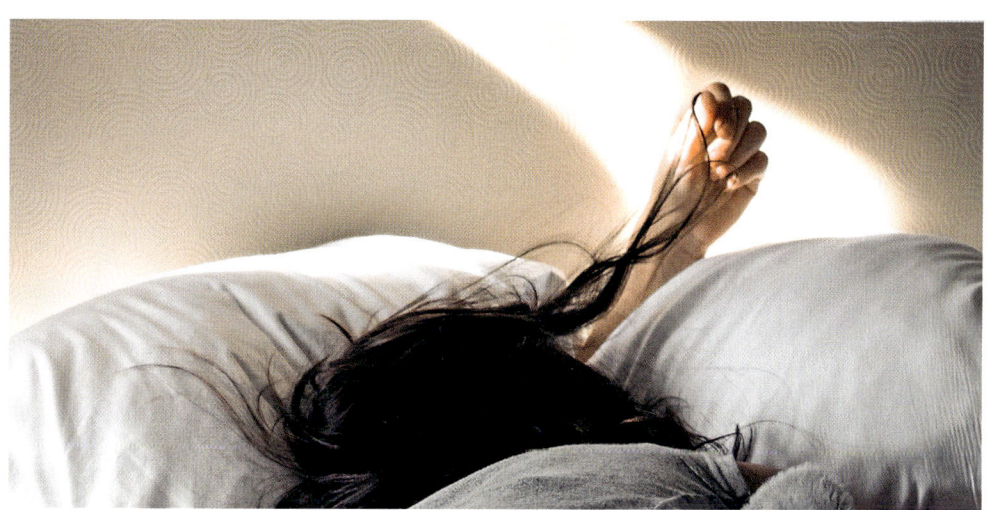

„DIE BOTSCHAFT VON WIEDERKEHRENDEN TRÄUMEN IST: ES GIBT ETWAS FÜR MICH ZU LERNEN."

dass die Menschen, wenn sie ausschlafen könnten, in der Regel eine halbe Stunde länger schlafen würden. Der Schlafbedarf ist meistens ein bisschen größer als die Zeit, die die Leute sich gönnen. Der bekannte Schlafforscher Jürgen Zulley sagt dazu: „Die Leute gehen ins Bett, wann sie wollen, sie stehen auf, wann sie müssen."

Der Schlaf kommt in Deutschland ein wenig zu kurz. Die wenigsten können unter der Woche ausschlafen. Dadurch ist ein Schlafdefizit vorprogrammiert, und oft wird versucht, das am Wochenende aufzuholen.

Ist es wirklich möglich, Schlaf einfach nachzuholen?

Nicht wirklich. Subjektiv ist zwar eine erhöhte Erholung da. Tatsächlich kann man aber nachweisen, dass diese Nachholaktionen nicht das bringen, was man sich von ihnen erhofft, zum Beispiel die Steigerung der Leistungsfähigkeit.

Was können wir tun, damit der Schlaf erholsam ist und wir fit und ausgeruht aufwachen?

Der Mensch, und da sind wir wieder beim Chronotyp und bei der inneren Uhr, ist ein 24-Stunden-Rhythmus-Tier. Ideal wären feste Zubettgeh- und Aufstehzeiten. Außerdem ist es wichtig, ruhig, entspannt und vor allem genug zu schlafen. Das subjektive Schlafbedürfnis kann unterschiedlich sein. Zwischen sechs und neun Stunden liegen im Normalbereich.

Ist der Schlaf vor 24 Uhr besonders wertvoll?

Dieser Mythos ist dadurch entstanden, dass die Menschen in der Vergangenheit grundsätzlich früher ins Bett gegangen sind. Wenn man normalerweise um 22 Uhr ins Bett geht und dann einmal ausnahmsweise um 1 Uhr, schläft man tatsächlich schlechter. Geht man aber regelmäßig um 1 Uhr ins Bett, ist der Schlaf genauso gut, als wenn man regelmäßig um 22 Uhr schlafen gehen würde. Als junger Mensch kann man diese Wechsel aber noch relativ gut wegstecken. Aber gerade wenn Menschen mit Schlafstörungen zu kämpfen haben, ist die erste Empfehlung immer, regelmäßige Zubettgehzeiten zu etablieren. Selbst am Wochenende wird empfohlen, den Rhythmus konsequent beizubehalten. Viele können sonst am Sonntagabend nicht gut einschlafen und denken, dass es mit dem Stress der Woche, die vor ihnen liegt, zu tun hat. Aber es hat auch etwas damit zu tun, dass sie morgens länger geschlafen haben.

Welche physischen Bedingungen sind optimal?

Die Schlafumgebung kann sehr individuell sein. Da hat jeder seine eigene Philosophie. Ob das Fenster offen sein soll, die Matratze fest, die Decke dünn und so weiter. Es gibt keine allgemeine Empfehlung – es muss für einen selbst angenehm sein.

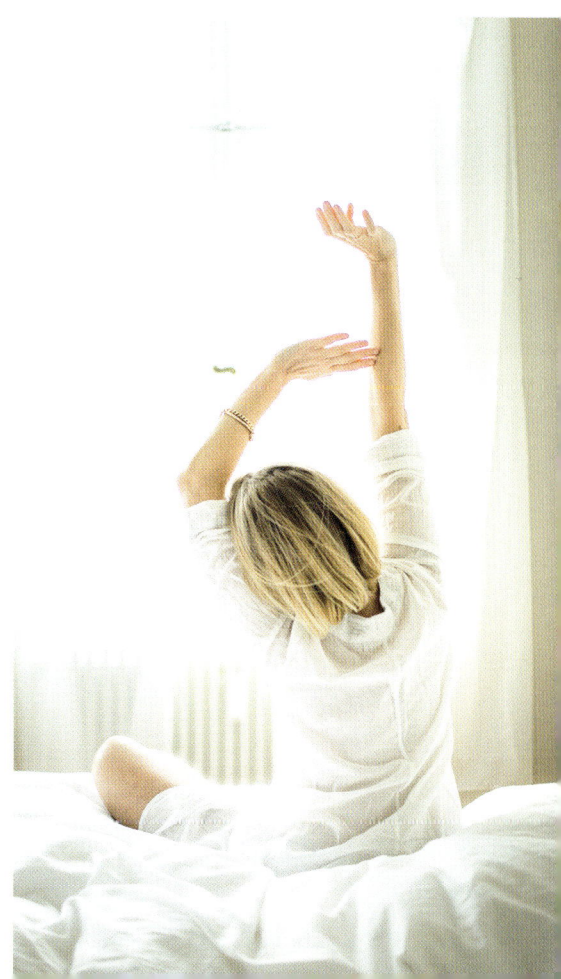

Was hilft, neben festen Zubettgeh-zeiten, gegen Einschlafstörungen?

Beim Einschlafen ist es häufig so, dass das Hauptproblem nicht die körperliche Anspannung ist, sondern die geistige Anspannung. Der Begriff des „Abschal-tens" ist irreführend. Das Gehirn kann nicht einfach abgeschaltet werden, es läuft auch im Schlaf immer weiter. Man muss lernen, alle Gedanken, die auf-treten – besonders daran, schnell ein-schlafen zu müssen, um am nächsten Tag fit zu sein –, entspannt zu betrach-ten. Das kann man lernen. Wenn man das regelmäßig übt, erzielt man damit den besten Effekt.

Das klingt fast nach einer Einschlaf-Meditation. Beim Meditieren werden die Gedanken oft mit vorbeiziehen-den Wolken verglichen.

Der moderne Begriff dafür ist Meta-Ko-gnition. Es geht nicht darum, was man denkt, sondern darum, wie man mit sei-nen Gedanken umgeht. Das ist etwas, was man beim Einschlafen üben muss.

Was hilft Kindern, die nicht gut ein-schlafen können?

Es gibt für Kinder und Jugendliche gute Einschlafübungen, die auf Autogenem Training basieren. Sehr wirkungsvoll ist es außerdem, Einschlafrituale einzu-führen, die die Kinder beruhigen. Eines der ältesten Rituale ist das Vorlesen von Geschichten. Das Singen von lang-samen Liedern mit ruhiger Stimme hat

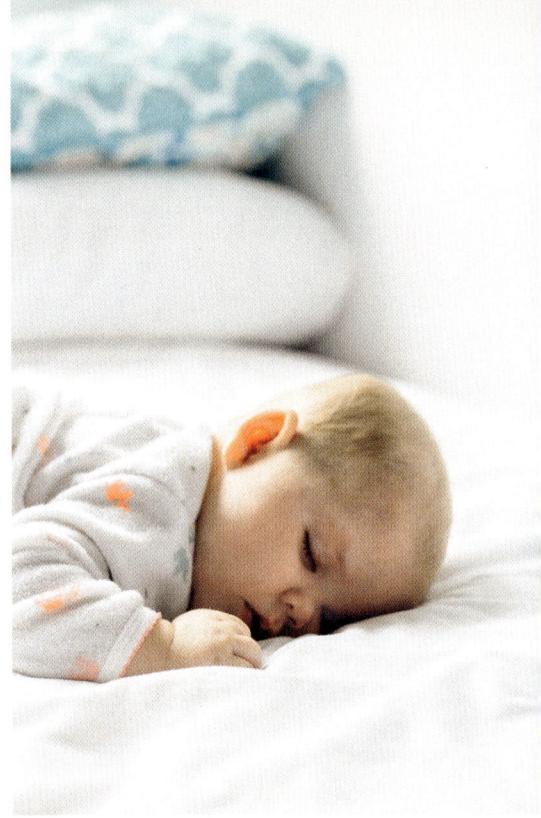

auch einen positiven Effekt. Hier ist es wichtig, dass die Bezugspersonen vor-singen und nicht eine Kassette. Schla-fen hat nämlich auch viel mit Vertrauen zu tun.

Warum träumen wir eigentlich?

Das Gehirn steht, ähnlich wie das Herz, nie still. Es hat sehr viele wichtige Funk-tionen. Eine psychologische Aufgabe ist die Gedächtniskonsolidierung. Das heißt, dass Inhalte, die tagsüber aufge-nommen werden, nachts weiterverar-beitet und besser abgespeichert wer-den. Das Gehirn ist also immer aktiv, subjektives Erleben findet also perma-nent statt. Da stellt sich die Frage, wa-rum wir dann morgens oft nicht wis-sen, was das Gehirn nachts gemacht hat. Das liegt daran, dass sich nachts

„TRÄUME ARBEITEN MIT METAPHERN, UM DIE BOTSCHAFT DEUTLICHER RÜBERZUBRINGEN."

Gehirnbereiche entkoppeln, sodass man in der Regel keine Erinnerung mehr hat. Manchmal hat man aber eine Erinnerung – in Form eines Traumes.

Viele Menschen haben wiederkehrende Träume. Sie träumen, zu fliegen oder zu ertrinken. Was bedeutet das?

Die meisten Träume sind nicht wirklich wiederkehrend. Es handelt sich oft um ein Rückerinnerungsphänomen, das heißt, es fallen einem retrospektiv besonders die Kernträume ein, man hat aber noch mehr geträumt. Ein Tipp ist, regelmäßig ein Traumtagebuch zu führen, in dem konsequent alle Träume notiert werden. Die wiederkehrenden oder Wiederholungsträume machen nur ungefähr 5 bis 10 Prozent aus. Bei diesen Träumen geht es um immer wiederkehrende Themen. Man kann sie so deuten, dass es in ihnen darum geht, im Wachleben etwas Neues zu lernen. Sonst würden diese Träume nicht wiederkehren. Die Botschaft von wiederkehrenden Träumen ist: Es gibt etwas für mich zu lernen.
Ein einfaches Beispiel: In einem Verfolgungstraum hat man Angst vor Monstern und läuft vor ihnen weg, das Grundmuster ist dabei ein Vermeidungsverhalten. Statt sich der Angst zu stellen, versucht man die Angst so schnell wie möglich hinter sich zu lassen. Was in der Regel aber nicht gut funktioniert, weil die Monster hinterherkommen. Ein solcher Traum zeigt uns, dass eine überspitzte, dramatisierte Form von Vermeidungsverhalten vorliegt. Damit solche Träume aufhören,

ist es natürlich wichtig, genau hinzusehen und zu hinterfragen: Was ist das, und wie kann ich mich damit im Wachzustand konfrontieren.

Es schlummern also viele Botschaften in unseren Träumen.

Absolut, da stecken viele wertvolle Informationen drin. Wir verarbeiten die Sachen, die uns persönlich wichtig sind. Das sind die Dinge, die uns weiterbringen können. Träume sind eine große Ideenkiste – was man anwendet, muss aber immer das Wachbewusstsein entscheiden.

Manche haben sexuelle Träume mit Prominenten, die sie im echten Leben nicht besonders anziehend finden. Wie dürfen wir das interpretieren?

Ich habe dafür den Begriff „die nicht-sexuelle-Deutung von sexuellen Träumen" geschaffen. Weil bei diesen Träumen die Sexualität oder Intimität möglicherweise eine Metapher ist. Der Traum arbeitet mit Metaphern, um die Botschaft deutlicher rüberzubringen. Kontakt und Intimität könnten bedeuten, dass man so sein möchte wie die Person. Zum Beispiel wortgewandt, berühmt, angesehen und von allen bewundert und geliebt. Dabei geht es gar nicht um die sexuelle Aktivität an sich. Die Träumenden wünschen sich eher das, was die Person repräsentiert.

Professor Claus Hipp hat in seinem Interview erzählt, dass er zuweilen über Nacht Lösungen für Probleme träumt.

Das ist selten. Problemlöse-Träume kommen vor, aber nicht häufig. Geschätzt sind es nur 8 Prozent der Träume, die so kreativ sind. Diese Träume versuchen die Erlebnisse, die man am Tag hat, nicht eins zu eins widerzuspiegeln. Wenn man zum Beispiel Stress bei der Arbeit hat, träumt man nicht die gleiche Situation nach, es werden Elemente gemischt. Diese Kreativität, man kann es auch als Brainstorming beschreiben, ist ein erster Schritt zu möglichen Lösungen – und da bieten die Träume einen Zugang.

Was hilft gegen Albträume?

Albträume sind definiert als Träume mit stark negativem Effekt, der meistens zum Erwachen führt. Es gibt drei wichtige Faktoren, die zu Albträumen führen können. Der eine ist Veranlagung, Persönlichkeit – es sind die sensiblen, kreativen Menschen, die mehr zu Albträumen neigen. Aber auch Stress ist ein erheblicher Faktor, und erlebte Traumata spielen ebenso eine Rolle. Die meisten dieser Dinge liegen in der Vergangenheit. Bei Albträumen gibt es einen ähnlichen Teufelskreis wie bei Angststörungen im Wachzustand. Je weniger ich mich damit beschäftige, mich mit der Angst auseinandersetze, die in dem Albtraum aufbricht, desto stärker wird sie. Wenn man häufiger Albträume hat, ist es wichtig, sich mit den Ängsten zu konfrontieren. Es gibt einen einfachen und sehr wirkungsvollen Ansatz: Man versetzt sich noch einmal in den Traum hinein und stellt sich die Frage: Was kann ich tun? Was brauche ich, um mit der Situation klarzukommen? Was stehen mir für Möglichkeiten zur Verfügung, um aus dem Traum positiv herauszukommen? Die negative Ausgangssituation wird benutzt, um positive Bewältigungsstrategien zu entwickeln. Das kann zum Beispiel sein, sich Hilfe und Unterstützung zu holen. Die neue Lösung wird dann einmal täglich 10 bis 15 Minuten visualisiert, damit sie sich auch auf die Träume auswirken kann.

Ein weit verbreiteter Albtraum ist, zu fallen. Wofür steht dieser Traum?

Beim Fallen ist der Ausgang immer eindeutig. Man schlägt unten auf. Meistens wacht die Person zwar vorher auf, aber das Grundmuster ist der absolute Kontrollverlust. Das Gefühl, keine Chance zu haben – egal was ich tue, ich schlage da unten auf. Der Fall-Traum ist eine überspitzte, dramatisierte Form von dem Gefühl, dass ich keine Kontrolle mehr habe über das, was passiert. Auch hier ist es so, dass man unter Umständen durchaus etwas machen kann, aber Angst davor hat. Es ist eine Einla-

dung, sich mit dem Thema Kontrolle zu beschäftigen und zu schauen, was mir Sorgen bereitet.

In Träumen stecken viele Hinweise. Was können wir aus schönen Träumen lernen?

Positive Träume sollen die Person anregen, sich auch im Wachzustand mehr Gedanken zu den schönen Themen zu machen und umzusetzen, diese Gefühle real zu erleben.

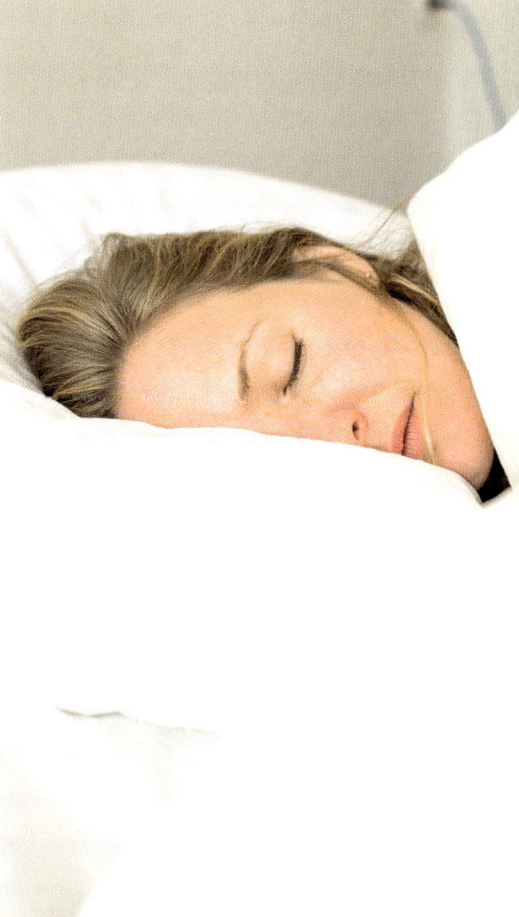

DIE ENTSPANNTE YOGA-ABENDROUTINE

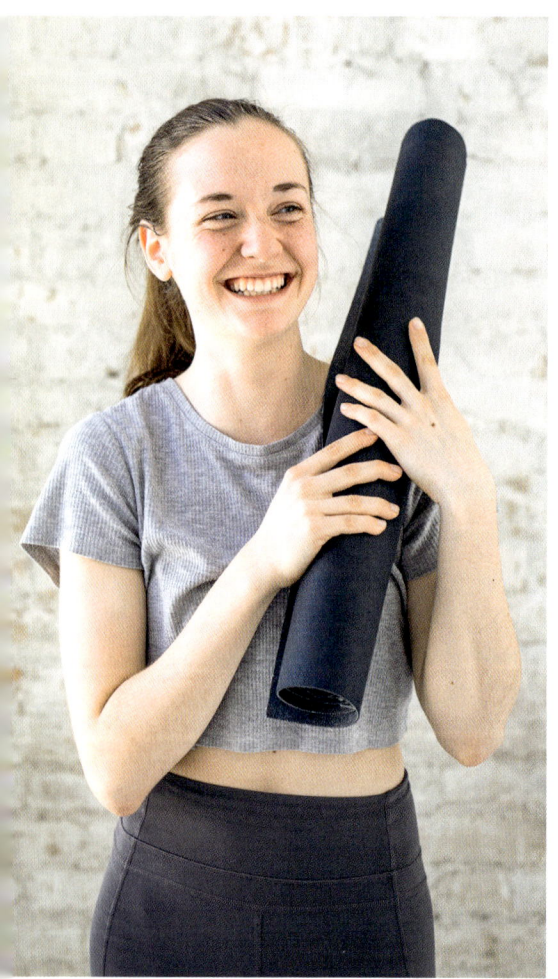

Am Ende des Tages können sanfte Yoga-Übungen dir dabei helfen, zur Ruhe zu kommen und zu entspannen. Du kannst dir, wenn du magst, dazu auch ein paar Kerzen anzünden und ruhige Musik auflegen. Führe die Übungen bewusst langsam und genussvoll aus. Wenn du in deinem Körper Spannungen spürst, versuche diese bei jedem Ausatmen loszulassen. Nach der Übungseinheit wirst du dich ruhiger und gelassener fühlen, vielen gelingt auch das Einschlafen danach viel besser – probiere es einfach einmal aus.

🌐 Netztipp:

Wenn du noch nie Yoga ausprobiert hast oder noch mehr Inspiration haben möchtest, schau dir auf **Lottis YouTube-Kanal** Yoga-Videos an.

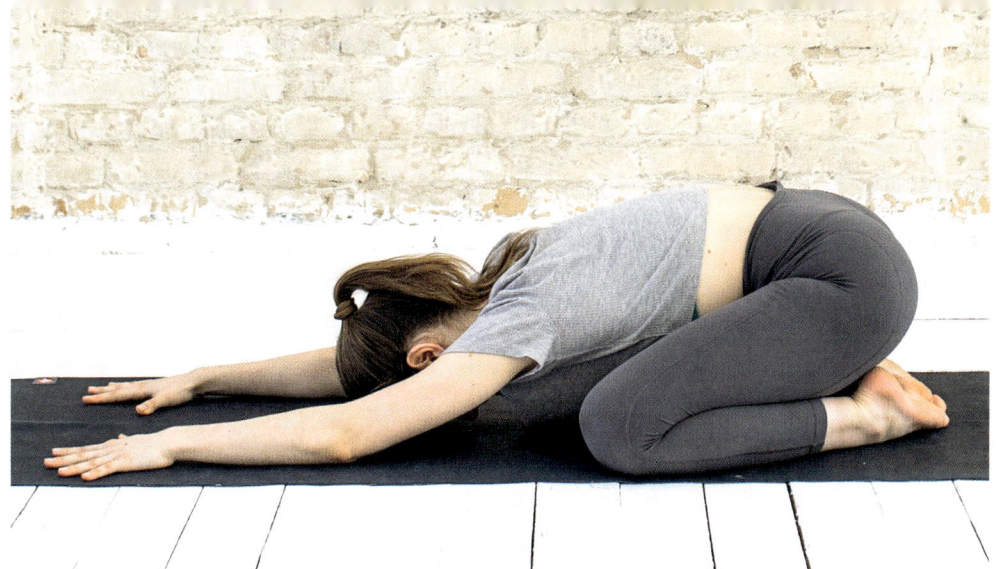

Kind

Knie dich auf deine Matte. Öffne beide Knie zu den Seiten und strecke dich mit deinem Oberkörper auf der Matte vor dir aus. Deine Stirn kannst du entspannt ablegen.

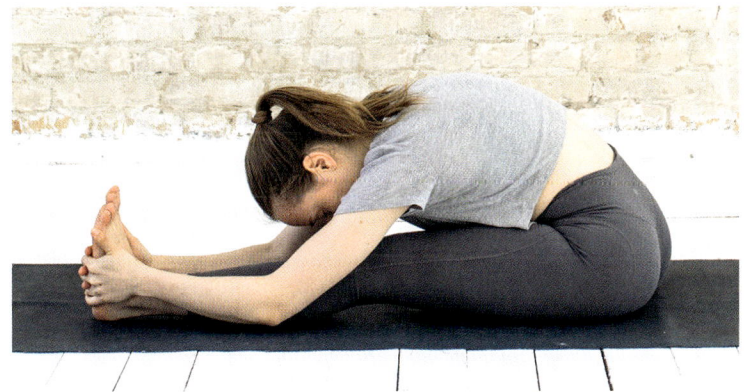

Sukhasana (Vorbeuge)

Setze dich mit vor dir ausgestreckten Beinen auf deine Matte. Richte dich auf und bewege nun deinen Oberkörper nach vorne. Genieße die Dehnung und die Vorwärtsbeuge.

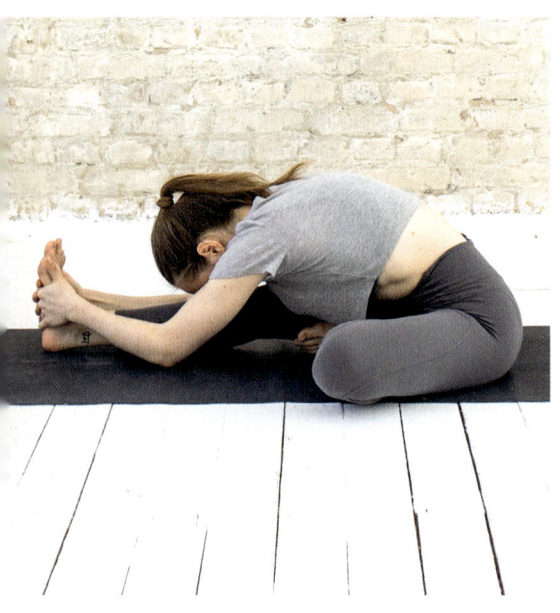

Janu Sirsasana (Kopf-zum-Knie-Stellung)

Komm in den Schneidersitz und strecke ein Bein vor dir aus, das andere bleibt angewinkelt liegen. Bringe Länge in deinen Oberkörper und gleite mit deinem Kopf in Richtung deines Knies. Halte, genieße und wechsle nach einer Weile die Beine.

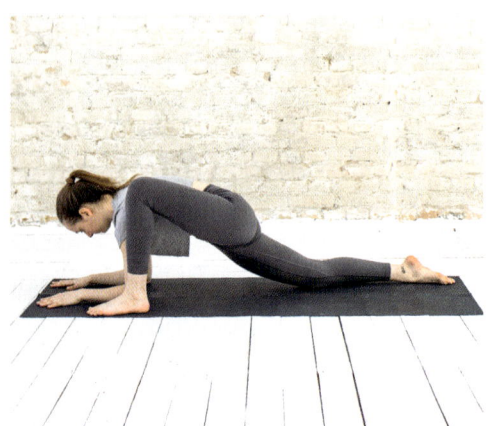 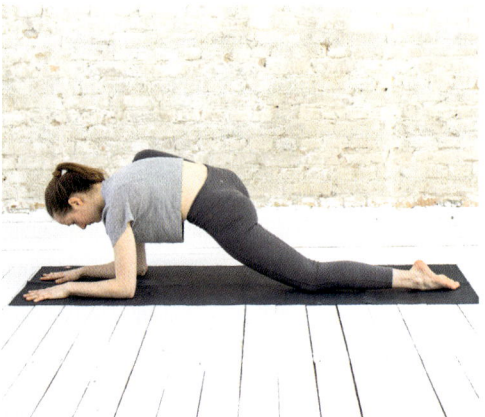

Low Lunge

Lege den Unterschenkel des hinteren Beines flach auf der Matte ab. Der Fuß des anderen Beines wird weit vorne aufgesetzt. Fuß, Knie und Schulter sind in einer Linie. Du kannst dich mit den Händen abstützen oder deine Unterarme neben dem Fuß auf dem Boden ablegen. Übe beide Seiten.

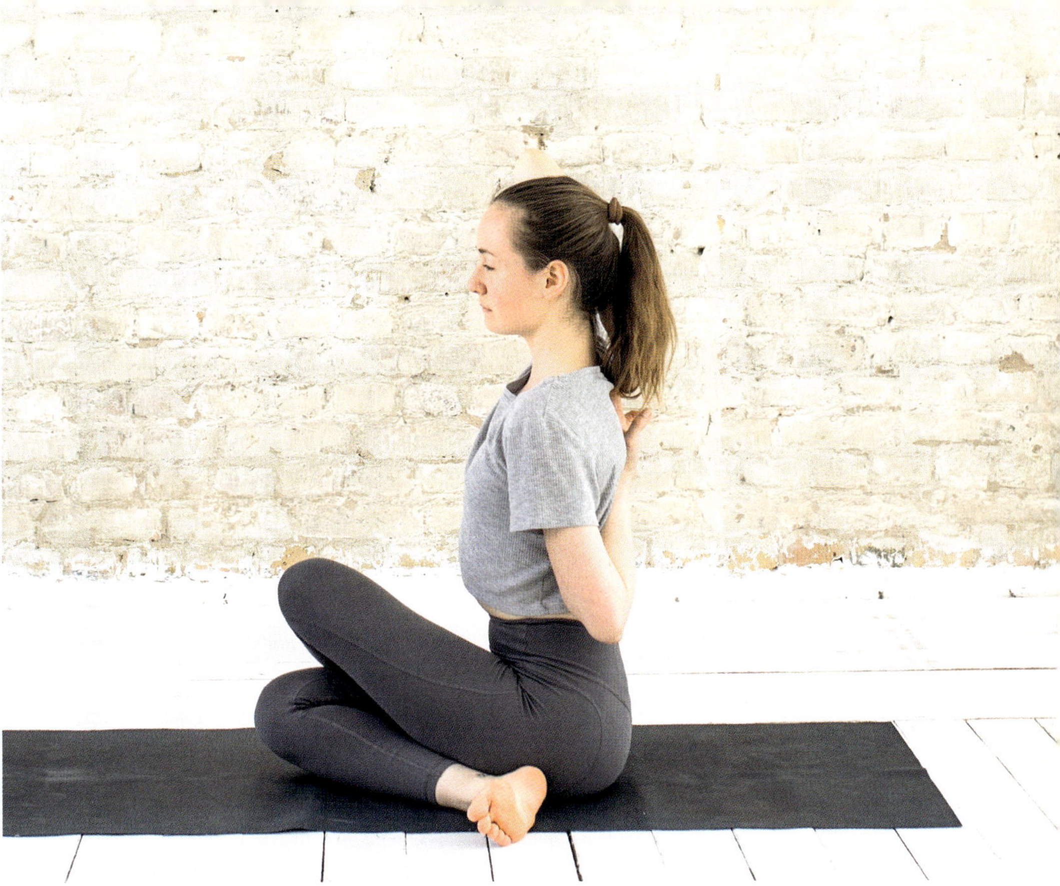

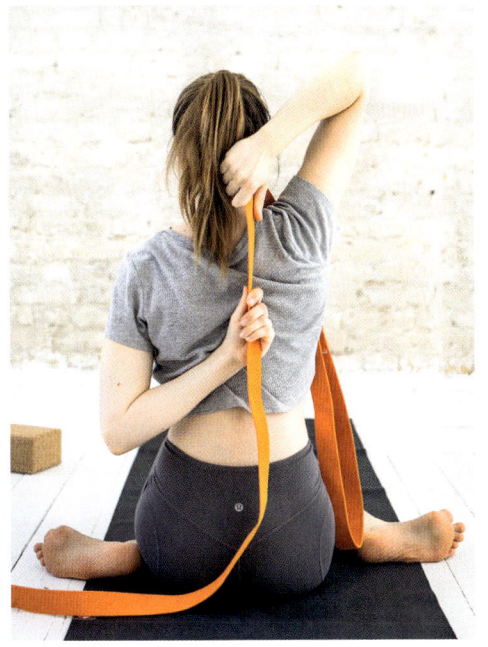

Kuhgesicht

Lege ein Bein angewinkelt vor dir auf der Matte ab. Schlage das andere Bein darüber. Führe eine Hand von oben hinter deinen Rücken und die andere Hand von unten. Versuche, dass sich deine Finger berühren. Du kannst auch gerne ein Seil oder einen Gürtel zu Hilfe nehmen. Wechsle die Seiten.

Unterstützte Schulterbrücke

Lege dich mit dem Rücken auf deine Matte. Stelle nun die Füße unter den Knien auf. Hebe deinen Po vom Boden, bis Oberschenkel und Rumpf eine Linie bilden. Du kannst einen Yoga-Block zur Unterstützung verwenden. Um die Übung zu intensivieren, kannst du deine Arme hinter deinem Kopf ablegen.

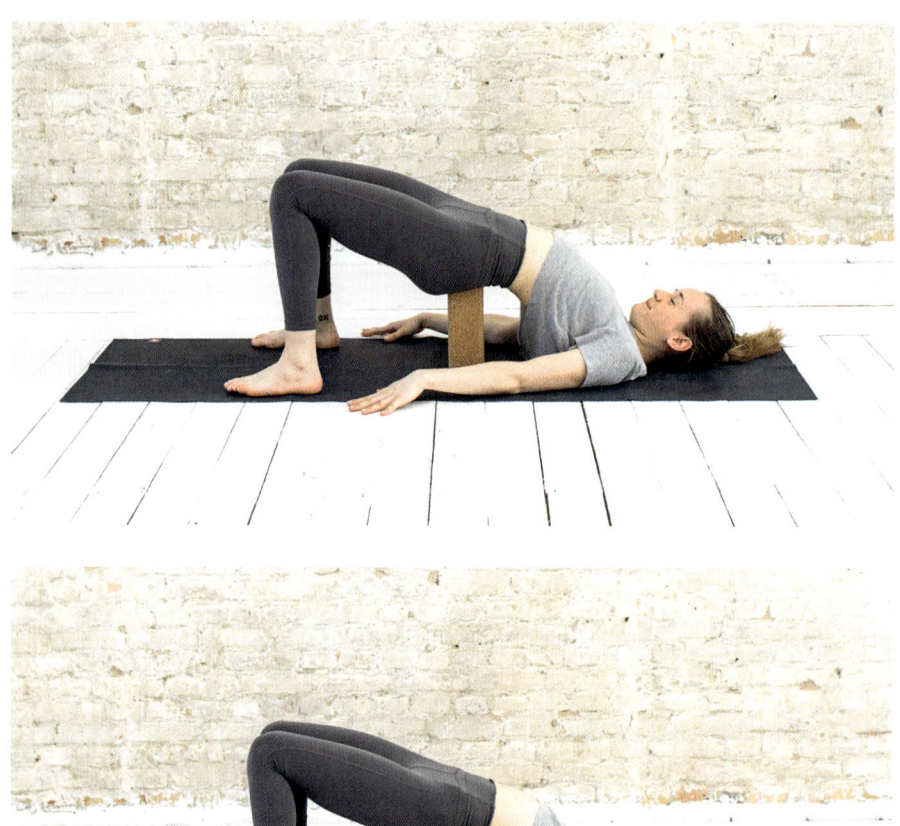

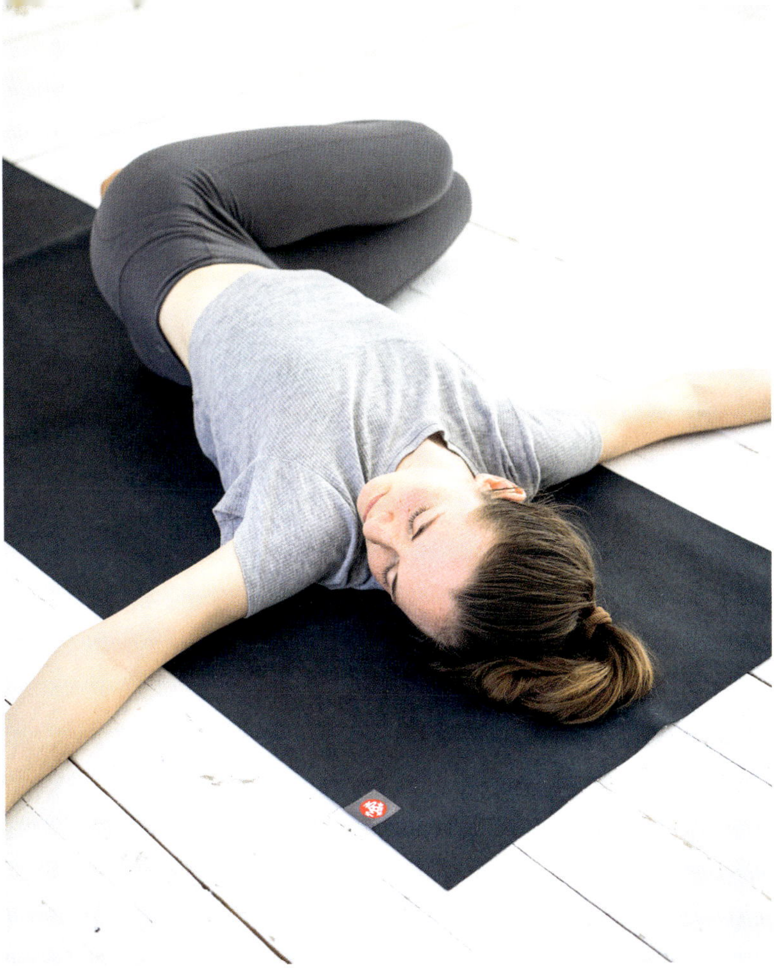

Twist, liegend

Lege dich auf den Rücken. Bewege deine Beine mit angewinkelten Knien in die Luft und lege nun die Knie zu einer Seite neben deinem Körper ab. Strecke die Arme zu beiden Seiten des Körpers und lege sie auf dem Boden ab. Drehe deinen Kopf zur entgegengesetzten Seite der Beine. Halte, spüre nach und wechsle die Seiten.

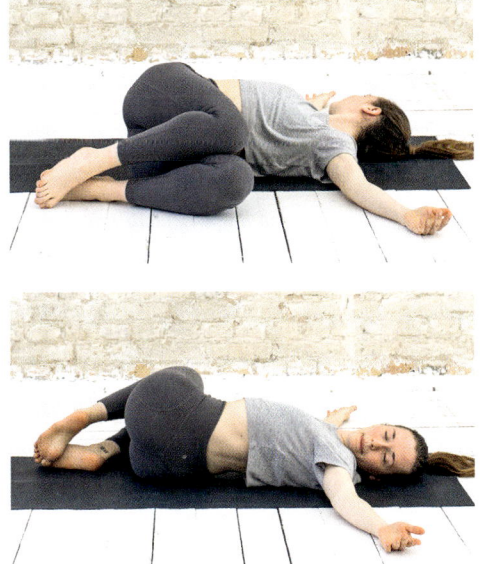

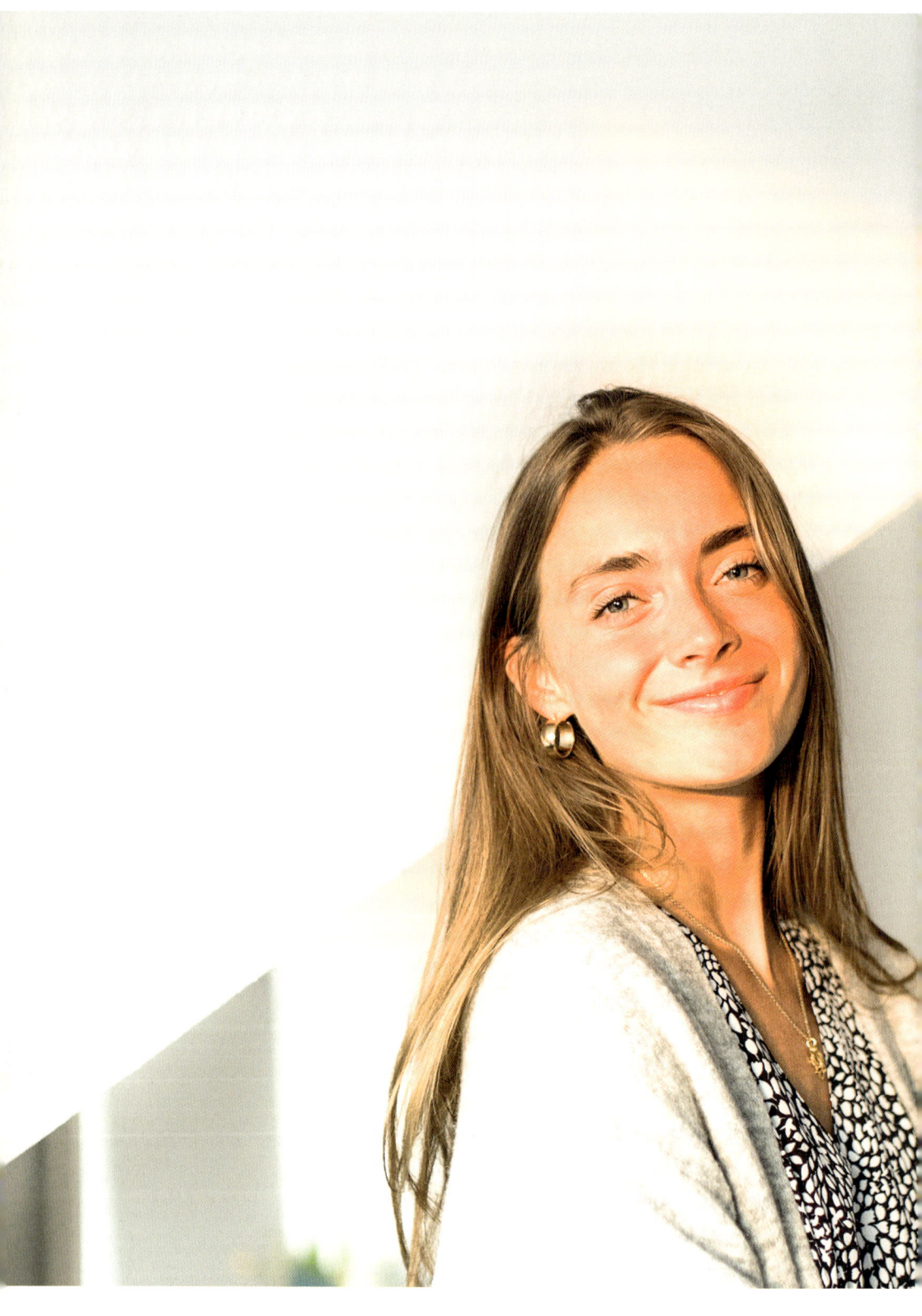

Porträt

JEDES RITUAL IST EIN WERTVOLLER SCHATZ

Jil Zeletzki
Mentorin & Content Creator
Lüneburg

Das Rezept für guten Schlaf, oder kurz: Jils Abendroutine.

Jil hatte viele Jahre große Probleme beim Einschlafen. Sie hat mit schweren Schlafstörungen und Etappen langer Schlaflosigkeit gekämpft. Ihre regelmäßige Routine am Abend hat ihr sehr geholfen, besser in den Schlaf zu finden und am Morgen entspannt und erholt aufzuwachen.

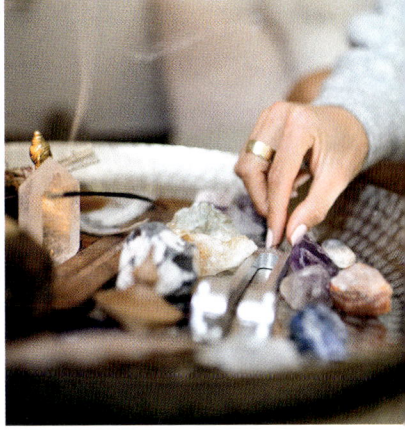

Jil hat schöne Dinge, die sie während ihrer Morgenroutine gerne benutzt, auf einem Tablett angerichtet.

> „ICH BEGINNE DEN TAG MORGENS MIT DANKBARKEIT UND VERSETZE MICH IN DIESE GRUNDSTIMMUNG. ABENDS SCHLAFE ICH DAMIT EIN."

In den Abendstunden geht Jil gerne noch eine kleine Runde spazieren – am liebsten im Grünen. Wieder zu Hause nimmt sie im Winter ein Bad mit Epsom-Salz. Das Salz enthält viel Magnesium, das über die Haut aufgenommen werden kann, und hilft beim Einschlafen. Zwei Becher davon gibt sie ins Badewasser. Nach dem Baden nimmt sie sich Zeit für eine Selbstmassage. Mit duftendem Lavendelöl und sanftem Druck massiert Jil ihr Gesicht, die Arme, Beine und Füße. Sie gibt auch gerne ein paar Tropfen Lavendelöl von Primavera auf ihr Kopfkissen. Das Üben von Yoga-Asanas, die Ruhe geben, ist ebenfalls ein wertvoller Teil ihrer täglichen Routine geworden. Meditation spielt am Morgen und am Abend eine große Rolle bei ihr. Jil nimmt dabei gerne einen Bergkristall, der eine beruhigende, reinigende und heilende Wirkung haben soll, in die Hände. Vor dem Meditieren reinigt sie sich durch Räuchern mit Salbei oder durch das Visualisieren von weißem Licht. „Wenn ich viel unterwegs war, zum Beispiel an belebten Orten wie Bahnhöfen, dann merke ich, dass ich noch woanders schwinge. Dann reinige ich mich davon."

Seit dem Jahr 2016 führt Jil ihr Dankbarkeitstagebuch teilweise auf Instagram und inspiriert damit viele Menschen. Am Abend möchte sie noch

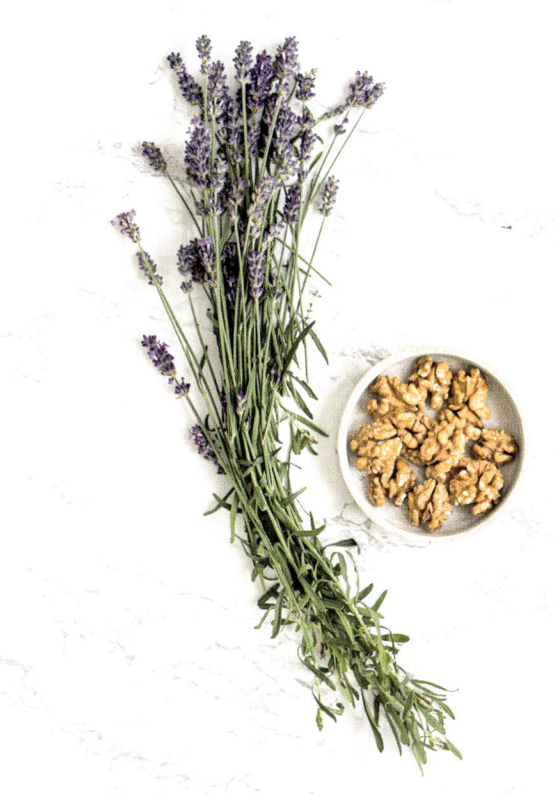

Das perfekte Duo für den Abend: Lavendelduft wirkt beruhigend. Walnüsse enthalten Melatonin, ein Hormon, das den Tag-Nacht-Rhythmus unterstützt.

TIPPS FÜR ERHOLSAMEN SCHLAF

Feste Zubettgehzeiten • auch am Wochenende im Rhythmus aufstehen • ruhige Musik • eine reizarme Umgebung kreieren • Gewichtsdecke • mit Epsom-Salz baden • Schlaftagebuch führen • Lavendelduft • meditieren • spazieren gehen • Tee trinken • den Tag reflektieren • einen Podcast hören • ASMR • früh schlafen gehen • Kerzen anzünden • Yoga-Übungen • den nächsten Tag planen • vorlesen • Kleidung für den nächsten Tag rauslegen • fünf Minuten die Wohnung aufräumen • Träume visualisieren • räuchern • Selbstmassage • Dankbarkeitstagebuch führen • „Ich liebe dich" sagen • gesundes Frühstück vorbereiten

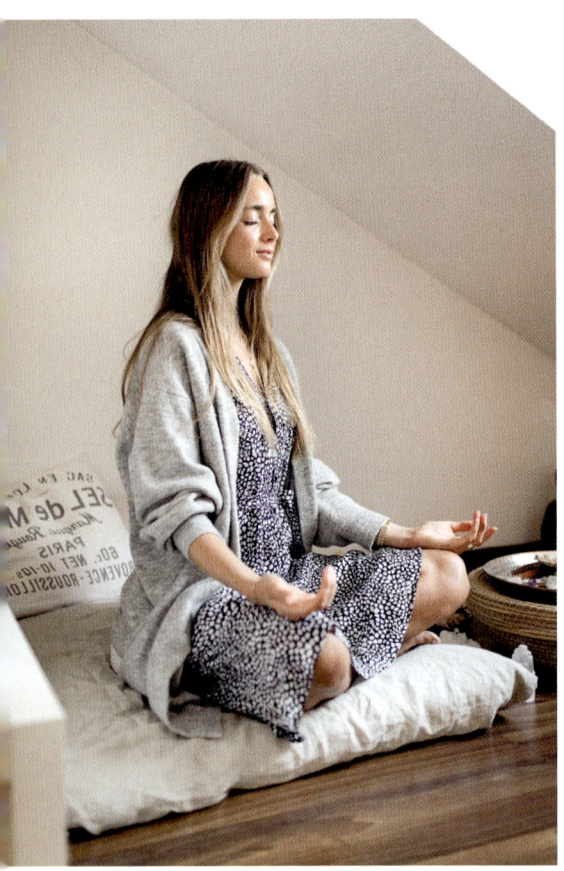

Meditation spielt am Morgen und am Abend eine große Rolle für Jil.

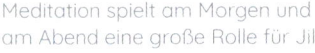

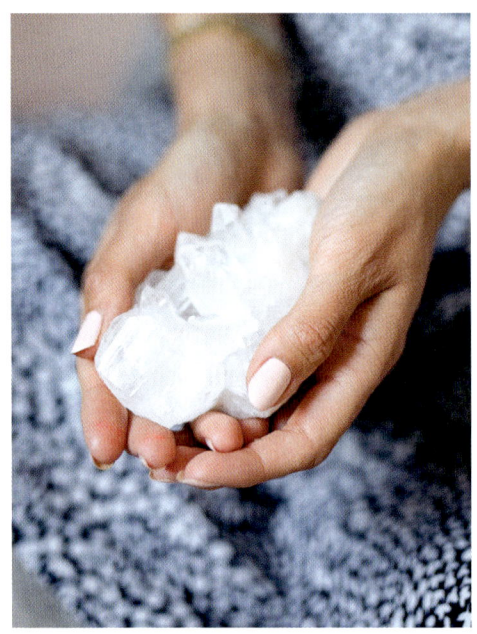

Jil meditiert gerne mit einem Bergkristall, der eine beruhigende, reinigende und heilende Wirkung haben soll.

einmal bewusst die Dankbarkeit fühlen, die sie am Tag gespürt hat, und notiert die wichtigen Punkte auf der Liste – online oder offline. „Damit schließt sich der Kreis. Ich beginne den Tag morgens mit Dankbarkeit und versetze mich in diese Grundstimmung. Abends schlafe ich damit ein", erklärt Jil. Anschließend nimmt Jil sich noch Zeit, um im Bett zu lesen. Seit einiger Zeit schläft sie mit

einer Gewichtsdecke. Die Schwere der Decke sorgt beim Zudecken im Körper für ein Gefühl der Entspannung. Der Tiefendruck, der entsteht, vermittelt dem Gehirn das Signal, das bei einer liebevollen Umarmung entsteht. Nach dem Lesen schaltet sie das Licht aus und visualisiert im Dunkeln. Bei diesem Manifestationsritual stell sich Jil die Dinge vor, die sie sich wünscht.

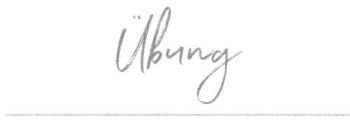

Übung

DEINE ABENDROUTINE

Am Abend solltest du dir Zeit nehmen, um den Tag zu reflektieren und deinen Körper und Geist auf den Schlaf vorzubereiten. Hast du schon eine gesunde Abendroutine etabliert? Notiere dir hier Rituale, die du am Abend einführen möchtest, um zur Ruhe zu kommen und gut zu schlafen. Finde außerdem heraus, wie viel Schlaf du benötigst und wann deine optimale Zubettgehzeit sein soll. Auf der vorigen Seite findest du Tipps und Inspiration. Du kannst die Elemente, die dich ansprechen, einfach unterstreichen.

z^z^Z MEIN KÖRPER BRAUCHT
_____ STUNDEN SCHLAF.

MEINE ZUBETTGEHZEIT
IST _____ UHR.

ICH STARTE MEINE ABEND-
ROUTINE UM _____ UHR.

FÜR MEINE ROUTINE NEHME ICH MIR
JEDEN ABEND _____ MINUTEN ZEIT.

√ DAS SIND DIE SCHRITTE MEINER ABENDROUTINE:

_____

_____

_____

_____

_____

_____

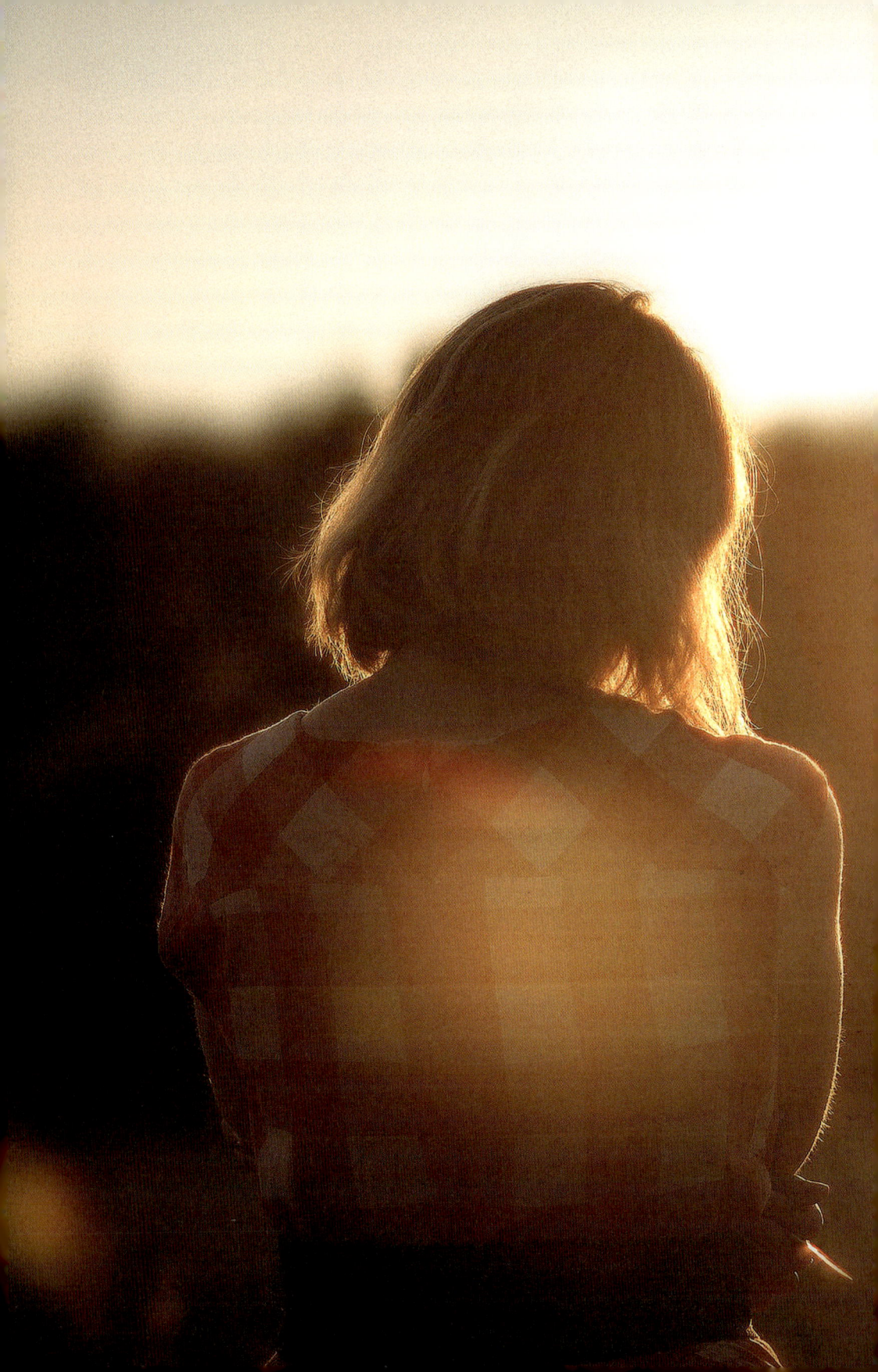

MORGEN

Mit deiner Morgenroutine programmierst du dein Mindset auf Erfolg, auf Produktivität und auf gute Laune. Deinen Körper programmierst du auf gesund, fit und ausgeruht. Oder auf das, was dir persönlich wichtig ist. In den Kapiteln „Geist" und „Körper" kannst du von weiteren inspirierenden Menschen lernen. Sie nehmen dich mit und zeigen dir ihre ganz privaten Routinen und Abläufe am Morgen. Du bekommst einen Eindruck, wie Morgenroutinen in unterschiedlichen Lebenssituationen gelebt werden können: in der Stadt, auf dem Land, als Single, in der Schwangerschaft, mit Kindern, als Gründer*innen oder Unternehmer*innen, mit viel Zeit am Morgen oder komprimiert in wenigen Minuten. Freue dich auf Anregungen, Übungen, Rezepte und wertvolle Tipps und Tools.

„Die meiste Zeit
verbringen wir
in unserem Kopf.

Achte darauf, dass dies
ein Ort ist, an dem
du gerne sein magst."

GEIST

Das richtige Mindset bringt dich ans Ziel. Mit der Morgenroutine schaffst du Klarheit und Strukturen, auf die du dich im Alltag verlassen kannst, und gibst deinen Wünschen und Zielen Raum. Es ist ein gutes Gefühl, zu wissen, dass du jeden Morgen ein schönes Date mit dir selbst haben kannst. Im folgenden Kapitel bekommst du ganz viel Inspiration, lernst verschiedene Morgenroutinen von spannenden Menschen kennen – von superkompakt bis zum flexiblen Baukastensystem. Du bekommst einen Überblick über beliebte Morgenroutine-Elemente, die deine Achtsamkeit schulen können, wie Affirmationen, Dankbarkeit-Praktizieren, Meditieren, Journaling, Lesen am Morgen, Visualisieren und Manifestieren. Außerdem geht es um gute Taten am Morgen, die Kraft des Mondes, deine Beziehung zu Geld und darum, „das Beste des Tages" zu teilen.

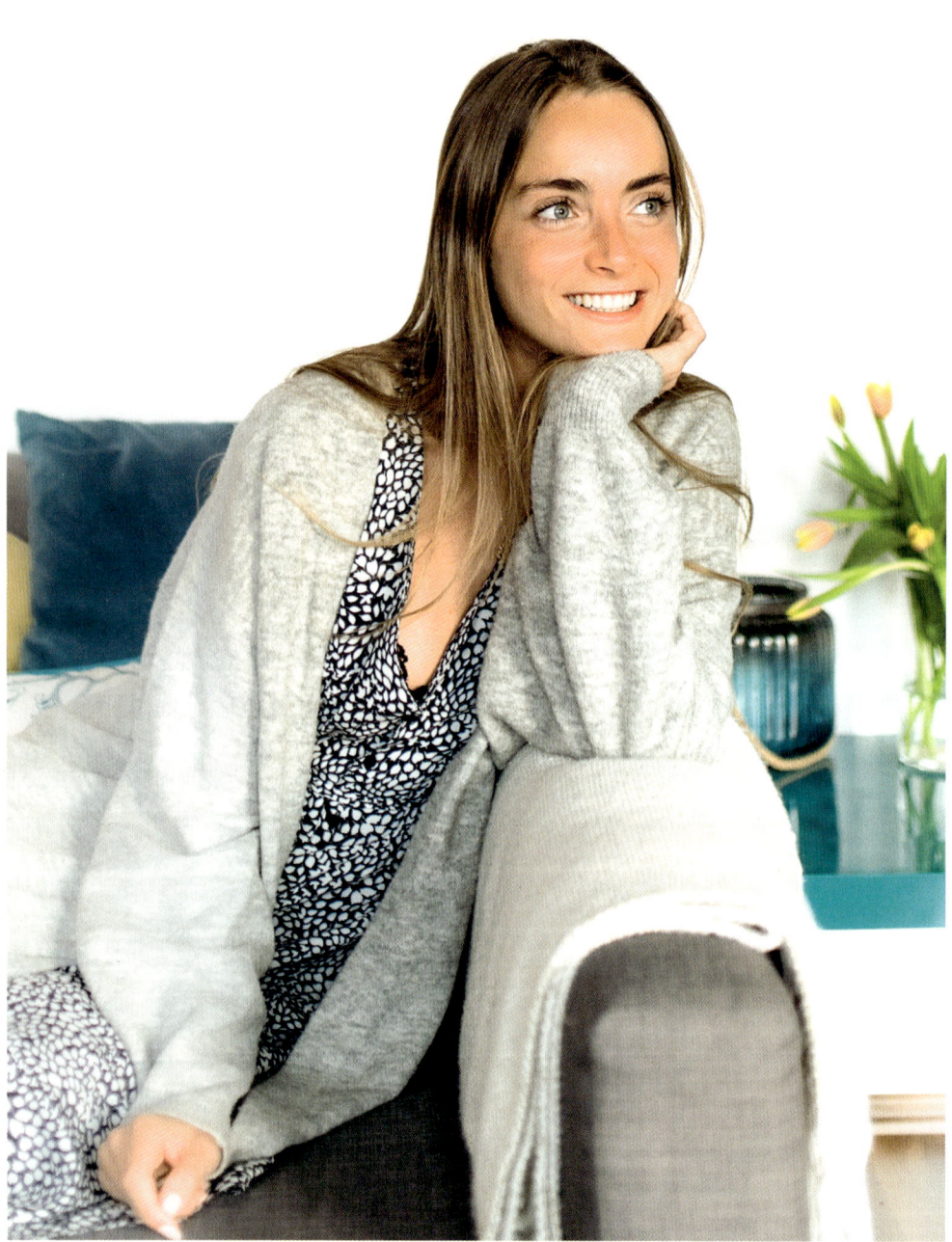

JEDER TAG IST EIN GESCHENK

Jil Zeletzki

Jils Morgenroutine

„Wir alle haben unendliches Licht in uns, das immer scheint. Aber manchmal schieben sich Wolken vor die Sonne", erzählt Jil beim Besuch in ihrer licht-durchfluteten Dachgeschosswohnung. Solche Phasen hat Jil selbst erleben müssen. Viele Jahre haben Depressionen und Angststörungen sie daran gehindert, ihr Potenzial voll auszuschöpfen. Geholfen haben ihr intensive Schattenarbeit und der Aufbau von stärkenden Routinen. Schattenarbeit beschreibt Jil mithilfe des Bildes von einem Fluss. Alle negativen Emotionen und Erlebnisse, die wir ablehnen, führen zu Verzweigungen des starken Ausgangsstroms. Durch die Schattenarbeit können der Fluss und die Energie wieder zusammengeführt werden. Wenn negative Gefühle oder Ängste aufkommen, versucht Jil diese nicht wegzuschieben und sich abzulenken, sondern sich zu fragen, wann sie das erste Mal so empfunden hat. Sie versucht hinzusehen und dem Gefühl Raum, Akzeptanz und Präsenz zu geben. Jil hat gelernt: „Schmerz gehört zum Leben und ist ein guter Lehrer." Sie versucht liebevoll für sich da zu sein. Dabei wechselt Jil oft in Gedanken die Perspektive und fragt sich: Wie wäre ich in diesem Moment für eine gute Freundin da, die mit diesen Gefühlen zu mir kommen würde? Ihre Intention ist, durch den Schmerz zu gehen und eine Verbindung und Freundschaft zu sich selbst aufzubauen.

Jil war in ihrer Jugend ein Kopf-Mensch, geleitet und getrieben von Disziplin und dem Gefühl, immer funktionieren zu müssen. Im Frühjahr ist sie, als eine von vielen Stationen auf ihrer Reise, an den Amazonas gefahren und hat dort an mehreren Ayahuasca-Zeremonien teilgenommen, die von einer Schamanin durchgeführt wurden. Die Arbeit mit der Schamanin und mit den Pflanzen war sehr intensiv. Während der Zeremonien haben sich Gefühle gelöst, die Jil sich nie erlaubt hatte zu fühlen. „Die Gefühle

🌐 Netztipp:

Zum Thema Schattenarbeit schaut Jil auf YouTube gerne die Videos von Teal Swan und empfiehlt ihr Buch „Completion Process".

sind hinausgeflossen, mit vielen Tränen, danach habe ich mich wie neugeboren gefühlt", erzählt Jil. Die Erfahrungen haben sie an ihre Grenzen gebracht: „es war wie eine Bombe, die ich in mein Unterbewusstsein geworfen habe – ich begegne immer noch Splittern davon." Nach ihrer Reise hat Jil mehrere Wochen gebraucht, um wieder am normalen Leben teilnehmen zu können. Gleichzeitig haben die Zeremonien ihr geholfen, alte Vorstellungen von sich fallen zu lassen und neue Geschichten zu schreiben.

Die eigentliche Arbeit geht aber auch zu Hause weiter. „Unser Gehirn ist wie ein Radio, es empfängt Schwingungen.

„WIR ALLE HABEN UNENDLICHES LICHT IN UNS, DAS IMMER SCHEINT."

WIr selbst sind verantwortlich dafür, welchen Sender wir einstellen", sagt Jil. Mit wirksamen Routinen und positiven Gedanken programmiert sie sich jeden Tag selbst. „Es geht dabei nicht darum, dass alles nur rosa und positiv ist, sondern wie ich das händeln kann, was los ist."

Nach dem Aufwachen, noch im Liegen, ruft Jil ihre Spirit Guides und bittet sie um Unterstützung. Sie stellt sich zur Verfügung für das, was durch sie hindurchfließt. Noch in der Welt zwischen Schlaf- und Wachzustand sendet Jil Gedanken an Gott, das Universum und die Liebe: „Let me be your service" und „I devote myself to something greater than myself". Das Ritual hat Parallelen zum Beten und gibt ihr Kraft für den Tag.
Ihre Morgenroutine beginnt Jil mit einer kalten Dusche. Der Kältereiz fördert die Durchblutung, stärkt das Immunsystem und macht richtig wach. Beim Duschen stellt sie sich vor, dass

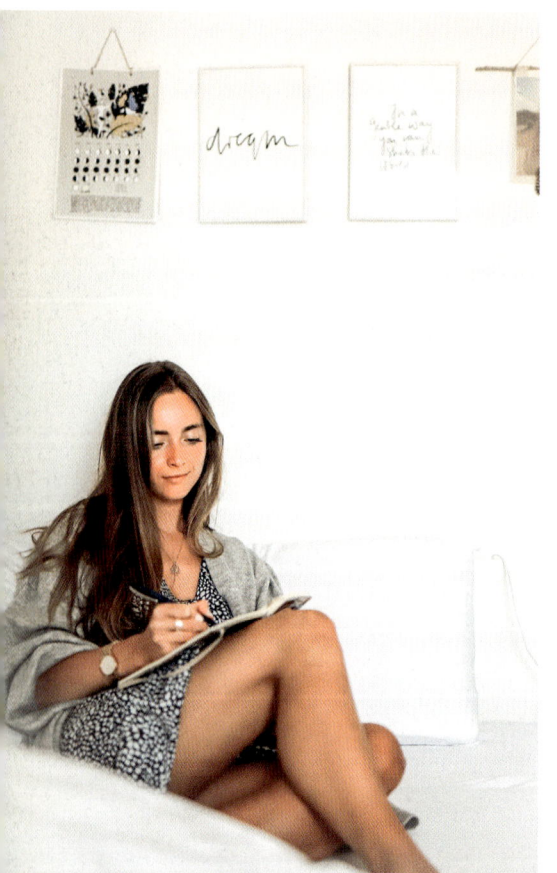

Beim Schreiben am Morgen lässt Jil ihren Gedanken freien Lauf und schreibt impulsiv und ungefiltert. Diese Technik nennt sich „Stream of Consciousness".

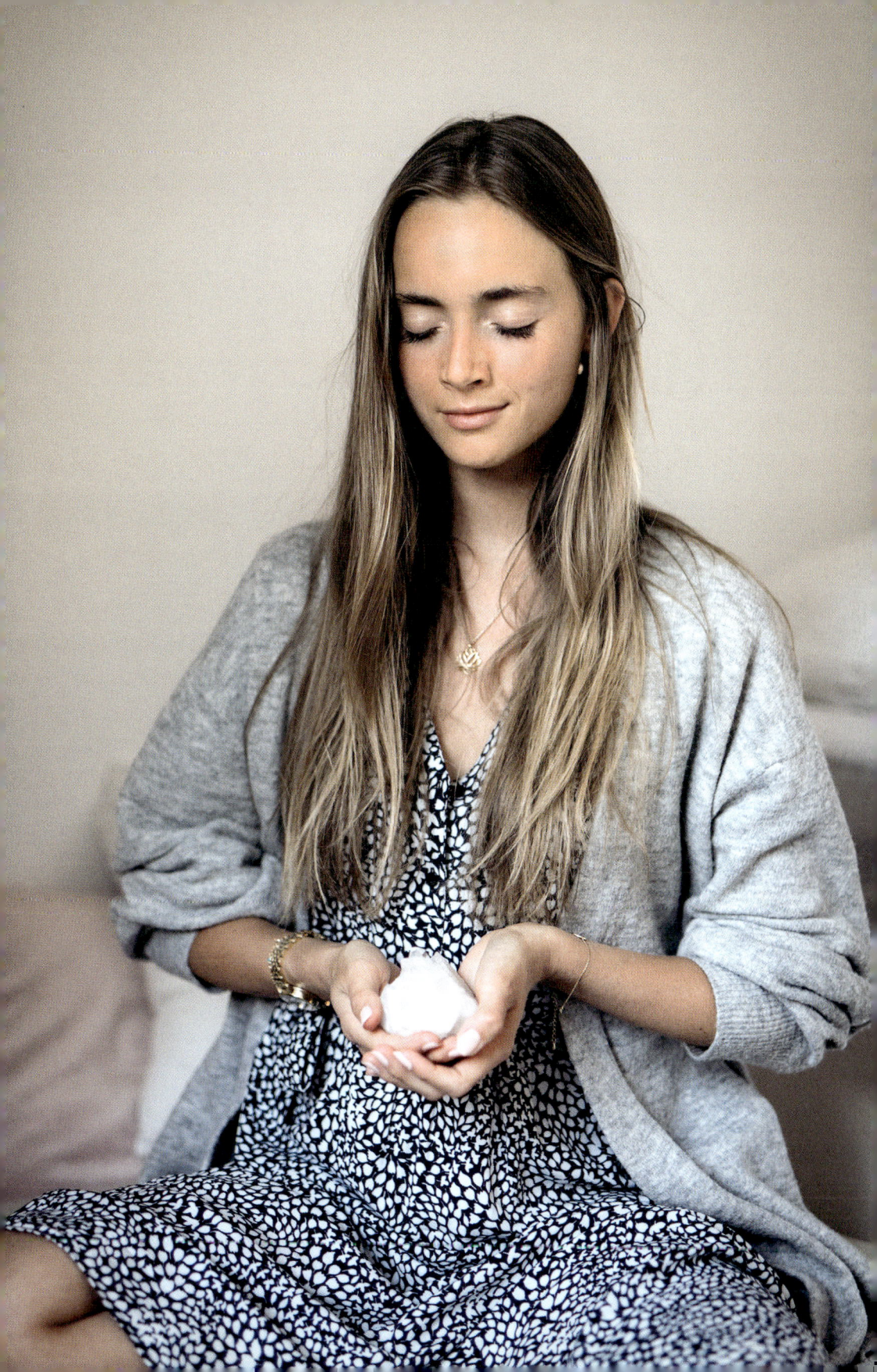

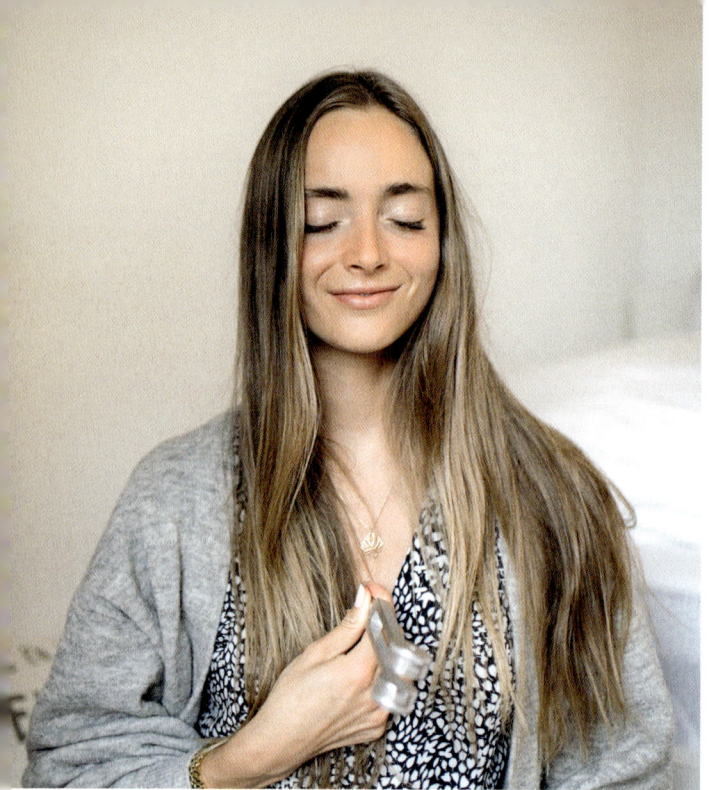

Jil verwendet gern die Wimhof Method oder transformational breathwork.

negative Gedanken und Energien vom Wasser abgespült und weggetragen werden. Im Schlafzimmer hat Jil sich einen Altar eingerichtet, mit Dingen, die über eine hohe Energie verfügen und sie bei ihrer spirituellen Praxis unterstützen. Das sind unter anderem Kristalle, Räucherware, das Kartendeck *The Wild Unknown Animal Spirit* und eine besondere Stimmgabel, die die Vibration von OM erzeugt. Jil hält sich die schwingende Gabel an ihr „drittes Auge", den Punkt in der Mitte der Stirn oder an das Brustbein. Breathwork spielt eine wichtige Rolle in der morgendlichen Praxis von Jil. Sie verwendet gerne die Atemtechnik trans-

formational breathwork oder rebirthing. Beide Techniken sind sehr wirksam, um an unterdrückte Emotionen ranzukommen und Traumata zu lösen.

Jeden Morgen nimmt sie sich mindestens eine halbe Stunde Zeit für eine stille Meditation. Die Zeit in Stille gibt ihr die Möglichkeit, ihre Gedanken wertschätzend zu beobachten und einen gesunden Abstand aufzubauen. Anschließend spricht Jil laut Affirmationen und Mantren, um den Tag positiv zu beginnen und die gewünschte Stimmung für den Tag zu kreieren. „Everything is working out best-case scenario. I am here. I am love. Miracles are coming my way."

DIE KOMPAKTE MORGENROUTINE

Jan-Oliver Lange, Elisa Fischer und Tochter Emilia
Kulturmanager & Gründer von „Kampf der Künste"
Hamburg

Die Begeisterung für Neues ist tief in Jan-Olivers DNA verwurzelt. Im Jahr 2005 hat er den „Kampf der Künste" gegründet und gibt seitdem Poetry-Slamer'innen eine Bühne. Im Sommer letzten Jahres ist er zufällig über die App *Blinkist* gestolpert – perfekt für jemanden, der neue Impulse gerne im Kurzformat tankt. Die App fasst Bücher aus vielen verschiedenen Kategorien in 15-minütige Hörbeiträge zusammen. Eine dieser Zusammenfassungen hat es Jan-Oliver besonders angetan: *The Miracle Morning* von Hal Elrod. Dort wurde eine wirkungsvolle Morgenroutine vorgestellt, die aus sechs festen Elementen besteht. Begeistert von der Idee, besorgte er sich auch das Buch, um festzustellen, dass es „ein bisschen Ami-Style und over the top" ist. Ausprobiert hat er

das Konzept trotzdem und ist begeistert von den Ergebnissen. Bereits nach einem Monat hat sich seine Produktivität und Motivation extrem gesteigert. Am Abend schaut Jan-Oliver oft staunend auf seine To-do-Liste und denkt: Nicht schlecht! In der Anfangszeit war seine Routine zeitlich noch ausgedehnter und beinhaltete beispielsweise eine längere Meditation. Aber nach kurzer Zeit hat er festgestellt, dass er das „Runterkommen" morgens noch gar nicht braucht. Er hat sich überlegt, in welchen Lebensbereichen er Zeit einsparen kann, um sie am Morgen für sich zu nutzen. Das Ergebnis ist eine optimierte und komprimierte Morgenroutine, für die er nun immer eine Viertelstunde früher aufsteht und diszipliniert die sechs Schritte seines Programmes durchzieht.

📱 **App-Tipp:**

Blinkist – die App, die interessante Bücher in nur 15 Minuten zusammenfasst.

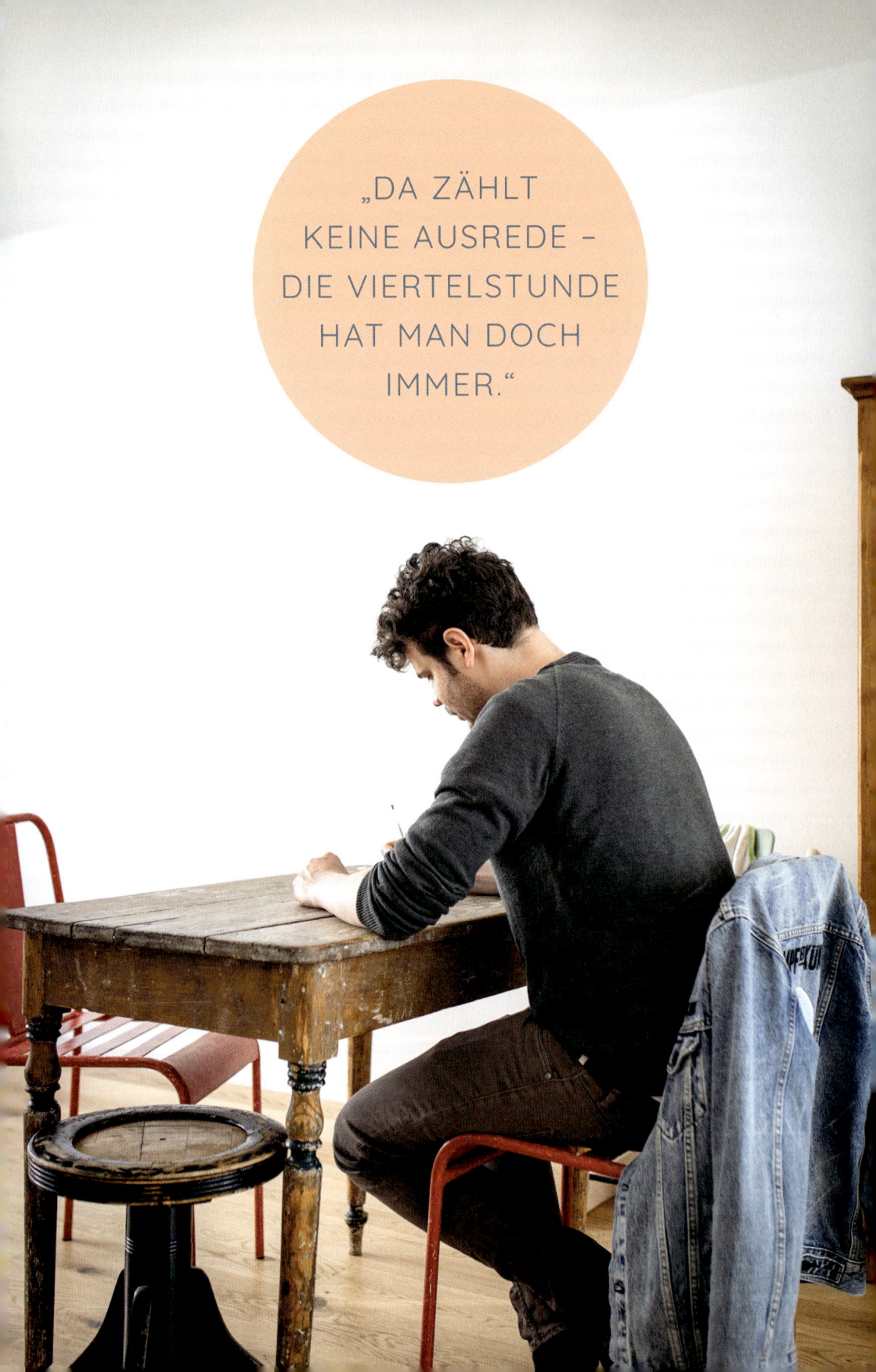

„DA ZÄHLT
KEINE AUSREDE –
DIE VIERTELSTUNDE
HAT MAN DOCH
IMMER."

Jan-Olivers Morgenroutine

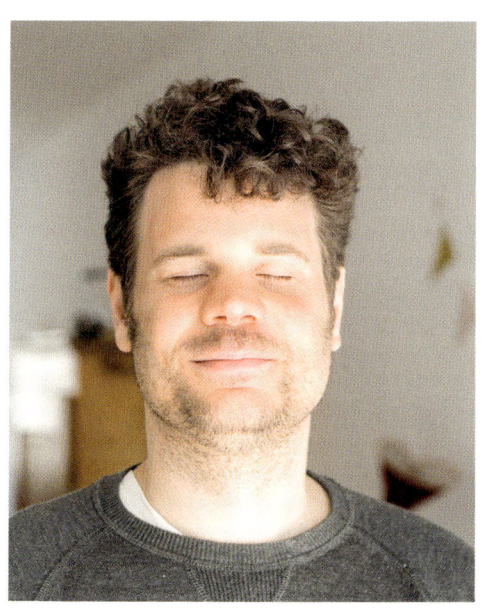

1. Stille

Im Stehen nimmt Jan-Oliver ganz bewusst 10 bis 12 tiefe Atemzüge. Mit jedem Atemzug stellt er sich vor, wie er seinen Körper etappenweise mit frischer Energie auffüllt. Er beginnt mit den Füßen und atmet sich dann gedanklich den Körper hinauf.

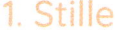 1 MINUTE

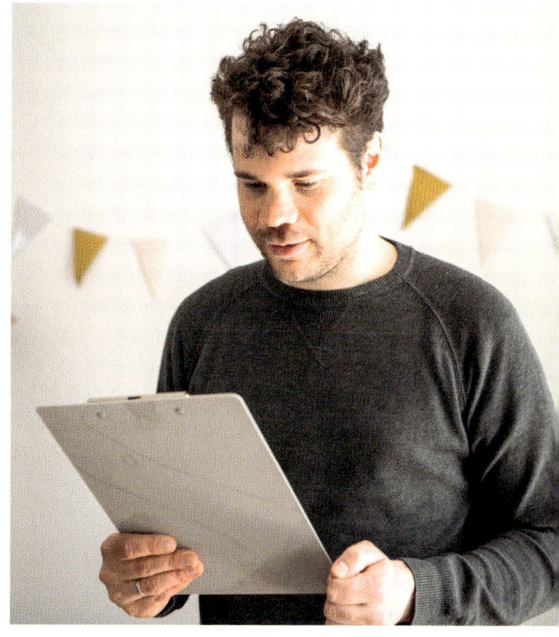

2. Affirmation

Jan-Oliver hat Dinge notiert, die er in seinem Leben manifestieren möchte. Diese liest er sich aufmerksam durch, ohne dass ihn Hintergrundgeräusche ablenken. Außerdem hat er Punkte festgehalten, für die er dankbar ist.

 2 MINUTEN

 Info:

Morgenroutine: **7:15–7:30 Uhr.**

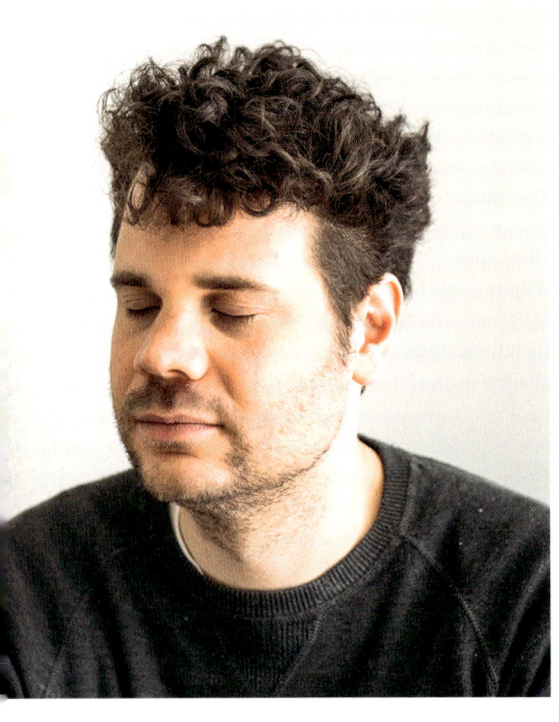

3. Visualisierung

In diesem Schritt visualisiert Jan-Oliver fünf Absichten, die er sich als Ziel gesetzt hat. Er versucht sich diese Ziele immer wieder anders und neu vorzustellen, damit keine Gewöhnung eintritt.

4. Sport

Um Energie in den Körper zu pumpen, macht Jan-Oliver in schnellem Tempo jeweils 30 Liegestütze und 30 Sit-ups.

 2 MINUTEN

 3 MINUTEN

INSPIRATION – LESEN

Ein starkes Element in vielen Morgenroutinen ist das Lesen. Mit nur wenigen Minuten Lesezeit am Morgen trainierst du deinen Kopf und lernst neue Dinge. Auf diese Art kannst du mühelos Bücher lesen, die dich interessieren und weiterbringen.

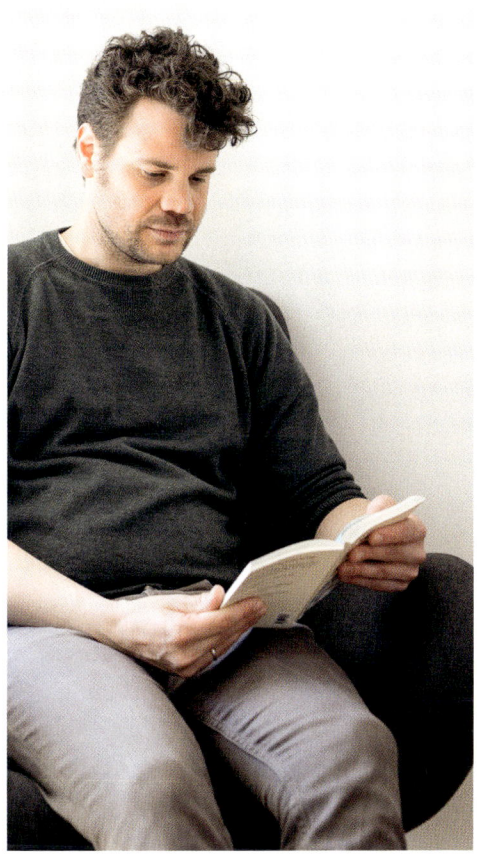

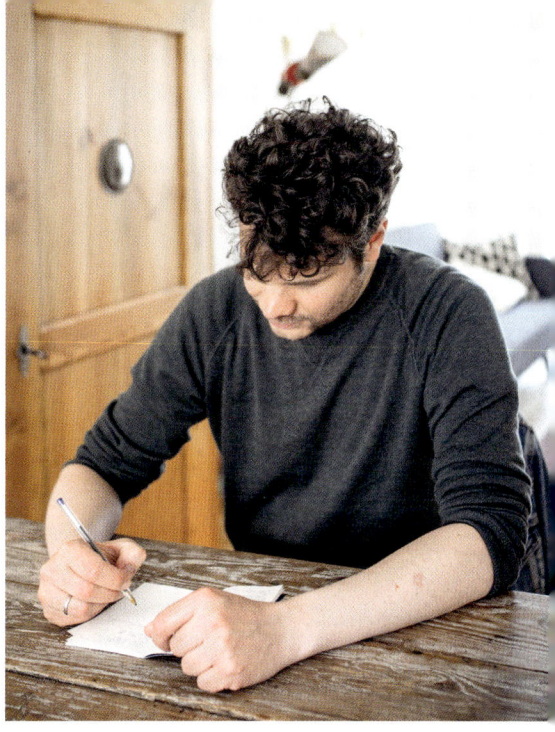

6. Schreiben

Zum Abschluss nimmt er sich Zeit für einen kleinen Rückblick und schreibt drei Dinge auf, die am vergangenen Tag positiv waren. Außerdem schaut er nach vorne und notiert, worauf er sich an dem vor ihm liegenden Tag fokussieren möchte. Das können private und berufliche Meilensteine sein. In seinem Kurztagebuch hält er fest, wenn etwas einmal nicht so gut gelaufen ist und er eine Idee hat, wie er dies in Zukunft besser angehen kann.

5. Lesen

Zeit für Input: Jan-Oliver liest ein kurzes Kapitel aus einem inspirierenden Buch.

 3 MINUTEN

 3 MINUTEN

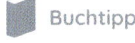 **Buchtipp:**

Jan-Oliver liest morgens **Die Kunst des klugen Handelns** von Rolf Dobelli.

 Info:

Für diese kompakte Morgenroutine, die die sechs **Elemente Stille, Affirmation, Visualisierung, Sport, Lesen** und **Schreiben** beinhaltet, benötigst du nur eine Viertelstunde Zeit am Morgen.

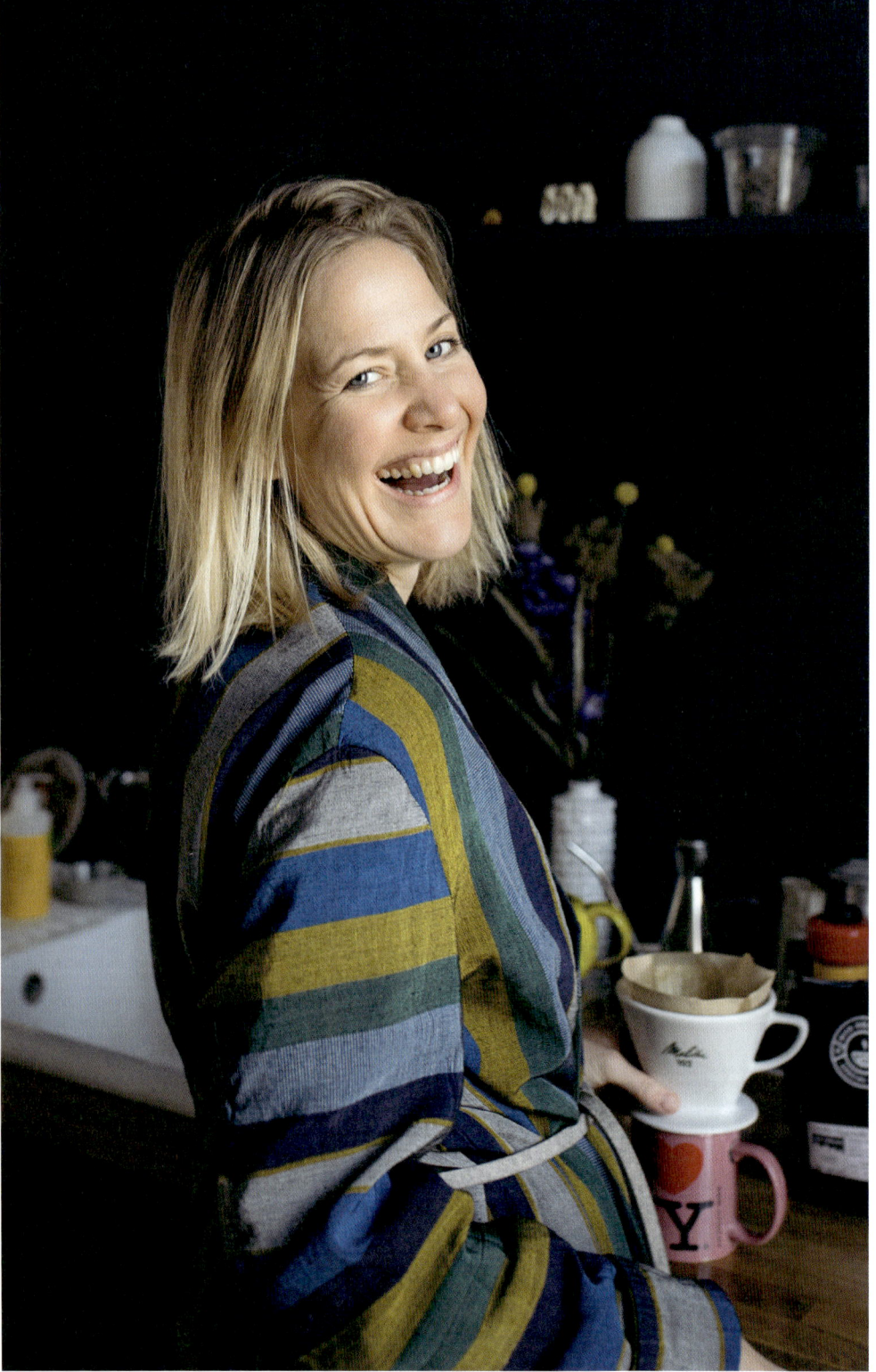

Porträt

DIE BAUKASTEN-ROUTINE

Stefanie Schuster
Freie Producerin
Berlin

Stefanie ist beruflich und privat viel unterwegs. Ihre Morgenroutine passt sich dem aufregenden Leben der freien Producerin an und ist genauso flexibel und abwechslungsreich. Im Alltag kann es bei ihr schon einmal hektisch zugehen zwischen Projekten, Aufträgen und Produktionen rund um den Globus. In turbulenten Zeiten und auf Reisen stimmt Stefanie ihre Routinen einfach darauf ab, wie viel Zeit und Raum zur Verfügung stehen. Einige Elemente dürfen in ihrer Morgenroutine jedoch nie fehlen.

Direkt nach dem Aufwachen nimmt sie sich einen kurzen Moment Zeit, um „im Hier und Jetzt anzukommen. Man purzelt ja praktisch aus dem Schlaf und seinen Träumen." Noch im Bett hält sie

kurz inne und setzt die Intention des Tages. Dazu fragt sie sich: „Was wünsche ich mir für den Tag?" und macht sich bewusst, dass es ein ganz neuer und kraftvoller Tag ist, der vor ihr liegt. Stefanie manifestiert positive Gedanken: „Heute wird ein guter Tag, und ich freue mich auf die Dinge, die vor mir liegen. Danke, dass ich hier sein darf."

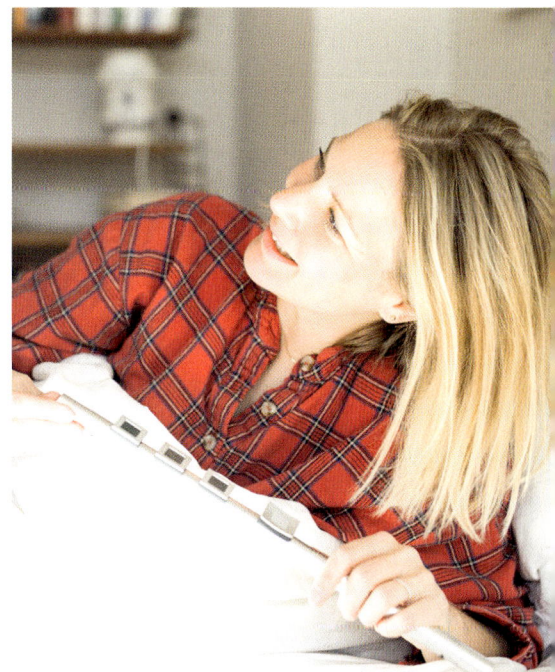

Stefanie lässt sich bewusst von einem analogen Wecker mit schönem Klang wecken. Das Handy ist über Nacht im Flugmodus und wird außerhalb des Schlafzimmers aufbewahrt.

PORTRÄT / 55

App-Tipp:

Stefanie benutzt zum Meditieren die App **Will Williams,** weil ihr der Gong so gut gefällt. Bei der App lässt sich der gewünschte Zeitraum individuell einstellen. Außerdem kann die App auch im Flugmodus verwendet werden.

Direkt im Anschluss geht es auf das Meditationskissen. Je nachdem, wie der Tag geplant ist, nimmt Stefanie sich 10 bis 30 Minuten Zeit für eine stille Meditation. Dabei sitzt sie ruhig mit gekreuzten Beinen und konzentriert sich auf die eigene Atmung. Ihre Meditation schließt sie mit einer kurzen Dankbarkeitspraxis ab. Dazu stellt Stefanie auf der Meditations-App einen weiteren Gongschlag ein, der nach einer Minute ertönt. In dieser Minute sagt sie sich still im Kopf auf, wofür sie

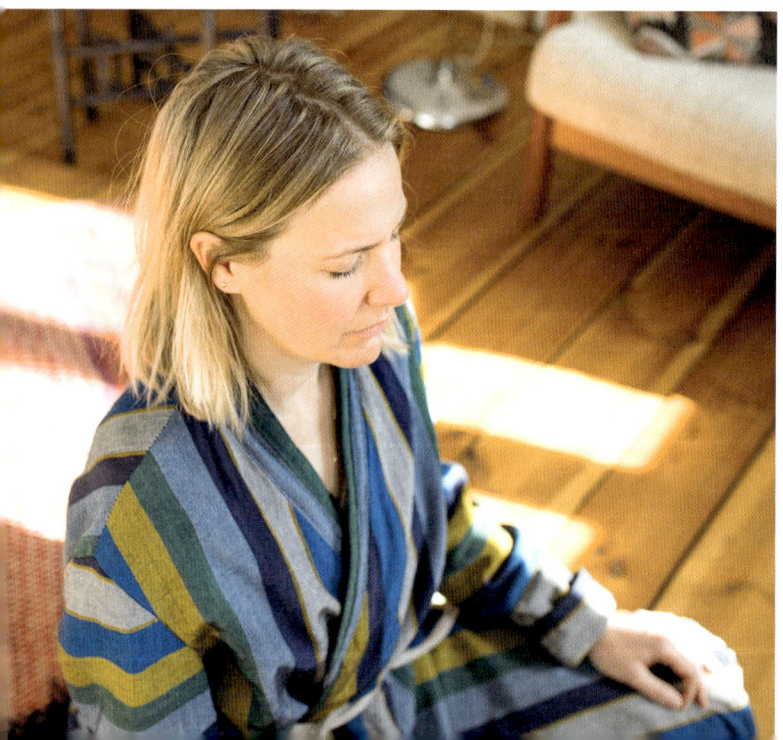

Ruhe vor dem Sturm – Stefanie beginnt und beendet jeden Tag mit einer stillen Meditation.

dankbar ist. „Ich bin dankbar, dass ich diesen wunderschönen Tag haben darf. Ich bin dankbar, dass die Sonne scheint. Ich bin dankbar für meine Freunde und meine Familie, für das Leben, das ich führen darf. Ich bin dankbar, dass ich auf Reisen gehen darf. Ich bin dankbar, dass ich genug zu essen habe und in Fülle leben darf." Abschließend schickt Stefanie oft den Menschen in ihrem Umfeld, denen es momentan nicht so gut geht oder an die sie gerade denkt, einen guten Wunsch.

Zügig wird das Bett gemacht, und es geht ab ins Bad. Neben dem Duschen ist die Mundhygiene mit Zungenschaber ein Pflichtelement ihrer Morgenroutine. Stefanie legt großen Wert auf kleine Details. Ihren Kaffee bereitet sie mit großer Achtsamkeit zu. Die Bohnen werden von Hand gemahlen und der Filter vorher mit heißem Wasser ausgespült. Selbst an hektischen Tagen nimmt sich Stefanie die Zeit für einen selbstgepressten grünen Saft, um energiegeladen in den Tag zu starten.

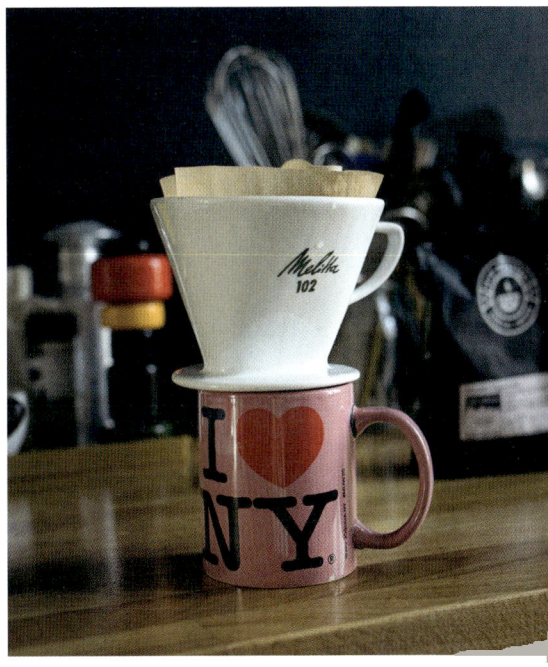

Achtsamkeit im Alltag – das Kaffeekochen wird zelebriert. Den Kaffee bringt Stefanie sich von ihren Reisen mit und mahlt ihn liebevoll mit der Hand.

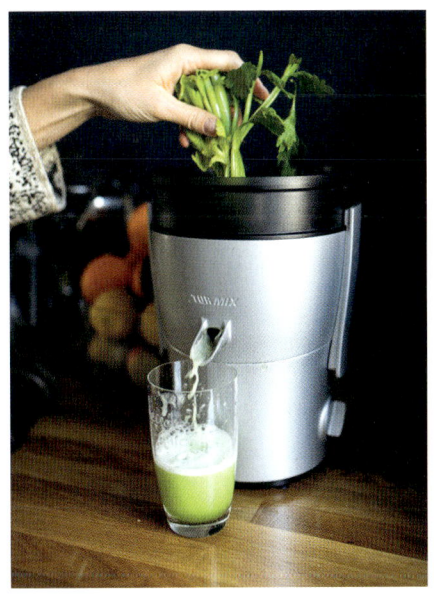

Frisch gepresster Selleriesaft – gibt Energie für den Tag. Mehr Tipps zu frischen Säften auf Seite 180.

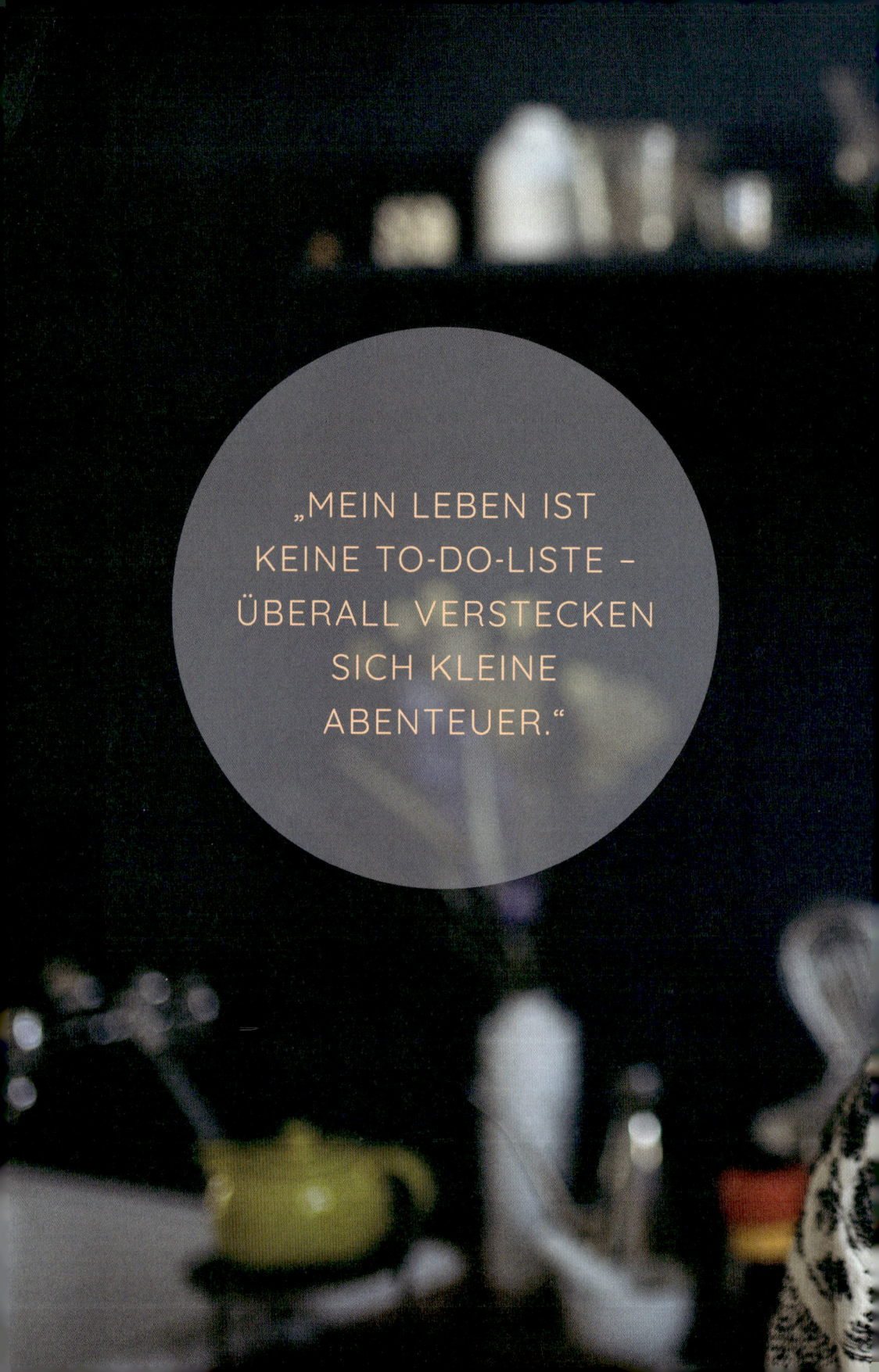

„MEIN LEBEN IST
KEINE TO-DO-LISTE –
ÜBERALL VERSTECKEN
SICH KLEINE
ABENTEUER."

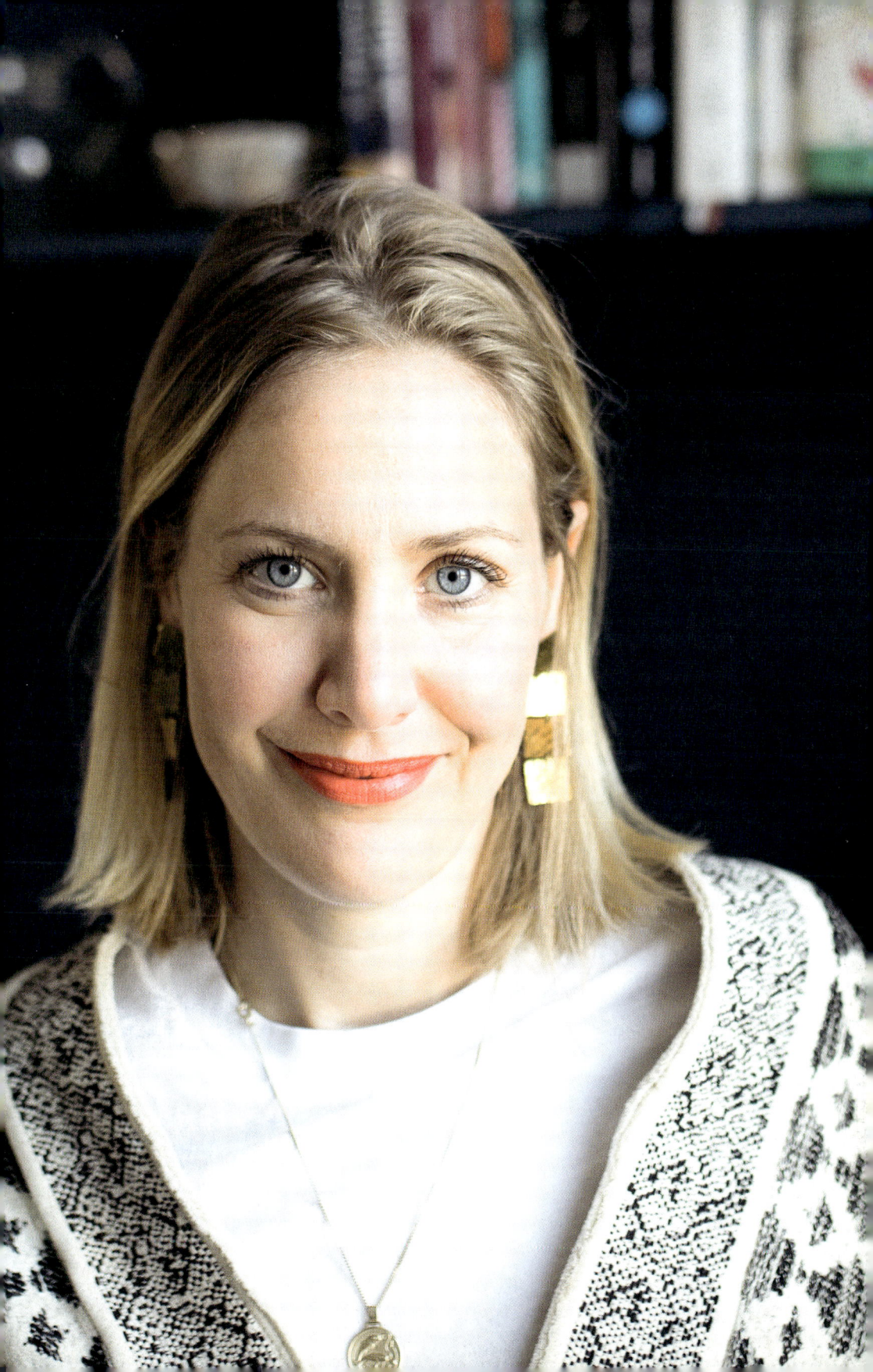

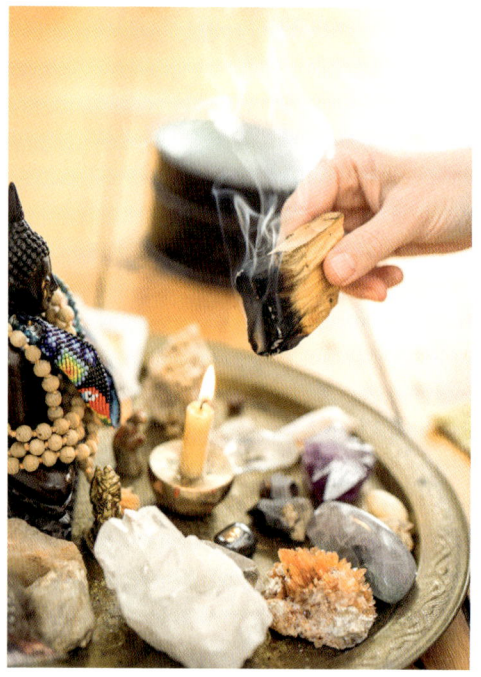

Auch auf ihren zahlreichen Reisen pflegt und kultiviert Stefanie ihre Morgenroutine. Sie hat einen kleinen Reisealtar, der flach gefaltet in jedes Buch passt. In einen Beutel passen die wichtigsten Edelsteine, und ein Stäbchen Palo Santo darf auch nicht fehlen, um die Energien im Hotelzimmer zu reinigen. Denn stören Stefanie die Energien und Stimmungen in einem Zimmer, dann räuchert sie den Raum aus und lässt, wenn möglich, auch den Fernseher aus dem Zimmer entfernen. Gerade bei der Arbeit und auf Reisen ist es ihr besonders wichtig, kurz etwas für sich zu tun und bei sich zu sein. „Ich habe das Bedürfnis, mich zu erden und ein Stück weit anzukommen. Denn im Job ist man oft fremdbestimmt." Die Morgenroutine spielt für Stefanie dabei eine große Rolle. Denn damit ist die Entscheidung verknüpft, wie sie den Tag gestaltet. „Gehe ich raus als graue Maus, oder gehe ich raus und sage: Ich packe jetzt das Leben an, das Leben ist bunt und hat viele Abenteuer für mich vorgesehen. Es ist keine To-do-Liste, die ich abarbeite – überall verstecken sich kleine Abenteuer. Es ist eine Einstellung im Kopf und im Herzen. Ich möchte da rausgehen und mir sagen: Heute wird einfach ein guter Tag."

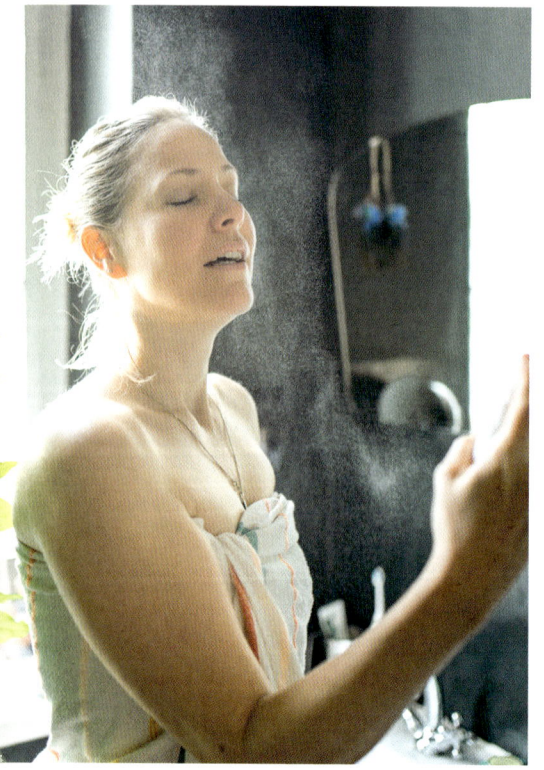

Erfrischt in den Tag –
Stefanie setzt auf eine
simple Pflegeroutine mit
Naturkosmetikprodukten.

Stefanies Morgenroutine

DIE BASIS-ELEMENTE

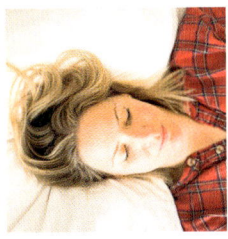

1. Direkt nach dem Aufwachen nimmt sich Stefanie kurz Zeit, um die Intention des Tages zu setzen.

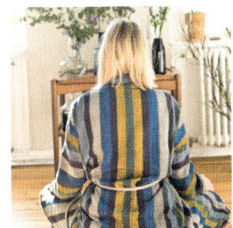
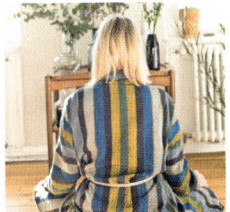

2. Meditation – der Anker in ihrer Morgenroutine. Zur Vorbereitung zündet Stefanie Kerzen an und räuchert mit Palo Santo.

① INTENTION SETZEN

② MEDITATION

③ DANKBARKEITSPRAXIS

④ BETT MACHEN

⑤ KAFFEE

⑥ GRÜNER SAFT

⏱ 45 MINUTEN

⏰ START 7:30 UHR

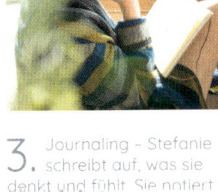

3. Journaling – Stefanie schreibt auf, was sie denkt und fühlt. Sie notiert ihre Ziele für den Tag, die nächsten Monate oder das nächste Jahr.

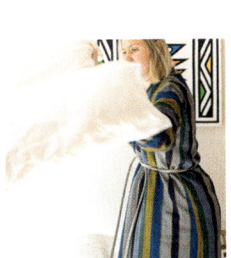

4. Bettdecke und Kissen werden aufgeschüttelt und bei gutem Wetter auf dem Fensterbrett gelüftet

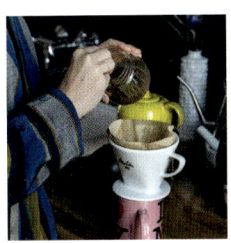

5. Achtsamkeit im Alltag – das Kaffeekochen wird zelebriert. Den Kaffee bringt Stefanie sich von ihren Reisen mit und mahlt ihn liebevoll mit der Hand.

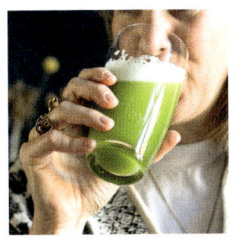

6. Frisch gepresster Selleriesaft auf nüchternen Magen versorgt den Körper mit wichtigen Nährstoffen.

Stefanies Morgenroutine

DIE KÜR-ELEMENTE

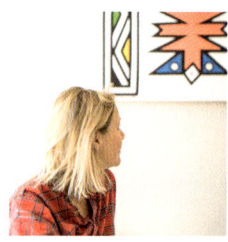

1. Die vielen farbenfrohen Bilder hat Stefanie auf ihren zahlreichen Reisen zusammengesammelt. Der Anblick sorgt bei ihr sofort für gute Laune.

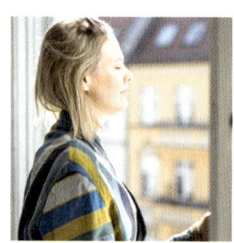

2. Fenster auf – frische Luft rein. Dabei hält sie gerne einen Moment inne, um bewusst zu atmen.

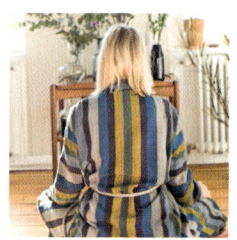

3. Meditation – der Anker in ihrer Morgenroutine. Zur Vorbereitung zündet Stefanie Kerzen an und räuchert ihre Aura mit Palo Santo.

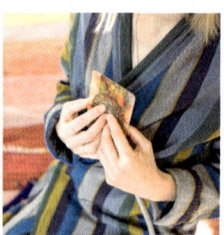

6. Stefanie zieht gerne eine Orakel-Karte aus dem Kartendeck *Das schamanische Seelen-Orakel*.

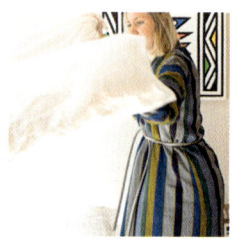

7. Bettdecke und Kissen werden aufgeschüttelt und bei gutem Wetter auf dem Fensterbrett gelüftet.

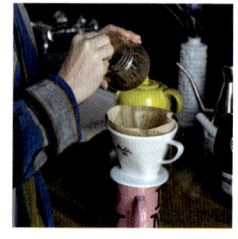

8. Achtsamkeit im Alltag – das Kaffeekochen wird zelebriert. Den Kaffee bringt Stefanie sich von ihren Reisen mit und mahlt ihn liebevoll mit der Hand.

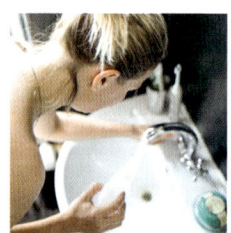

11. Stefanie reinigt ihre Nase mit dem Nasenspülkännchen von Staub und Pollen. Ein weiterer Effekt der Nasendusche ist, dass die Schleimhäute befeuchtet werden.

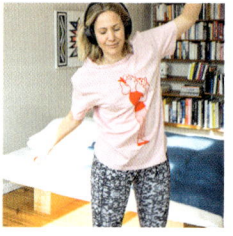

12. Wenn ein Tag ansteht, der viel Einsatz und Energie erfordert, tanzt sich Stefanie morgens dafür in Stimmung. Aus Rücksicht auf die Nachbarn immer mit Kopfhörern.

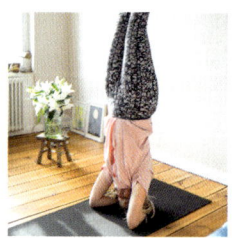

13. Wenn deine Welt kopfsteht, hilft manchmal ein Kopfstand. Zumindest fühlt sich Stefanie danach wach und erfrischt.

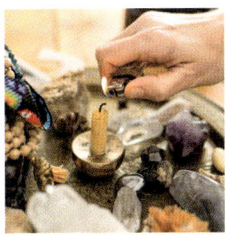

4. Das Anzünden einer Kerze gibt dem Ritual einen Rahmen.

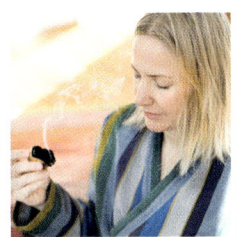

5. Stefanie reinigt sich und den Raum mit Palo Santo oder weißem Salbei.

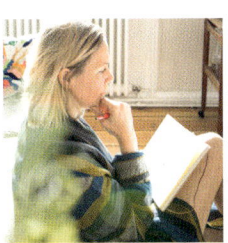

9. Journaling – Stefanie schreibt auf, was sie denkt und fühlt. Sie notiert ihre Ziele für den Tag, die nächsten Monate oder das nächste Jahr.

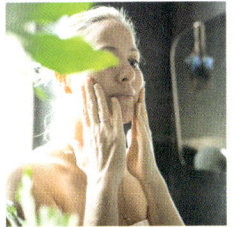

10. Im Bad kommen nur Naturkosmetikprodukte zum Einsatz.

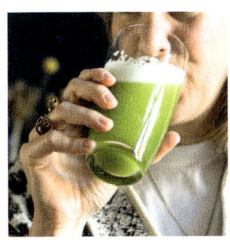

14. Frisch gepresster Selleriesaft auf nüchternen Magen versorgt den Körper mit wichtigen Nährstoffen.

1. BILDER ANSEHEN

2. LÜFTEN

3. MEDITATION

4. KERZEN ANZÜNDEN

5. AURA RÄUCHERN

6. ORAKEL-KARTE ZIEHEN

7. BETT MACHEN

8. KAFFEE

9. JOURNALING

10. PFLEGEROUTINE

11. NASENDUSCHE

12. TANZEN

13. KOPFSTAND

14. SAFT

90 MINUTEN

START FLEXIBEL

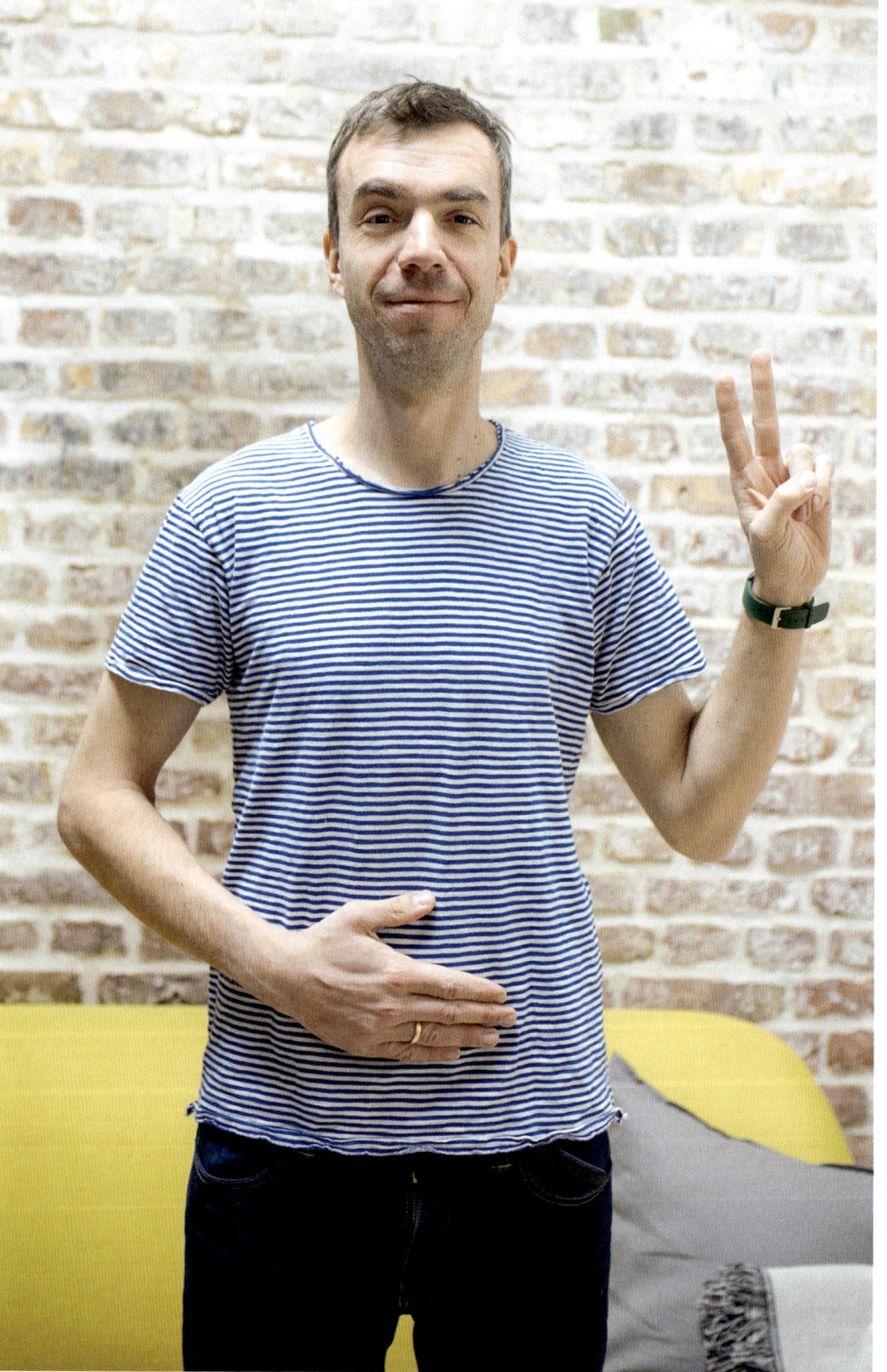

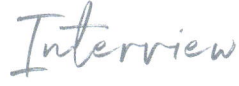

GUT DRAUF!

Matze Hielscher
Co-Gründer von Mit Vergnügen
Berlin

Lieber Matze, wie beginnt dein Tag?

Ich lasse mich meistens von meiner Katze wecken – sad but true –, die auch heute wieder die Zeitumstellung nicht so richtig mitgemacht hat. Sie war um Viertel vor sechs erbost, dass ich immer noch nicht wach bin. Normalerweise stehe ich um sechs, spätestens um halb sieben, auf. Je nachdem, wann ich am Abend zuvor ins Bett gegangen bin. Heute habe ich versucht, die Katze noch einmal ein bisschen wegzuschieben. Leider bekommt sie mittlerweile auch schon die Schiebetür zu unserem Schlafzimmer geöffnet.

Ich stehe auf, tapse zum Katzenfutter, gebe der Katze, was sie will, und trinke ein Glas Wasser, weil ich mich nach der Nacht stark dehydriert fühle. Wenn ich gut bin, habe ich die Kaffeemaschine schon geladen, sodass ich sie nur noch starten muss. Danach beginnt meine eigentliche Morgenroutine, die auch mal wechselnd im Ablauf ist.

Wie war der Ablauf heute früh?

Der heutige Morgen ist nicht beispielhaft, aber ich gebe ihn einmal so wieder, wie er war. Ich habe zehn Minuten mit *Headspace* meditiert. Während der Meditation kam mein Sohn, der schon wach war – hat gut geklappt heute –, und hat sich neben mir auf dem Sofa hingelegt. Ich habe weitermeditiert, das ging auch ganz gut. Danach habe ich meine Morgenseiten geschrieben. Die schreibe ich analog in dieses gelbe Buch. Da schreibe ich auf, was mir in den Kopf kommt, was mich beschäftigt. Das kann zum Beispiel etwas sein, was ich geträumt habe, oder wenn ich ein Gespräch hatte, das ich komisch fand, und ich überlege, was ich hätte anders machen können. Einfach, was in dem Moment kommt. Im Anschluss habe ich heute früh Sport gemacht. Übungen, Burpees und wie man das jetzt alles so nennt. Liegestütze, bis mein Sohn gesagt hat: „Jetzt reicht es aber, Papa." Dann hat es gereicht, und ich habe aufgehört.

Normalerweise ist mein Sohn nicht dabei. Ich mag das sehr, die erste halbe bis Dreiviertelstunde des Tages für mich zu haben. An guten Tagen schaue ich danach in das Buch *Der tägliche Stoiker* und lese mir durch, was dort für den Tag drinsteht. Mit meinem Freund Philip führe ich außerdem die „Das Beste des Tages"-Liste. In dem gemeinsamen Google Doc tragen wir jeweils kurz ein Highlight des gestrigen Tages ein. Danach bin ich ganz gut „gezent" für den Tag.

App-Tipp:

Matze hat über 3000 Minuten mit der App *Headspace* meditiert.

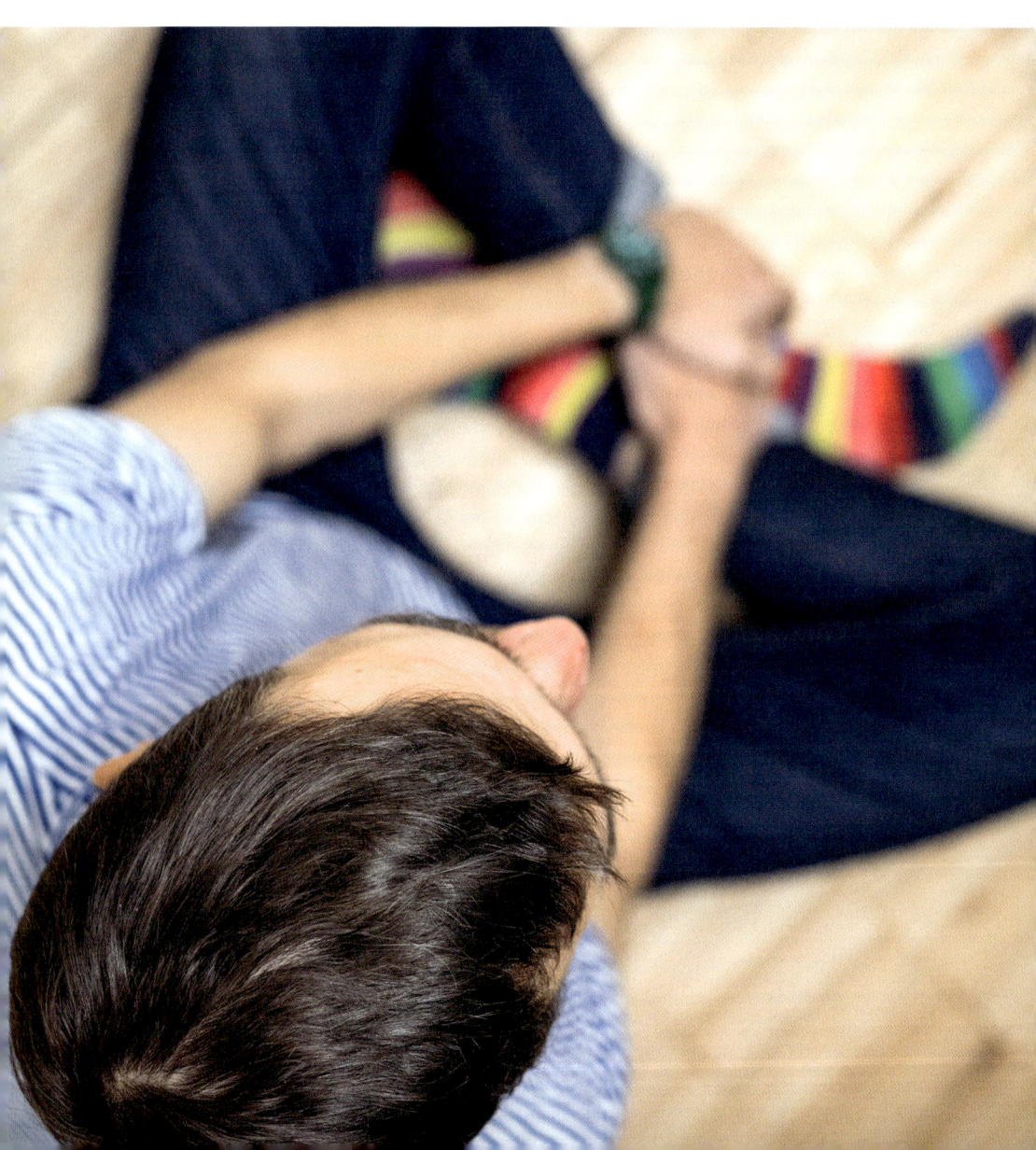

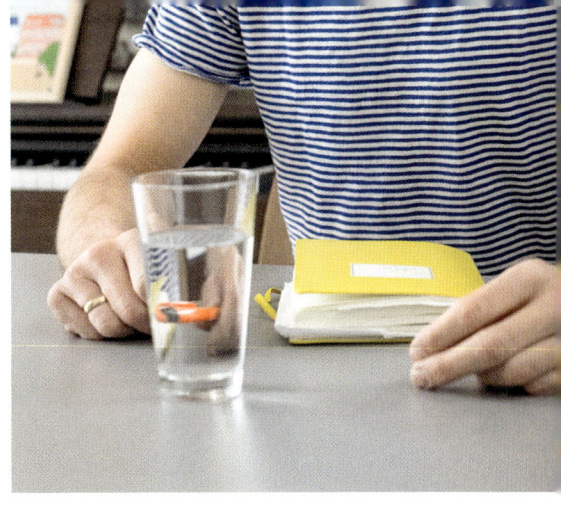

Wie lange hast du diese Morgenroutine schon?

Ich würde sagen seit vier, fünf Jahren. Ich habe nach der Geburt meines Sohnes damit begonnen.

Wieso hast du die Elemente und die Reihenfolge gewählt?

Das Thema Meditation kam vor über zehn Jahren auf mich zu. Damals habe ich ein Vipassana-Seminar besucht, im Center in Triebel bei Erfurt. Bei dem zehntägigen Schweige-Retreat habe ich das gelernt. Ich habe sofort gemerkt, wie gut es tut, zu meditieren. Zum Schreiben bin ich gekommen, weil ich irgendwo mal gelesen habe, dass man das machen soll. Ich bin jemand, der gerne Sachen ausprobiert, die er liest, die ihm zufallen. Das Element Sport kam erst später dazu. Ich habe ein paar Übungen mit dem eigenen Körpergewicht, die ich gut finde – früher sagte man Kniebeugen, heute heißt das anders. Ich habe mir Übungen rausge-

In das gelbe Buch schreibt Matze seine „Morgenseiten" – Themen, die ihn beschäftigen.

sucht, die alles ein bisschen trainieren. Manchmal gehe ich auch laufen oder ins Fitnessstudio.

Du probierst gerne neue Dinge aus. Im letzten Jahr bist du zum Beispiel eine Woche lang um 5 Uhr aufgestanden. Wie war das?

Das Aufstehen geht eigentlich. Die Stunde zu verbringen ist auch kein Problem. Es ist nur die Frage: Was macht man

INSPIRATION – DAS BESTE DES TAGES TEILEN

Matze und sein Freund Philip führen gemeinsam ein Google Doc, in dem sie jeden Tag „das Beste des Tages" eintragen. Damit legen sie den Fokus auf die positiven Dinge im Leben, für die sie dankbar sind. Eine schöne Art und Weise, am Leben des jeweils anderen teilzunehmen und eine gewisse Verbindlichkeit aufzubauen.

dann mit dieser Zeit? Ich war immer noch gefühlt in so einem Traumzustand. In dieser Stunde habe ich jetzt keinen Tesla erfunden, das ist mir nicht gelungen. Der Kaffeekonsum ist extrem gestiegen, und vor allem nachmittags habe ich ein Loch gehabt – man läuft wie durch eine Watte-Welt. Es ist nichts für mich.
Am letzten Tag hatte ich aber ein tolles Erlebnis. Ich bin noch einmal frühmorgens aufgestanden und spazieren gegangen. Im Park habe ich mich auf einen Stein gesetzt und meditiert. Dort kamen total verstrahlte Leute aus einem Club vorbei. Es war ein magischer Moment. Ein Moment, an den ich mich am Ende des Jahres noch erinnert habe. Wie geil der war. Es war ein Geschenk am Ende – gleichzeitig war ich froh, dass es vorbei war. Es hätte auch sein können, dass ich es super finde, aber dieses Wattige war nichts für mich. Ich war nicht ganz bei mir.

Was tut die Morgenroutine für dich?

Die Morgenroutine hilft mir dabei, dass ich, wenn mein Sohn und meine Frau aufstehen, satt bin, für mich selbst. Es ist die Stunde für mich. Weil ich weiß, dass der ganze Tag anschließend durchgetaktet ist – eher im Dienste für andere.

Was gibt dir diese Stunde?

Ich merke, wenn ich sie nicht habe, dass ich fahrig bin. Es ist umfassend: Ich gehe in mich rein, ich produziere auch was, und ich mache Sport. Es hat eine Ganzheitlichkeit.
Ich möchte gelassen sein. Gelassen den Dingen begegnen, die mir begegnen. Damit ich sie richtig bewerten und entscheiden kann. Dafür muss ich meinen eigenen Tank auffüllen, um den Eindrücken, die von außen kommen, gerecht zu werden.

Unterstützt dich die Routine dabei, die beste Version von dir zu leben?

Total. Mein Beruf ist es, im Grunde, Entscheidungen zu treffen. Das kann ich nur, wenn ich klar bin. Die Morgenroutine hilft mir dabei, Klarheit zu bekommen. Ich merke sofort, wenn ich es nicht regelmäßig mache, und versuche immer schnell wieder back on track zu kommen.

Ist die Routine so selbstverständlich, dass du nicht mehr mit dir diskutieren musst?

Ja, die ist drin. Aber es gibt auch Ausnahmen. Es ist jetzt nicht so, dass ich dastehe und mir mit der Peitsche auf den Rücken haue und mir sage: Jetzt hast du heute früh wieder nichts gemacht. Gar nicht. Aber ich weiß, dass es wichtig für mich ist und es mir guttut. Und deshalb versuche ich es auch so regelmäßig zu machen. 280 Tage im Jahr schaffe ich es. Vielleicht auch 300 Tage.

Welche Routinen helfen dir im Job?

Termine und Themen werden sinnvoll gebündelt. Ich teile meinen Kalender mit allen. Dann ist zum Beispiel klar, wann der Chef greifbar ist, wann mein Reisetag ist. Ich lege mir Telefonate in einen Block und habe regelmäßig ein größeres Zeitfenster für alle Meetings hintereinander. Jeden Morgen schreibe ich eine To-do-Liste für den Tag, auf der ich nur sechs Sachen notiere. Früher hatte ich oft nie enden wollende Listen. Aber ich weiß – sechs Sachen schaffe ich. Manchmal auch nur fünf. Aber das ist dann auch okay.

Wie funktioniert deine „Das Beste des Tages"-Liste genau?

In das Google Doc tragen Philip und ich jeden Tag jeweils das Highlight des vergangenen Tages ein. Da steht zum Beispiel am Freitag letzte Woche: „Kisten schleppen – Pierre kommt helfen." Oder am 25. März: „Erschöpft um halb neun ins Bett." Oder Anfang des Monats: „Meine erste Freundin Madeleine besuchen."

Warum macht ihr das?

Wir machen das jetzt seit über einem Jahr. Es hat damit angefangen, dass ich meinen Sohn beim Ins-Bett-Bringen immer gefragt habe, was das Beste des Tages war. Es gab dann auch gerne mal enttäuschende Antworten wie: Fernsehen. Aber es hat eine gute Routine gehabt. Ich fand das sehr schön und habe Philip davon erzählt. Wir haben die Idee dann als Challenge übernommen und gemerkt, wie geil das ist, das

ist wirklich unfassbar. Mit das beste Tool, wenn man mal wieder in einem Loch ist. Dann muss man einfach nur in diese Liste schauen und kann feststellen: Das Leben ist eigentlich verdammt toll, wenn ich mir das so anschaue. Das Teilen mit jemand anderem ist total großartig. Man teilt die Freude auch mit. Dadurch wird es noch einmal mehr. Man nimmt intensiv teil am Leben des anderen. Das hat eine Qualität. Wir treffen uns jeden Tag in dem Doc und zelebrieren gemeinsam Dankbarkeit dafür, was wir für ein geiles, privilegiertes Leben führen.

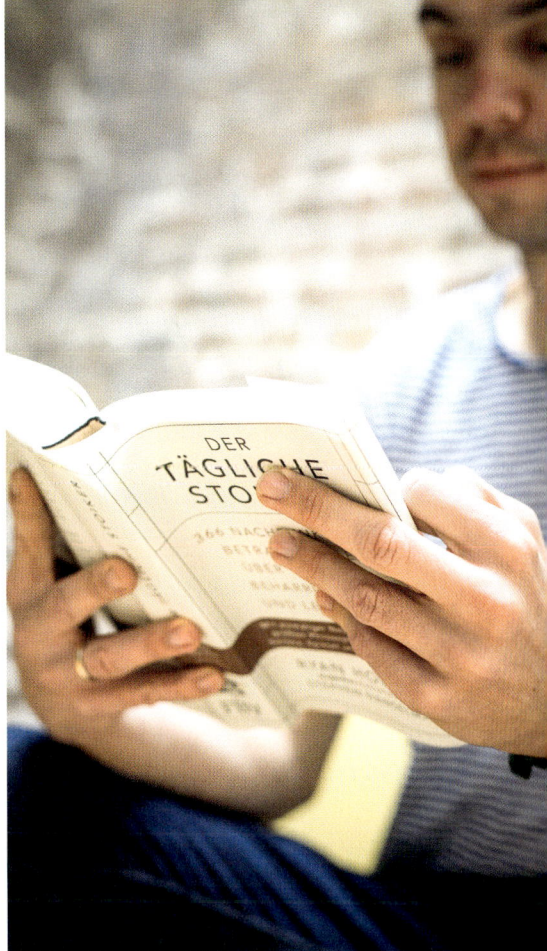

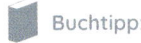 Buchtipp:

Der tägliche Stoiker: 366 nachdenkliche Betrachtungen über Weisheit, Beharrlichkeit und Lebensstil. Von Ryan Holiday.

Podcasts

FRÜHSTÜCK FÜR DEINEN KOPF

Frischer Input lässt sich in Form von Podcasts sehr gut in die Morgenroutine integrieren. Besonders beliebt sind Interview-Podcasts und Podcasts, die Wissen vermitteln – zum Beispiel im Bereich Persönlichkeitsentwicklung oder Unternehmertum.

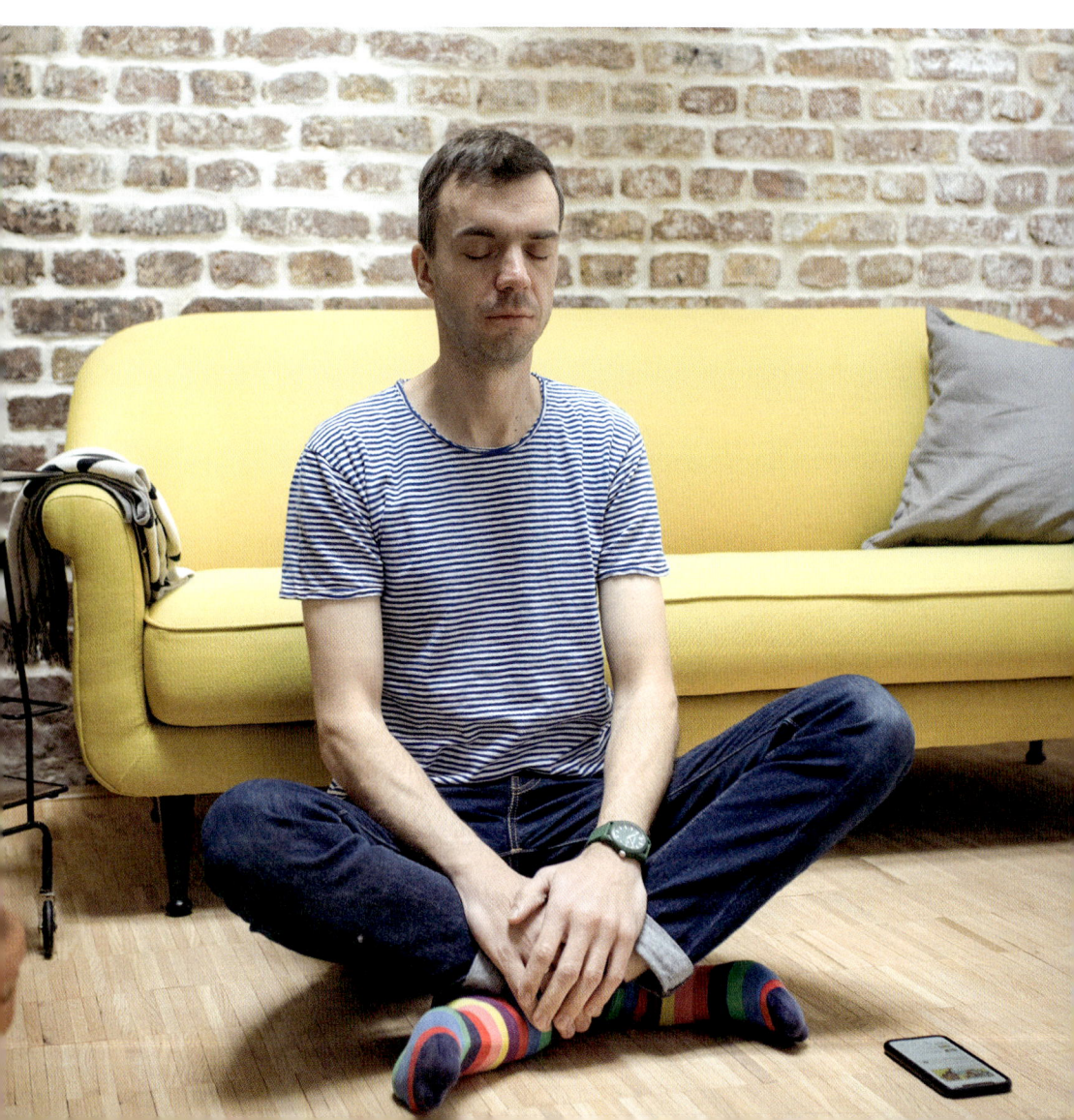

Interviews

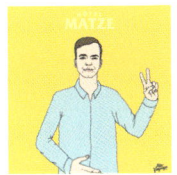 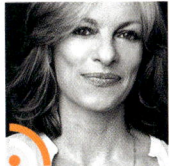 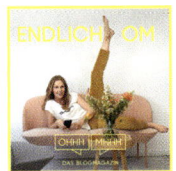 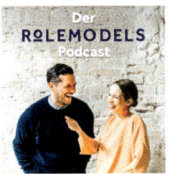 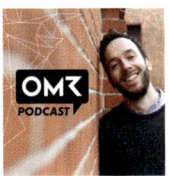

Hotel Matze	Hörbar Rust mit Bettina Rust (radioeins)	ENDLICH OM	Rolemodels	OMR Podcast

Persönlichkeitsentwicklung

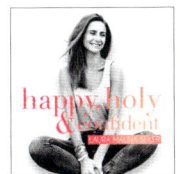 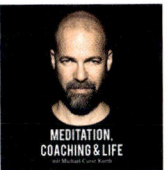 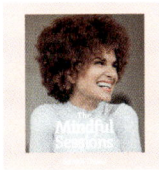 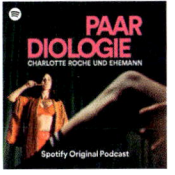 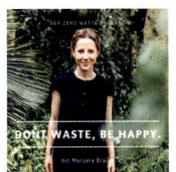

Happy, Holy & Confident	Curse Podcast	The Mindful Sessions	Paardiologie	Don't Waste Be Happy

Wissen

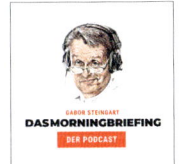 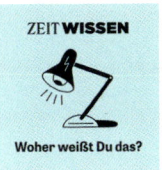 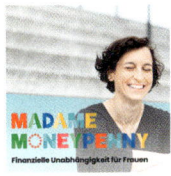 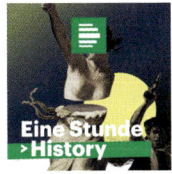

Steingarts Morning Briefing	Woher weißt Du das?	Madame Moneypenny	Eine Stunde History

Englischsprachig

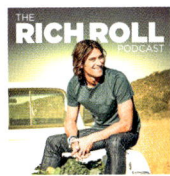 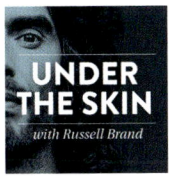

Rich Roll	Under The Skin

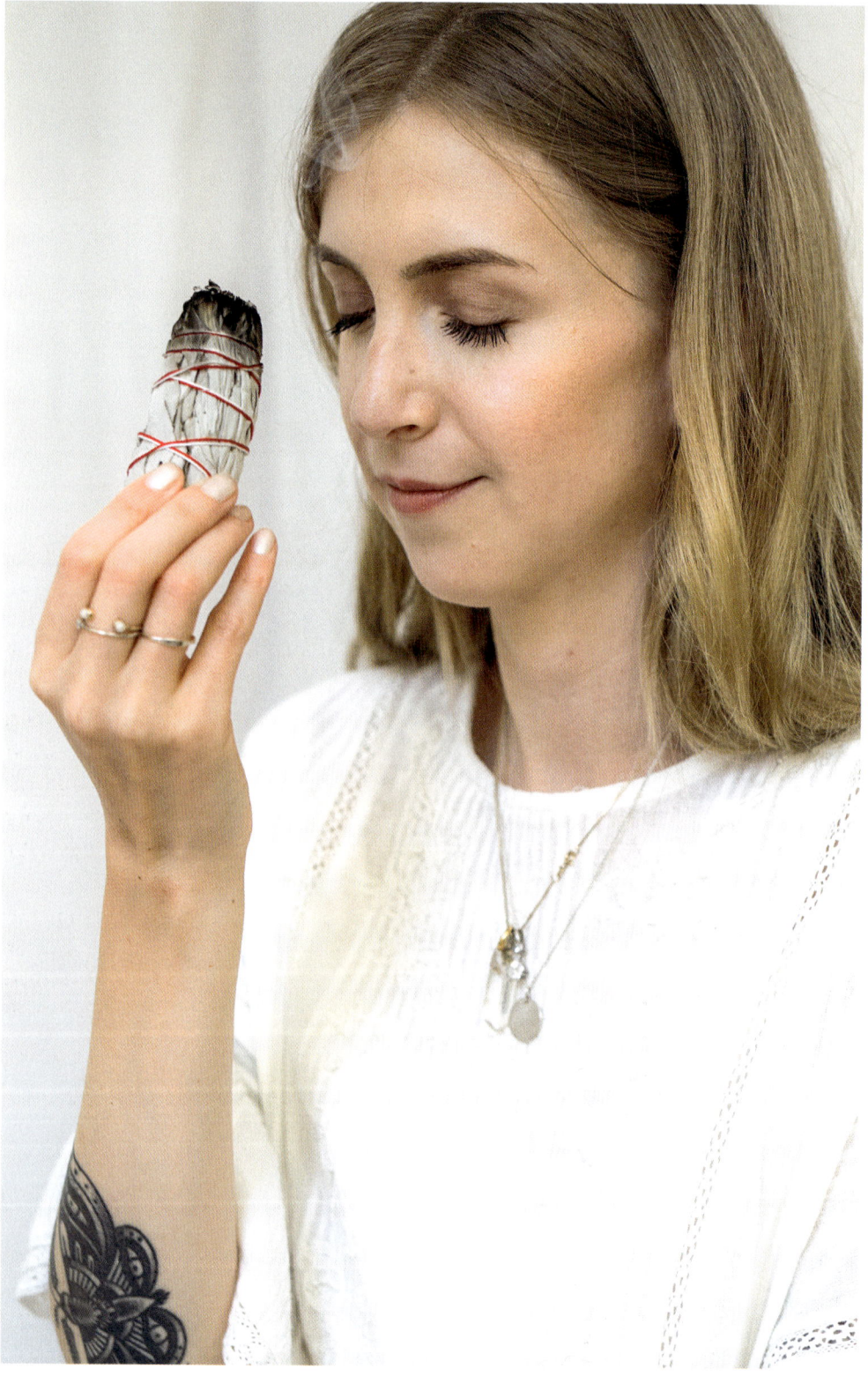

DIE MAGIE DES MONDES

Lori Haberkorn
Mond-Expertin
Berlin

Bereits als Kind hatte Lori eine ausgeprägte Mondsehnsucht. Sie hat auch ganz selbstverständlich Energien in Räumen gespürt und gesehen – in Form von Farben und Volumen. Als Heranwachsende wurde ihr diese besondere Gabe unheimlich. In dem kleinen Ort, in dem sie in Österreich aufwuchs, gab es – außer in der eigenen Familie – dafür wenig Verständnis. Loris Mutter hat sich zu dieser Zeit bereits regelmäßig mit einem Kreis von wunderbaren Frauen getroffen und gemeinsam mit ihnen magische Zeremonien veranstaltet. Sie war es auch, die ihrer Tochter das wunderschöne Tarot-Kartendeck schenkte, mit dem Lori heute arbeitet. Nach der Schule zog es Lori erst einmal für einige Jahre in ein eher konventionelles Leben. Sie absolvierte ein Modedesignstudium und arbeitete anschließend als Designerin. Erst später fand sie zurück zu ihrer eigentlichen Bestimmung und lernte, mit den Energien zu arbeiten. Lori sieht es als ihre Aufgabe, das Wissen des Mondes in die moderne Welt zu bringen. Dazu veranstaltet sie magische „Golden Circles" und Coachings für Frauen.

Eins mit der Natur: Lori sammelt Blumen und Kräuter, um diese zu trocknen und später zum Räuchern zu verwenden.

Nach sieben Jahren in Wien verlegten Lori und ihr Mann Manu samt Hündin Lya ihren Lebensmittelpunkt kürzlich nach Berlin. Eigentlich wollten die drei weiter nach England – mit dem Brexit war diese Option jedoch vom Tisch. Mittlerweile sind Lori und Manu in Berlin angekommen und möchten bleiben. Sie schätzen die kreative Energie und die Offenheit der Menschen in der Hauptstadt.

Lori beginnt den Tag gerne mit „Mini-Ritualen". Die Zeit direkt nach dem Wachwerden findet sie besonders wichtig, weil sich am Morgen die Energie für den ganzen Tag gestalten lässt. „Die ersten Minuten und Gedanken steuern deinen Tag."

Der Morgen von Lori beginnt ganz entspannt ohne Wecker. Hündin Lya weckt sie immer zuverlässig auf. Direkt nach dem Wachwerden legt Lori eine Hand auf ihren Bauch und die andere auf die Brust, um dort die Energie zu bündeln und sich mit ihrem Herzen und der Mitte zu verbinden. In dieser Haltung setzt Lori die Intentionen für den Tag. Sie fragt sich dazu: Was soll an diesem Tag passieren? Welche Wünsche sollen in Erfüllung gehen, welche Begegnungen stattfinden und welche Ziele erreicht werden? Das Setzen der positiven Intentionen spielt für Lori eine sehr große Rolle. „Immer auf die eigene Intuition zu hören, ist wichtig: Das Bauchgefühl stimmt immer." Dadurch lenkt sie Energie auf Positives und schafft die Möglichkeit, dass bisher nicht verwirklichte Dinge dem Weg der guten Energie folgen. Die Wünsche sendet Lori an den Mond. „Die Sonne steht für die männliche Kraft. Der Mond für die weibliche Energie. Mit seiner fruchtbaren Kraft kann er Wünsche wachsen und reifen lassen."

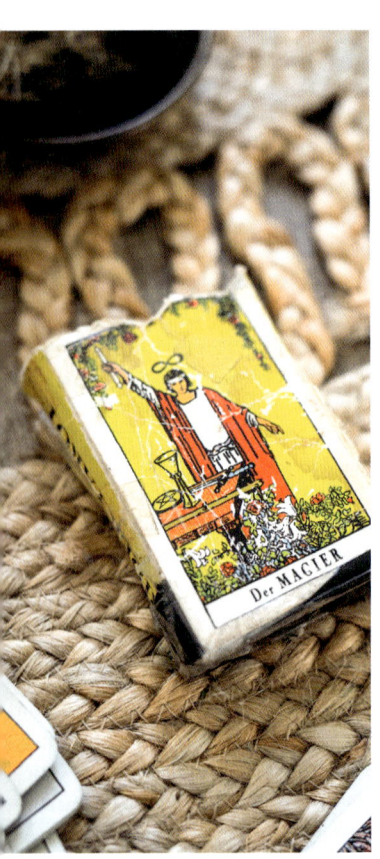

Die Tarot-Karten sind über 30 Jahre alt und ein Geschenk von Loris Mutter.

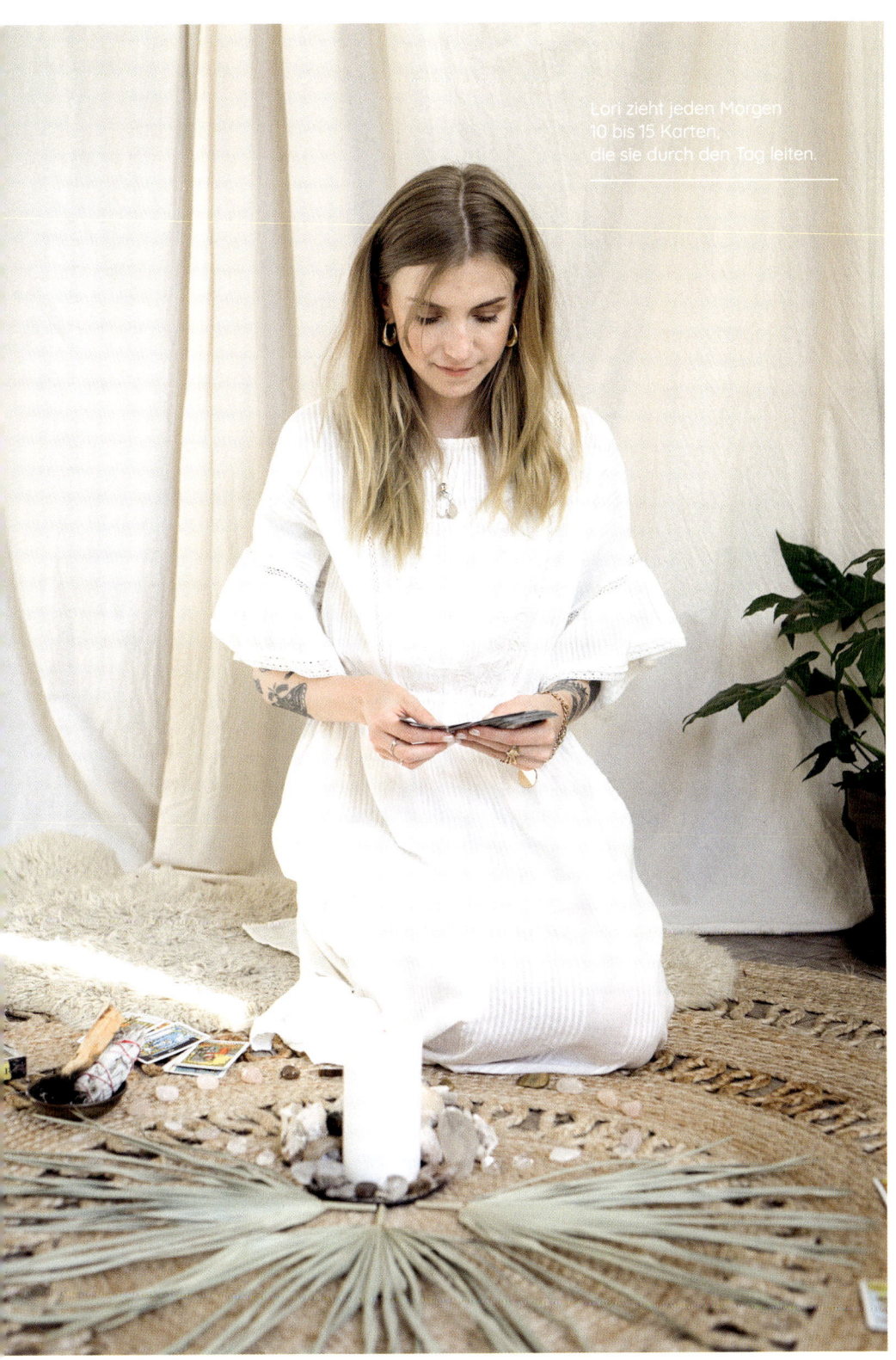

Lori zieht jeden Morgen
10 bis 15 Karten,
die sie durch den Tag leiten.

INSPIRATION – NUTZE DIE VERSCHIEDENEN MONDPHASEN

Obwohl der Mond rund 380.000 Kilometer von uns entfernt ist, lässt er durch seine Anziehungskraft die Gezeiten auf der Erde entstehen. Aber nicht nur die Erde, sondern auch wir Menschen bestehen zu großen Teilen aus Wasser, daher haben die Kräfte des Mondes auch Einfluss auf uns, vermutet die Wissenschaft.

Neumond

Der Neumond ist die perfekte Zeit für Neuanfänge. Nimm dir Zeit für dich und komm zur Ruhe. Alles, was du dir vornimmst, verändern oder zukünftig erreichen möchtest, kannst du jetzt manifestieren.

 Tipp:

Diese Zeit eignet sich zum Beispiel besonders gut, um schlechte Gewohnheiten aufzugeben und deine neue Morgenroutine einzuführen.

Zunehmender Mond

Mit dem zunehmenden Mond nimmt auch deine Energie zu. Hab Vertrauen in dich, du kannst viele Pläne nun einfach und kraftvoll umsetzen.

Vollmond

Der runde, von der Sonne erleuchtete Vollmond gilt als Höhepunkt des Mondzyklus. Viele Menschen haben in dieser Zeit einen guten Zugang zu ihrer Intuition und spüren ihre Kreativität.

Abnehmender Mond

Schließe in dieser Zeit laufende Projekte ab, statt neue zu beginnen. Reflektiere, halte inne und vergegenwärtige dir, was du schon alles erreichen konntest.

Am Abend verbindet Lori das Setzen der Intentionen zusätzlich mit einem Rückblick auf den Tag und mit einem Dankbarkeitsritual. Die Regelmäßigkeit und das Verbinden mit der eigenen Mitte sind ihr sehr wichtig. „Du kannst mit Dankbarkeit viel in dein Leben ziehen." Die gute Energie der Dankbarkeit für Dinge und Menschen, die bereits da sind, nutzt Lori für Dinge, die sie sich für den nächsten Tag wünscht. Sie manifestiert und visualisiert den nächsten Tag und schläft in Dankbarkeit ein.

Auf ihrem Altar verwendet Lori je nach Stimmung gerne verschiedene Steine, die sie für ihre unterschiedlichen Wirkungen schätzt. Der große Apophyllit, einer der kraftvollsten Heilsteine, hilft ihr dabei, sich mit ihrem Herzen zu

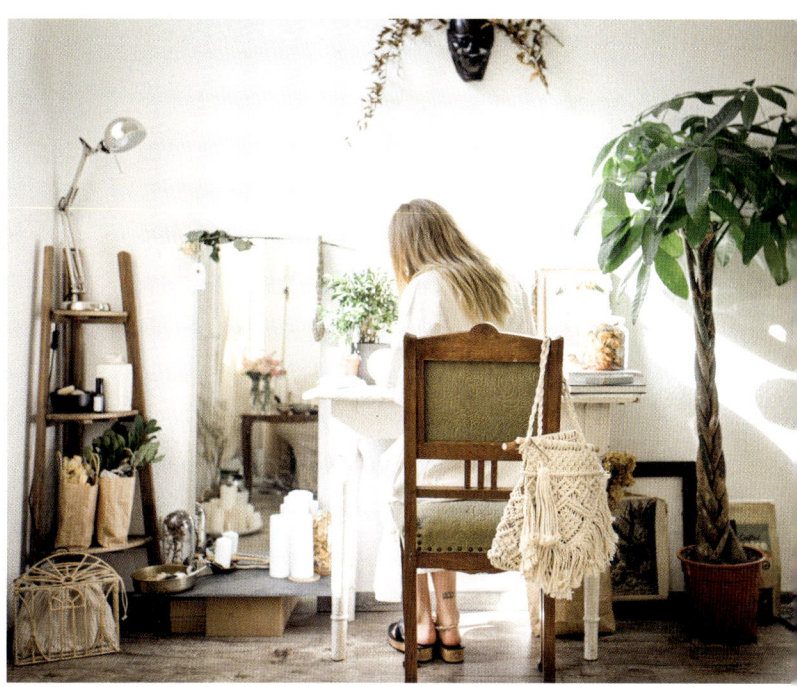

Die aktuellen Sternen- und Mondkonstellationen notiert Lori täglich in einem Notizbuch. Aufgaben, Unternehmungen und Ziele werden darauf abgestimmt.

verbinden. Der Bergkristall sorgt für Klarheit, und der Rauchquarz reduziert Stress. In ihrem alten Beruf war Lori oft gestresst und hat den Stein fast täglich bei sich getragen. Lori räuchert ihren Körper mit selbstgesammelten und getrockneten Kräutern ab. Dieses Cleaning schafft die richtige Grundlage zum Ziehen der Tarot-Karten. Sie zieht jeden Tag 10 bis 15 Karten, die ihr Fragen zum Tag beantworten und sie durch den Tag leiten. Im Anschluss praktiziert Lori gerne ein wenig Kundalini-Yoga. Sie geht dabei ganz intuitiv vor und spürt in sich hinein, welche Form von Bewegung der Körper an dem Tag braucht. Abschließend notiert Lori die aktuelle Sternen- und Mondkonstellation in ihrem Buch und plant den vor ihr liegenden Tag in Abstimmung mit der vorherrschenden Phase.

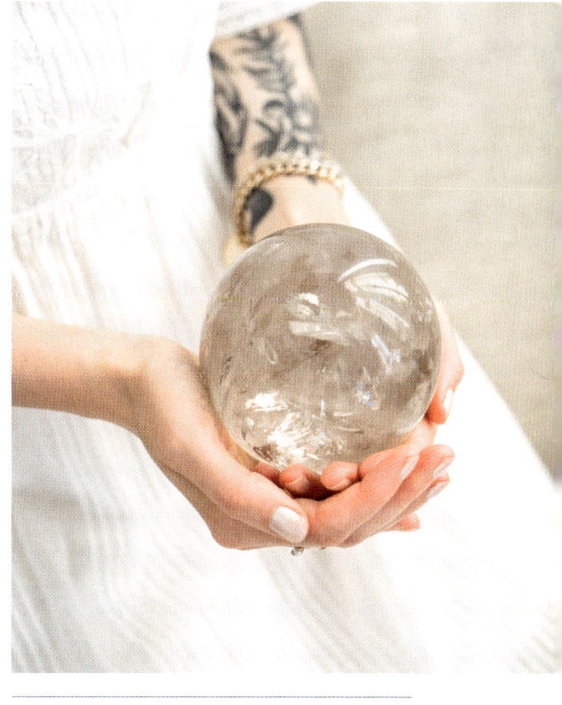

Die Mondkugel aus Rauchquarz hält negative Energien fern.

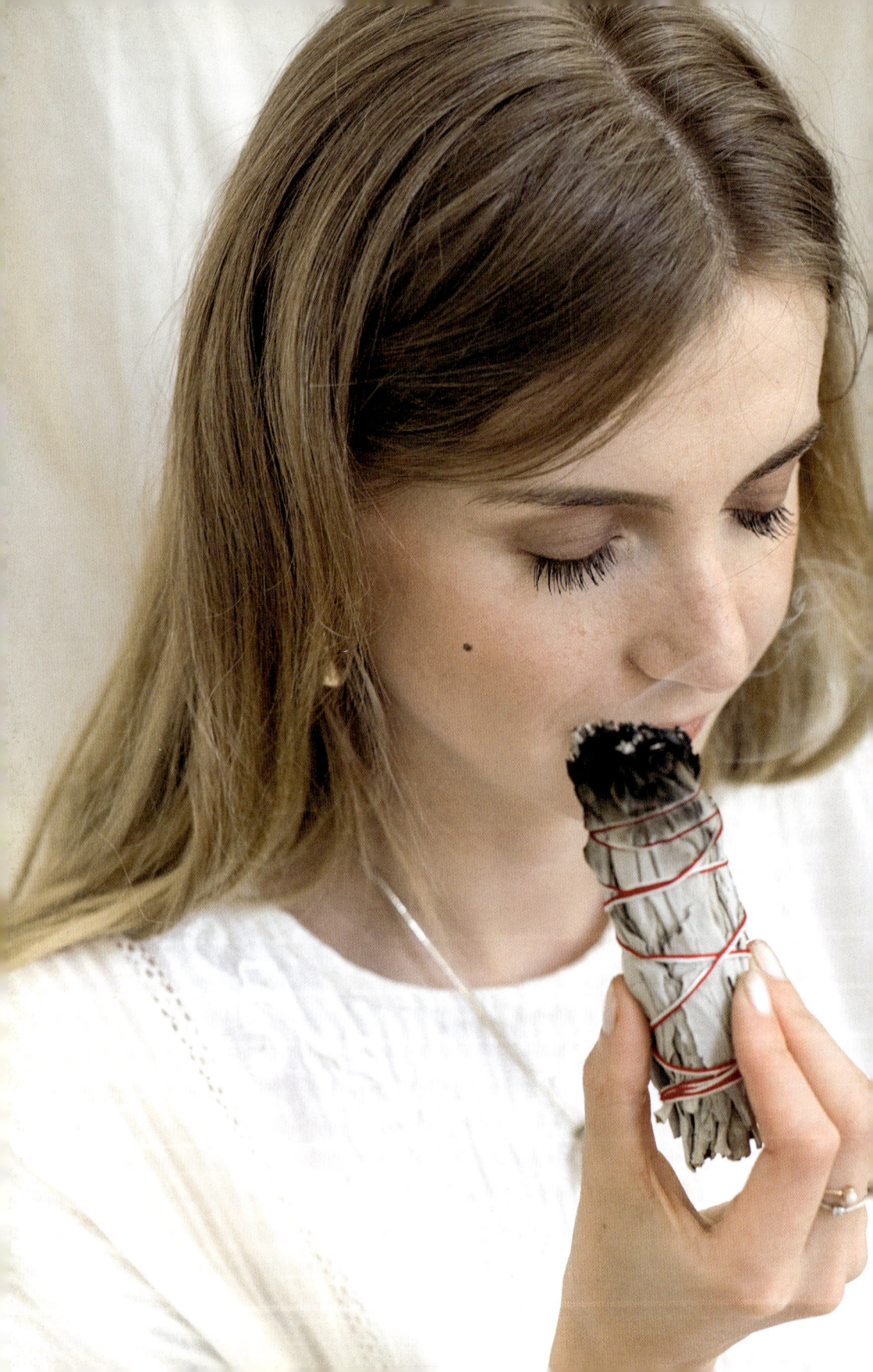

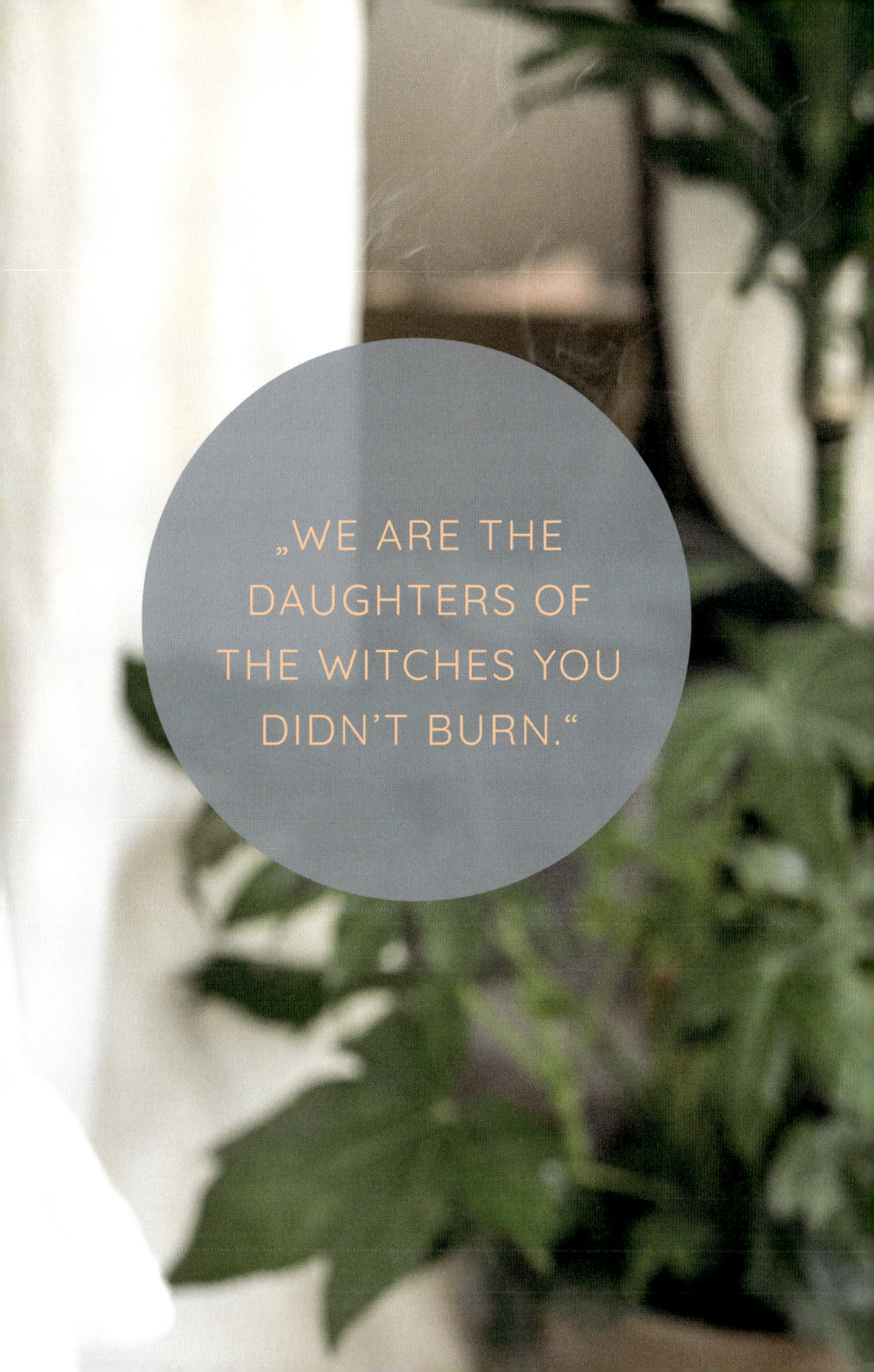

"WE ARE THE DAUGHTERS OF THE WITCHES YOU DIDN'T BURN."

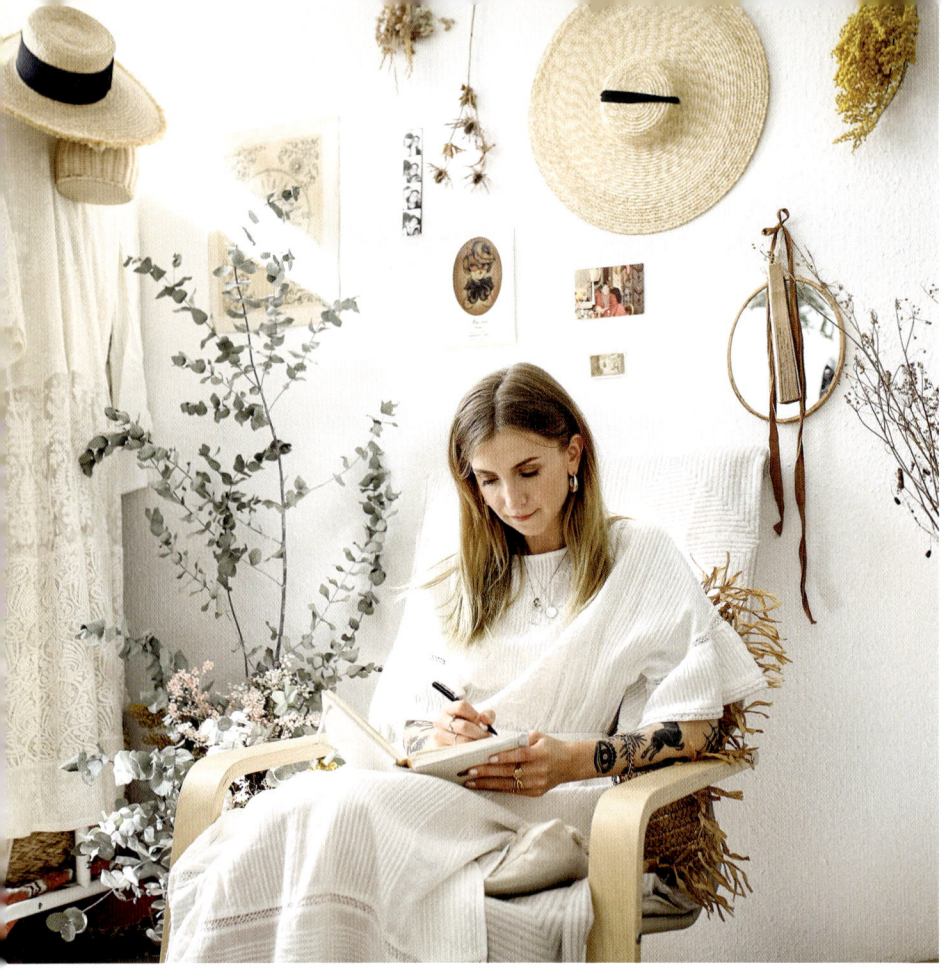

Die Wirksamkeit der Kraft der Intentionen hat sich für Lori besonders durch eine persönliche Erfahrung bestätigt. Vor einigen Jahren hatte sie eine irrationale Angst davor entwickelt, krank zu werden. Die Vorstellung von der Erkrankung war sehr konkret. Ihre Gedanken kreisten täglich darum, dass sie eines Tages krank werden würde. Schließlich traten irgendwann Beschwerden ein, und die Erkrankung, die sie sich täglich genau ausgemalt hatte, wurde diagnostiziert. Ein großer Schock. Die Ärzte rieten ihr zu einer Operation. Doch Lori lehnte den Eingriff ab und lenkte alle positiven Energien auf die Heilung. Nun manifestierte sie den Gedanken, dass sie gesund sei, und malte sich genau aus, wie es sich anfühle, gesund zu sein. Innerhalb kurzer Zeit verbesserte sich ihr Zustand bis zur Genesung. Diese prägende Erfahrung hat Lori darin bestätigt: „Man zieht das an, was man sich wünscht."

Loris Morgenroutine

UNTER EINEM GUTEN STERN

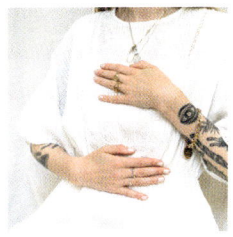

1. Lori verbindet sich mit ihrem Herz und ihrer Mitte, um die Intentionen des Tages zu setzen.

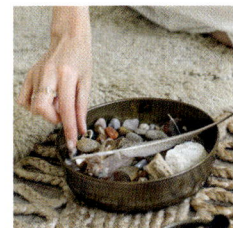
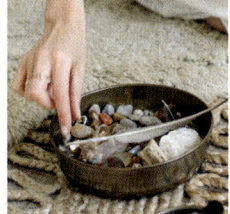
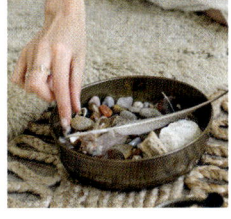

2. Je nach Stimmung wählt Lori verschiedene Steine für ihren Altar aus, die sie für ihre unterschiedlichen Wirkungen schätzt.

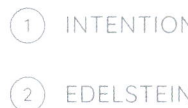

1 INTENTIONEN

2 EDELSTEINE

3 CLEANING

4 TAROT-KARTEN

5 KÖRPERARBEIT

6 MOND UND STERNE

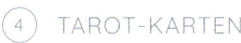
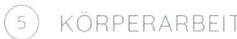
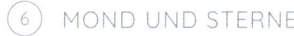

45 MINUTEN

START 8:00 UHR

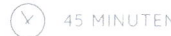

3. Lori räuchert ihren Körper mit selbstgesammelten und getrockneten Kräutern ab.

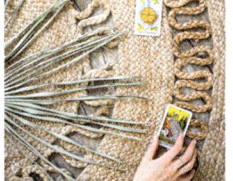
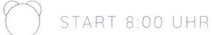

4. Lori legt sich jeden Morgen die Karten. Die wunderschönen Tarot-Karten sind ein Geschenk ihrer Mutter und über 30 Jahre alt.

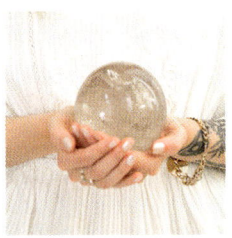

5. Morgens praktiziert Lori Kundalini-Yoga. Sie geht dabei intuitiv vor und spürt, was ihr Körper bei der aktuellen Sternenkonstellation braucht.

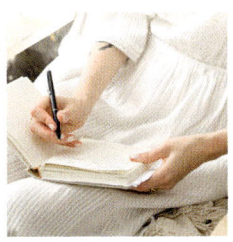

6. In ihrem Notizbuch hält sie die Sternen- und Mondkonstellation fest und plant ihren Tag in Abstimmung mit der aktuellen Phase und Energie.

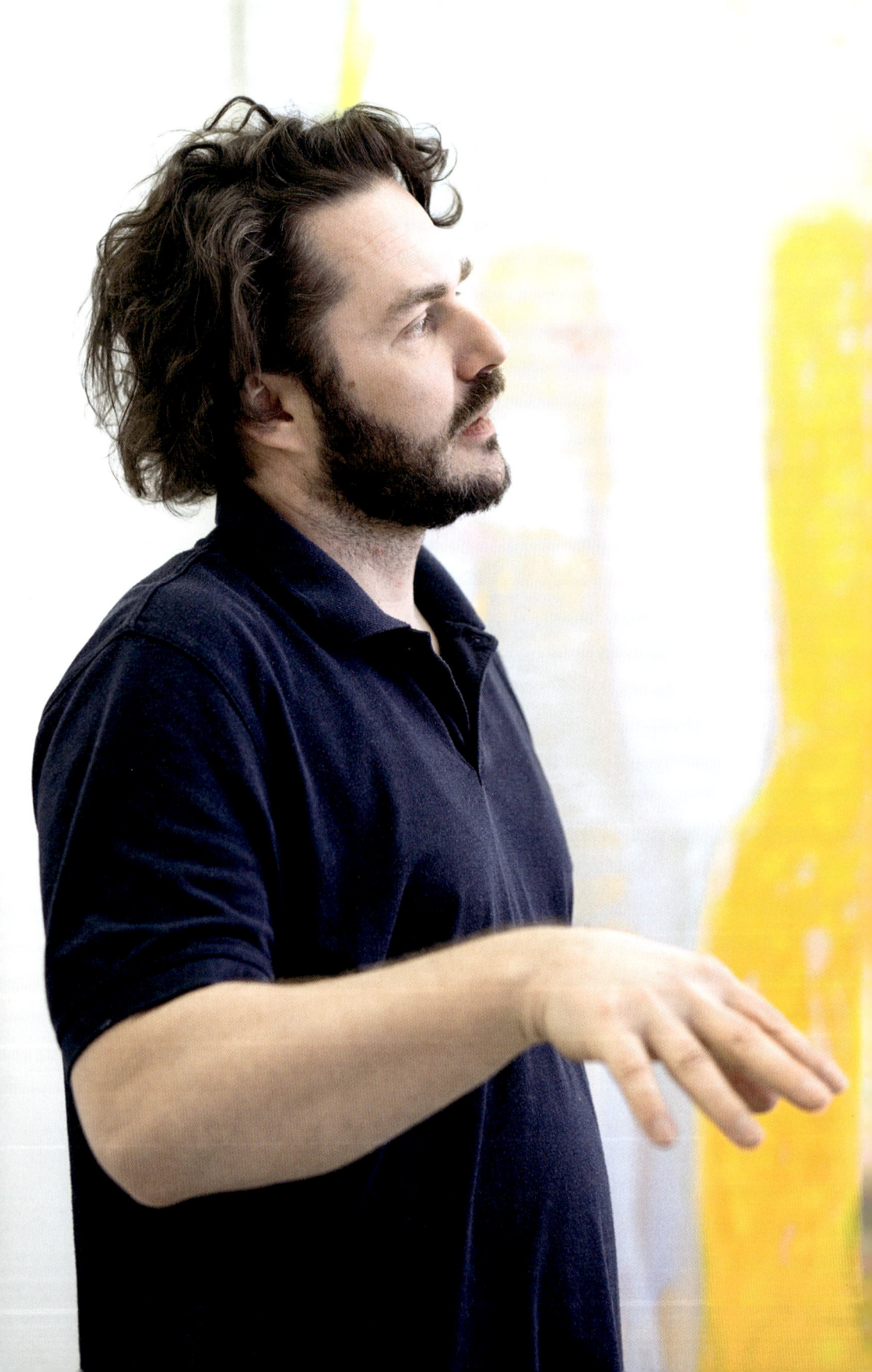

5 UHR –
DIE PERFEKTE ZEIT FÜR FARBE

Nico Mares
Maler
Düsseldorf

Bei den Mares liegt die Kreativität in der Familie. Nicos Vater hat als Kameramann gearbeitet. Nico ist Maler und setzt seinen Blick auf die Dinge bevorzugt mit extrem großformatigen, ausdrucksstarken Bildern um. In seinem Atelier in Düsseldorf beginnt er gerne früh um fünf mit der Arbeit, wenn der Rest der Stadt noch schläft und alles noch wunderbar ruhig ist. Nico fährt vor dem Berufsverkehr mit dem Fahrrad oder der U-Bahn über den Rhein ins Atelier und kommt entspannt an. Er brüht sich einen starken Kaffee auf – es wird nicht der einzige bleiben. Dazu frühstückt Nico ein Müsli.

Es ist ihm wichtig, früh zu beginnen: „Sonst hat man schon tausend andere Sachen im Kopf." Der ganze Tag liegt noch unberührt vor ihm. Nico nimmt sich gerne die Zeit, die er braucht oder haben will, ohne in Stress zu geraten. Mit diesen Rahmenbedingungen kann er konzentriert arbeiten. Am Morgen ist außerdem das Licht im Atelier besonders gut.

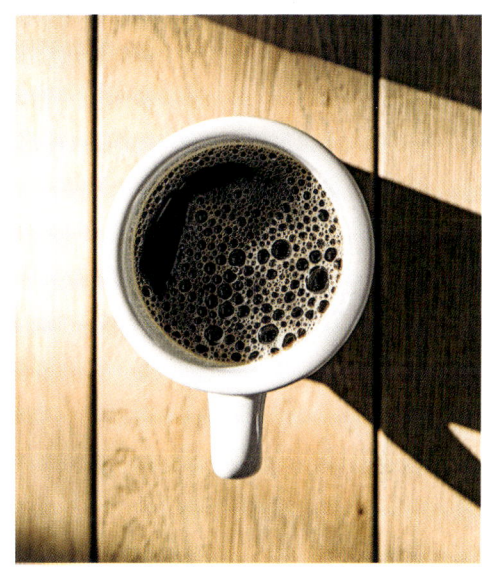

Neben den Pinseln das vielleicht wichtigste Werkzeug im Atelier – frischer, duftender Kaffee.

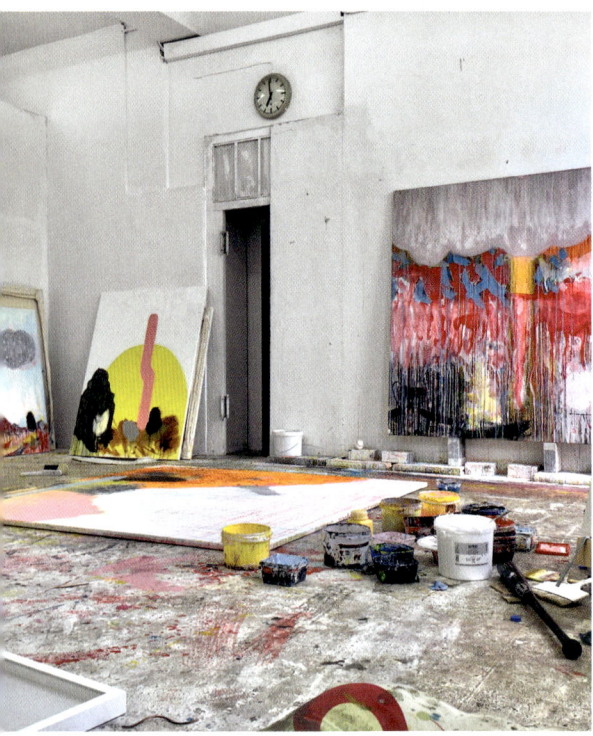

Gleich zu Beginn des Tages hat Nico seine kreative Hochphase.

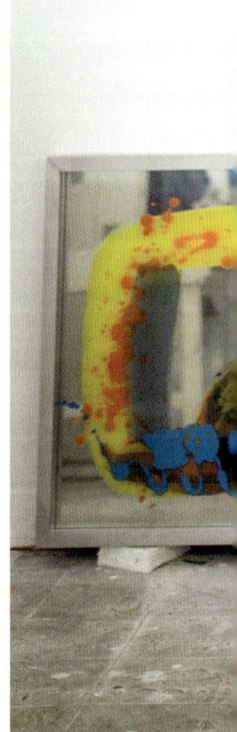

Beim kreativen Arbeiten hört er gerne Musik oder Hörbücher. Früher hat Nico gerne höllisch laut die Band Sodom beim Malen gehört. Heute darf es auch mal ein eingesprochener Roman oder Krimi sein. Das Handy ist im Atelier immer lautlos gestellt, damit der Workflow nicht unterbrochen wird. Die Arbeit an den Werken besteht aus zwei Phasen: dem eigentlichen Malen und dem Betrachten der Bilder. Die beiden Arbeitsphasen machen je 50 Prozent aus. Nico arbeitet oft über Wochen parallel an mehreren Werken. „Beim Malen denkt man an nichts. Im Idealfall kommt man in einen Flow und lässt der Kreativität freien Lauf." Zu Beginn hat er bestimmte Formen und Farben im Kopf. Ob ein Bild funktioniert, stellt sich aber erst während des Prozesses heraus. Im Vorfeld hat er keine Skizze oder zu feste Vorstellungen von dem Bild. Er lässt sich leiten von der Lust am Neuanfang. Mit einer zu konkreten Vorstellung zu beginnen, würde für

„MICH
LEITET DIE LUST
AM NEUANFANG –
IMMER
WIEDER."

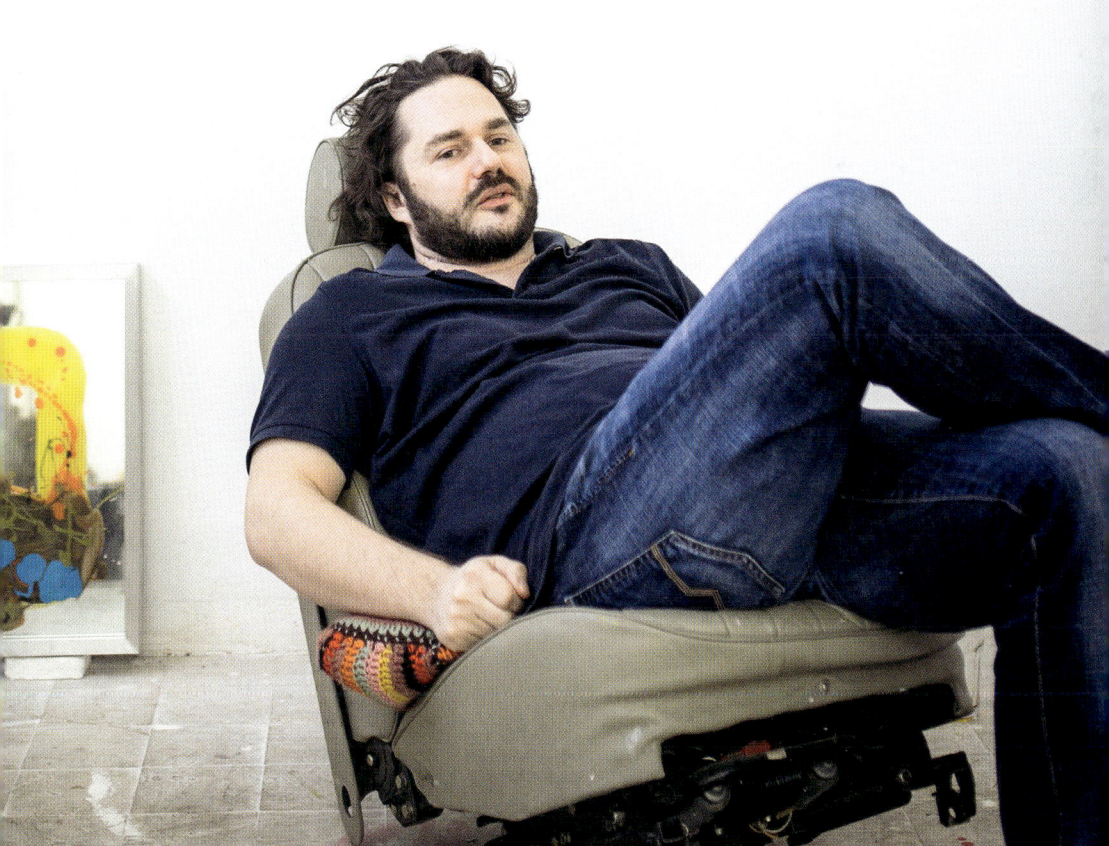

ihn keinen Sinn ergeben. „Wenn ich ein Bild vor meinem inneren Auge hätte und das auf die Leinwand übertragen würde – das kann ich nicht und will ich nicht. Das wäre ja dann wie Photoshop." Am Anfang steht immer die weiße Leinwand. Nico spannt die großformatigen Bilder selbst auf. Im letzten Jahr hat er drei Monate in Korea gelebt und gearbeitet. Die dort entstandenen Bilder hat Nico aufgerollt nach Düsseldorf transportiert und hier wieder aufgezogen.

Nicos Routine ist sehr konstant. Wochentage interessieren ihn nicht. Am liebsten sind ihm die Wochenenden, wenn es besonders ruhig ist. Organisatorisches und administrative Arbeiten versucht er gebündelt an einem Nachmittag zu erledigen. „Auf jeden Fall nicht morgens!" Montags arbeitet er in der Regel nicht. Gegen mögliche Motivationstiefs hat Nico eine eigene Methode entwickelt: „Ich mache Unordnung, und dann räume ich auf."

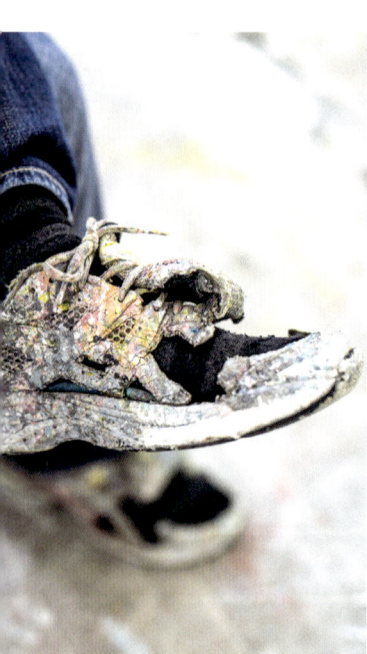

Nicos großformatige Bilder haben oft bis zu 40 verschiedene Farbschichten.

Arbeiten, wenn der Rest der Stadt noch schläft – Nico beginnt um fünf.

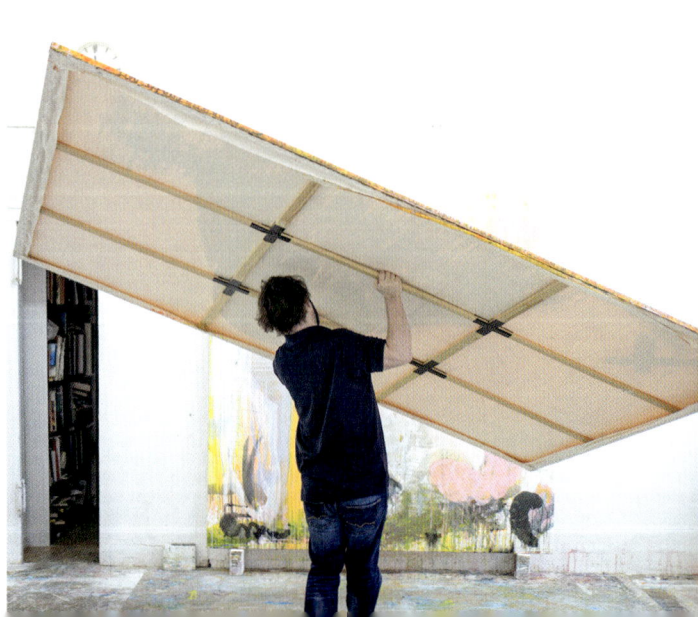

Nikos Morgenroutine

DER KREATIVE FLOW

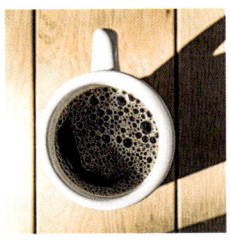

1. Morgens um kurz nach fünf ist schwarzer Kaffee Nicos Motor.

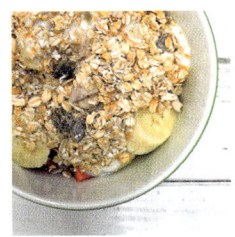

2. Eine große Schüssel Müsli gibt Kraft für die Arbeit.

(1) KAFFEE

(2) MÜSLI

(3) MUSIK

(4) MALEN

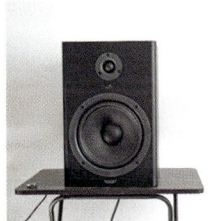

3. Beim kreativen Arbeiten hört Nico gerne Musik oder Hörbücher

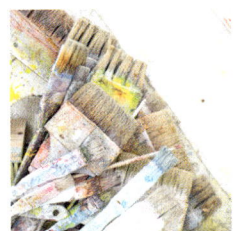

4. Gleich nach dem Aufstehen hat Nico seine kreative Phase. Beim Malen versucht er in einen Flow zu kommen.

(◡) 45 MINUTEN

(⏰) START: 5.30 UHR

INSPIRATION – LUST AUF NEUES

Wann hast du das letzte Mal etwas Neues ausprobiert oder gelernt? Vielleicht möchtest du ein kreatives Element in deine Morgenroutine integrieren und morgens malen, selbst etwas mit den Händen erschaffen oder ein Musikinstrument üben. Lass deiner Kreativität freien Lauf.

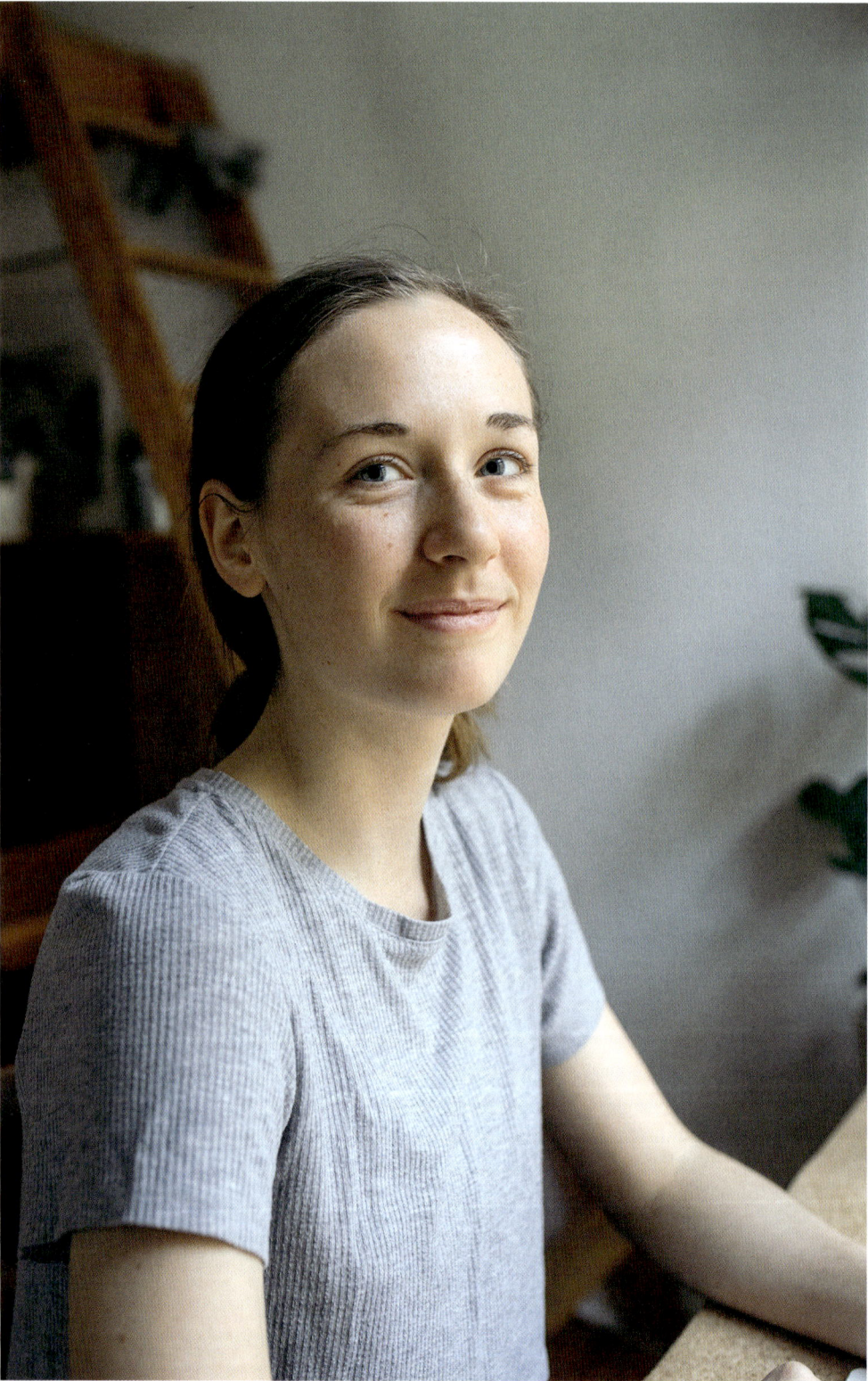

ROUTINEN SIND EIN GESCHENK

Lotti Koroll
Yoga-Lehrerin & YouTuberin
Berlin

Als Jugendliche hatte Lotti mit psychischen Problemen und Depressionen zu kämpfen. Sie hat erlebt, dass es nicht selbstverständlich ist, dass es ihr gut geht. Das hat Lotti dazu motiviert, sich bewusst damit auseinanderzusetzen, was sie dafür tun kann. Reflexionsarbeit, Yoga und gesunde Routinen haben ihr auf dem Weg enorm geholfen. Lotti hat gemerkt, wie gut es ihr tut und dass es einen großen Unterschied macht, wenn sie es nicht macht. Das gibt ihr die Motivation, dranzubleiben.

Lotti hat eine feste Tagebuchroutine entwickelt, die sie morgens und abends pflegt. Am Abend notiert sie in ihrem Buch:

1. Eine schöne Sache
Das kann zum Beispiel ein schönes Gespräch mit einem Freund sein oder ein ruhiger Moment in der Sonne auf dem Balkon.

2. Erfolg
Hier schreibt Lotti auf, wenn sie eine schwierige Aufgabe gemeistert hat oder im Einklang mit ihren Werten gehandelt hat.

3. Eine gute Tat
Das kann zum Beispiel der gelungene Verzicht auf Plastik sein.

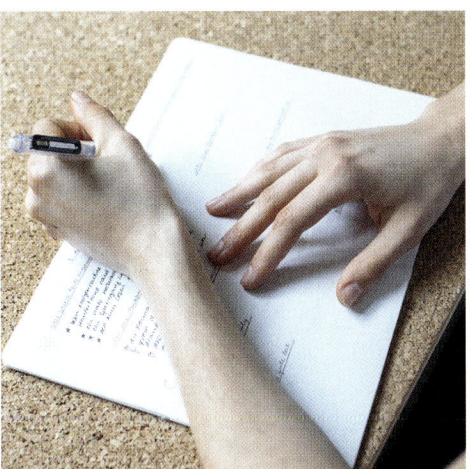

Lotti schreibt jeden Morgen und jeden Abend Tagebuch.

Um am Abend zu entspannen, schaltet Lotti ihre Lichterketten an und übt ruhiges Yin-Yoga. Außerdem liest sie gerne – allerdings nicht im Bett. Sie ist dazu übergegangen, im Bett konsequent nur zu schlafen. Das Handy ist schon ab dem frühen Abend im Flugmodus und wird auch nicht in der Nähe des Bettes aufbewahrt. Zum Wecken verwendet Lotti einen Tageslichtwecker, der sie mit Licht und Vogelgezwitscher um 7:30 Uhr sanft aufweckt.

Nach dem Aufstehen geht Lotti direkt auf die Yoga-Matte. Beim Yoga lässt sie sich davon leiten, welche Bewegung ihr Körper an dem Tag braucht. Ihre typische Yoga-Morgenroutine gibt es zum Nachmachen auf Seite 132–141. Im Anschluss übt Lotti die beruhigende Pranayama-Wechselatmung, um sich für die Meditation vorzubereiten. In der Regel meditiert sie zehn Minuten, es können aber auch manchmal nur zehn tiefe Atemzüge sein. Über die App *BamBu* stellt sich Lotti dafür einen Gong. Nach der Meditation schreibt sie in ihr Tagebuch. Dazu stellt sie sich folgende Fragen:

1. Was würde heute zu einem guten Tag machen? Welche Möglichkeiten liegen in dem Tag?
Zum Beispiel: Es wäre schön, wenn etwas Geplantes klappen würde oder sich eine bestimmte Person meldet.

2. Wofür bin ich dankbar?
Das sind oft Erlebnisse mit Freunden oder der Familie. Kleine und große Dinge, die Lotti ein gutes Gefühl geben.

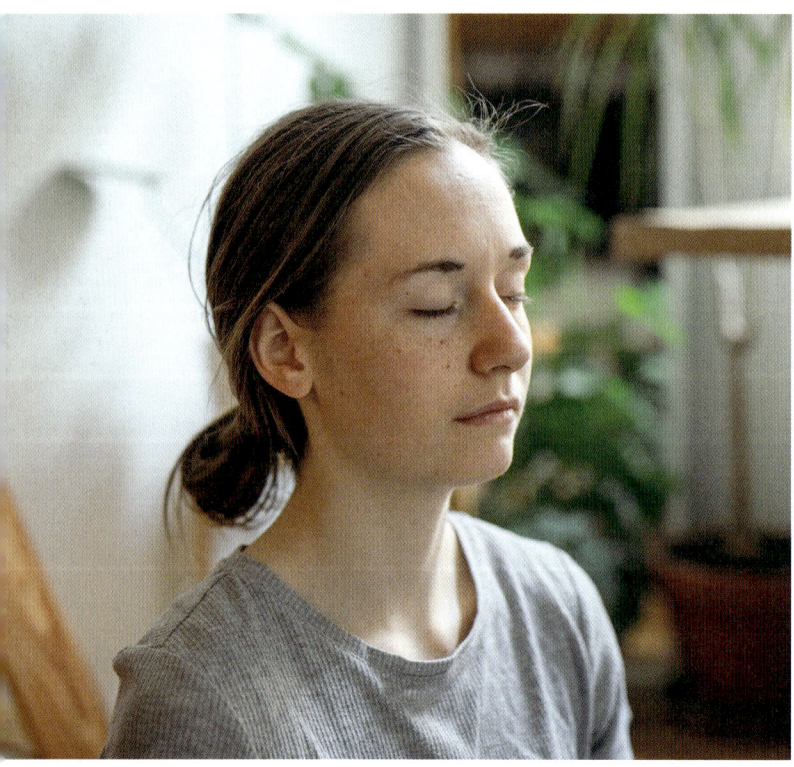

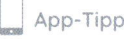 App-Tipp:

Lotti benutzt zum Meditieren den Gong der App **BamBu**.

INSPIRATION –
MORGENS SCHREIBEN

Der Tag liegt vor dir wie ein weißes Blatt – die beste Zeit, um deinen Gedanken freien Lauf zu lassen oder sie zu ordnen. Schreiben ist Geschmackssache. Du kannst im Vorfeld Fragen festlegen, die du jeden Morgen und Abend beantwortest, so wie Lotti es macht. Du kannst aber auch ganz intuitiv schreiben, oder du probierst es einmal mit der Free-Writing-Methode. Dazu legst du die Zeitdauer fest, 5 bis 20 Minuten bieten sich an, und beginnst, ohne Unterbrechung und möglichst zügig zu schreiben – der Stift wird nicht abgesetzt. So schreibst du, ohne zu reflektieren oder zu bewerten.

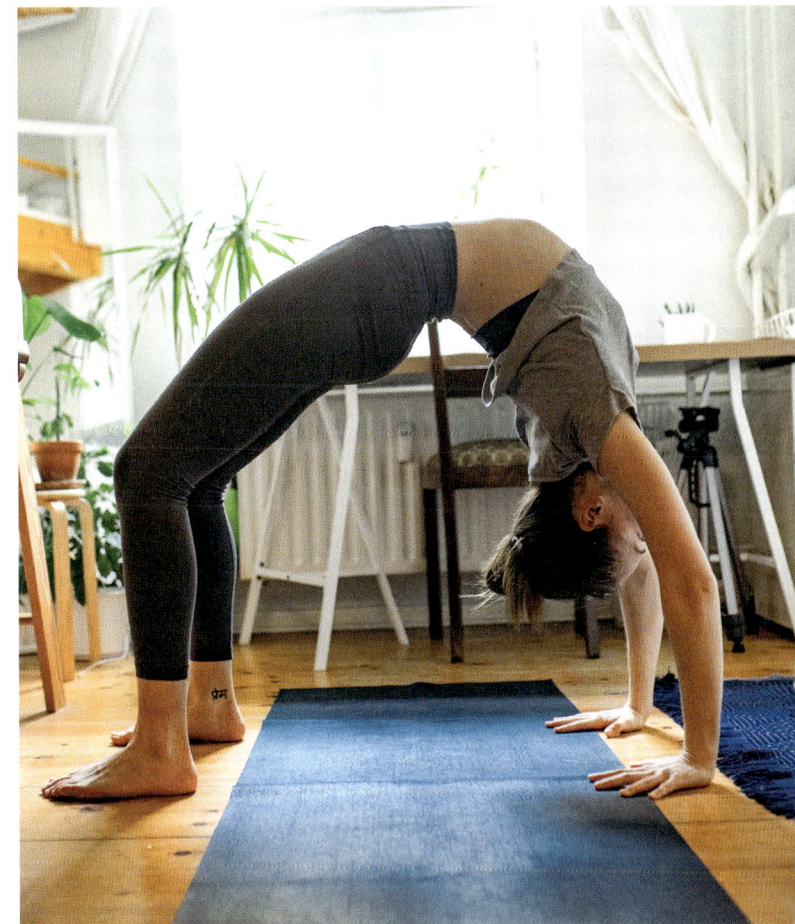

Lotti geht beim Yoga gerne intuitiv vor und lässt sich bei ihrer Praxis von den Bedürfnissen ihres Körpers leiten.

Nach dem Duschen isst Lotti ein Müsli oder Porridge zum Frühstück. Die Morgenstunden sind ihre produktivste Zeit. Sie fühlt sich energiegeladen, ist motiviert und kann klar denken. Um die Zeit gut zu nutzen, führt Lotti ein Bullet-Journal (ein nach ihren Bedürfnissen selbstgestaltetes Notizbuch), in dem sie ihre Wochen- und Tagesziele notiert. Sie widmet sich gerne den schwierigsten Aufgaben zuerst, damit sie erledigt und aus dem Kopf sind.

Waldbaden –
in der Natur kann
Lotti auftanken.

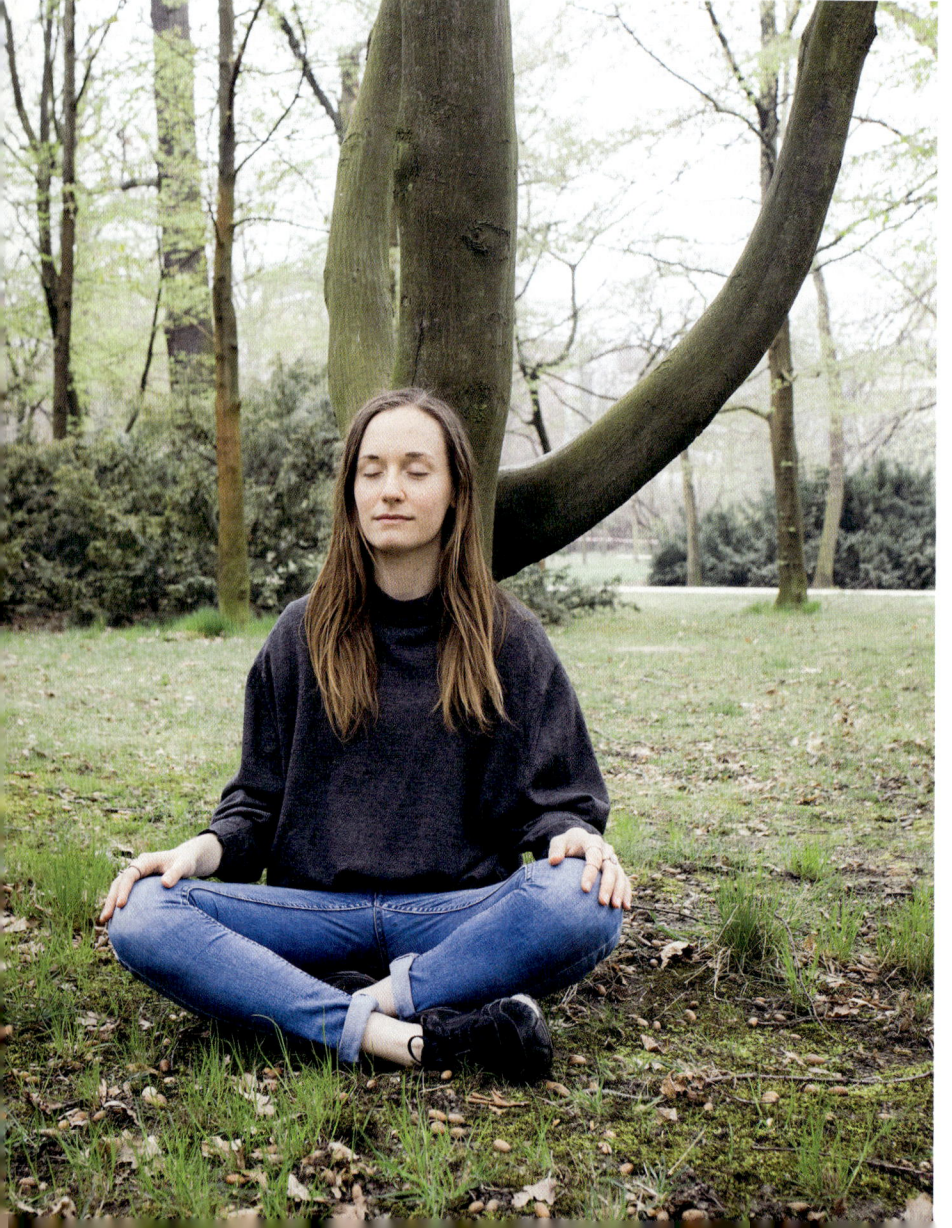

dass man Millionärin ist. Das ist jetzt der komprimierte Schnelldurchlauf. Vorher würde ich erst einmal den Status quo ermitteln. Wie ist die finanzielle Ausgangssituation? Was habe ich, was habe ich nicht, gibt es Schulden? Böse Schulden, im Sinne von Konsumschulden, müssen schnell abgebaut werden. Viele wissen auch gar nicht, wo das Geld jeden Monat überhaupt hingeht. Da hilft das Führen eines Haushaltstagebuchs. Das deckt Sparpotenzial bei den variablen und bei den Fixkosten auf. Außerdem spielt eben das Mindset eine unglaublich große Rolle. Welche Glaubenssätze habe ich bezüglich Geld? Gerade bei Frauen ist es weit verbreitet, zu denken: „Geld ist schmutzig", „Alle Reichen sind geizig" und „Wer reich ist, ist nicht ehrlich". Dieses Unkraut muss man rausreißen und durch Blümchen ersetzen. Dazu sollte man sich natürlich ausgiebig mit der Börse und den Risiken beschäftigen. Der Kauf der ETFs sollte, wenn man sich für diesen Weg entscheidet erst als letzter Schritt, nach dem Lernen, Denken und Reflektieren, stattfinden.

Wie investierst du in dein Wachstum?

Ich investiere sehr viel in mein Humankapital. Wenn ich oder mein Unternehmen wachsen soll, wenn ich mir finanzielles Wachstum wünsche, dann funktioniert das alles nur in dem Maße, in dem ich persönlich wachse. Es hängt alles an mir, an meinen Ideen, wie ich neues Geld verdiene oder Geld einspare. Deswegen investiere ich viel Zeit und Geld in Seminare und Bücher. Ich habe Hunderte Mentoren – in Form von Büchern. Natürlich sind Sport und gute Ernährung auch wichtige Säulen, das wirkt sich alles auch auf mich als Person aus, auf mein Wachstum. Aber es ist einfach wichtig, das Köpfchen zu füttern. Ich finde es hochineffizient und kann es mir gar nicht leisten, keine Bücher zu lesen.

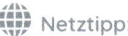 **Netztipp:**

Als **Madame Moneypenny** hilft Natascha Menschen, das richtige Money-Mindset aufzubauen und finanzielle Unabhängigkeit aufzubauen.

INSPIRATION –
GESUNDES MONEY-MINDSET

- Verschaffe dir Klarheit über deine finanzielle Situation.

- Kreiere positive Glaubenssätze zum Thema Geld („Ich bin es wert, gut bezahlt zu werden").

- Schaffe die finanzielle Basis, um das Leben zu erschaffen, das du dir wünschst.

- Identifiziere und nutze Einspar- und Optimierungspotenziale.

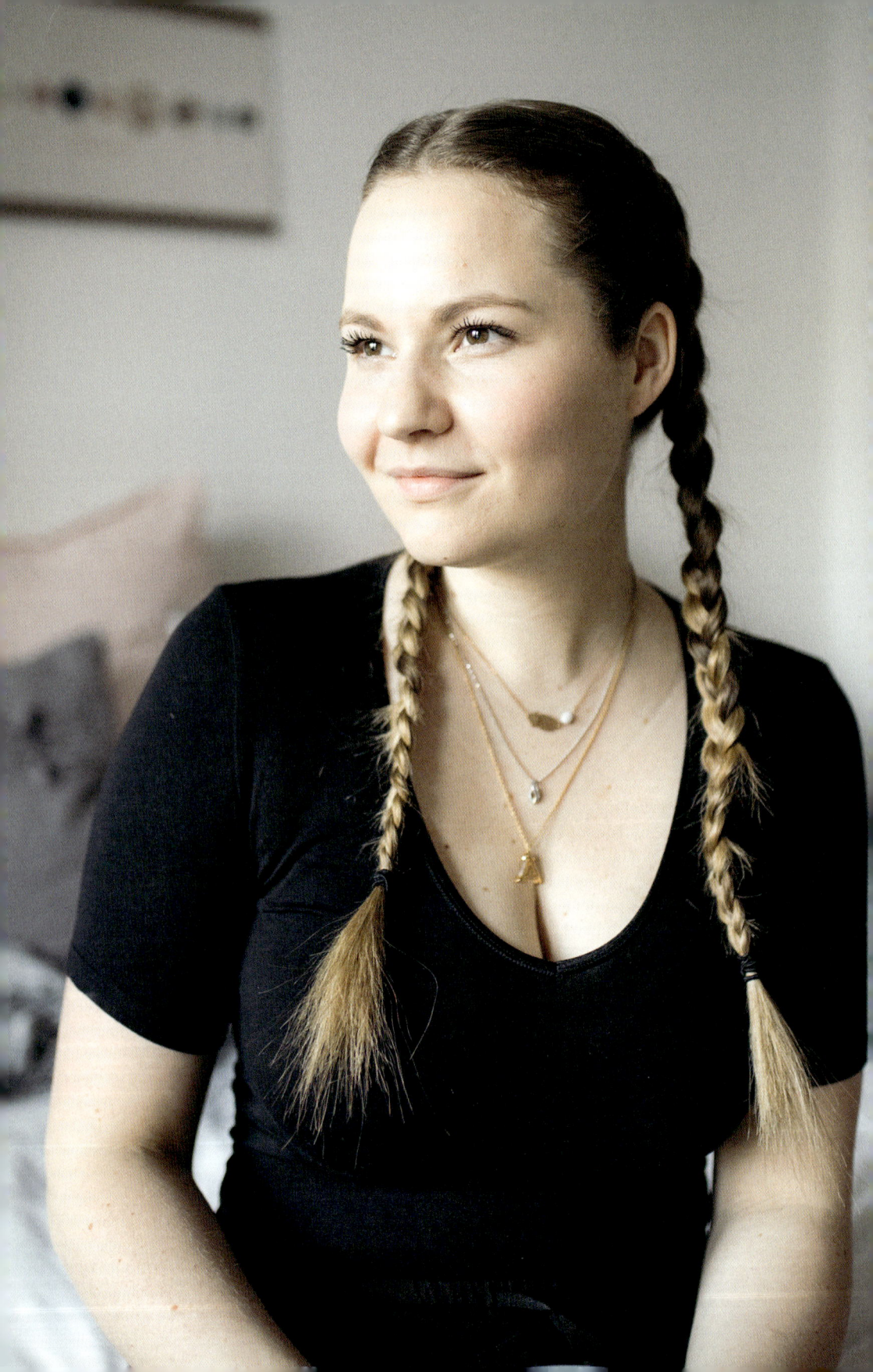

ROUTINEN FÜR DEN RUHIGEN GEIST

Corinna Kehl
Seelenarbeit & Mentoring für Frauen
Köln

Als andere Jugendliche hauptsächlich auf der Suche nach der nächsten Party waren, hat Corinna angefangen, nach dem Sinn des Lebens zu suchen. Seit sie 17 Jahre alt ist, beschäftigt sie sich mit Persönlichkeitsentwicklung und hat sich im Jahr 2015 zum NLP-Coach ausbilden lassen.

Dabei konnte sie beobachten, dass Menschen, die auf der Suche sind und die Welt der Persönlichkeitsentwicklung neu entdecken, oft total begeistert sind von den vielen Möglichkeiten, die sich ihnen eröffnen. Es scheint als hätten sie die Antwort auf ihr alltägliches Leiden gefunden. Die Meisten von ihnen sind jedoch noch immer getrieben von Mangel, nur in einer schöneren Verpackung. Anstatt nach ihrer persönlichen Wahrheit im Innern zu suchen, halten sie sich an vielversprechenden Konzepten fest, in der Hoffnung auf Glück. Deshalb hält Corinna auch nichts von zu starren Morgenroutinen, sondern pflegt lieber Rituale, die ihr zum jeweiligen Zeitpunkt gerade guttun. Für sie ist die Persönlichkeitsentwicklung nur eine Zwischen-

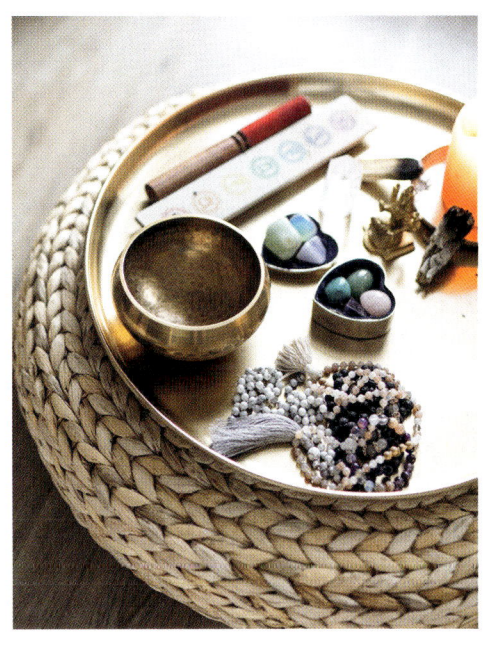

Mit der Zeit haben sich viele schöne Dinge auf dem Altar zusammengefunden. Angefangen hat alles mit einem Räucherstäbchen und einer Kerze.

 Buchtipp:

Corinnas Lieblingsbuch: **Die Seele will frei sein.** Von Michael A. Singer.

station auf dem Weg zu unserem wahren Selbst, welches wir nur mit dem Blick nach Innen erkennen können.

Nach einer Trennung im letzten Jahr haben sich ihre Morgenrituale verändert. Corinna hat plötzlich festgestellt: *„Ich möchte* bewusst Zeit mit mir verbringen, nicht *ich sollte*. Das war der absolute Gamechanger." Ihre Routinen sind seitdem kein weiteres Häkchen auf der To-do-Liste mehr. Mittlerweile ist das Medi-

tieren für sie ganz natürlich geworden, weil der Fokus auf ihren wahren Bedürfnissen liegt. „Das Wichtigste ist präsent zu sein mit allem was gerade da ist. Jeden Morgen setze ich mich hin, auch wenn es nur eine Minute ist, und frage mich, was ich brauche."

Die Elemente der Routine gestaltet sie jeden Tag flexibel. Meistens zündet sie zu Beginn eine Kerze an und eröffnet damit symbolisch die Zeremonie.

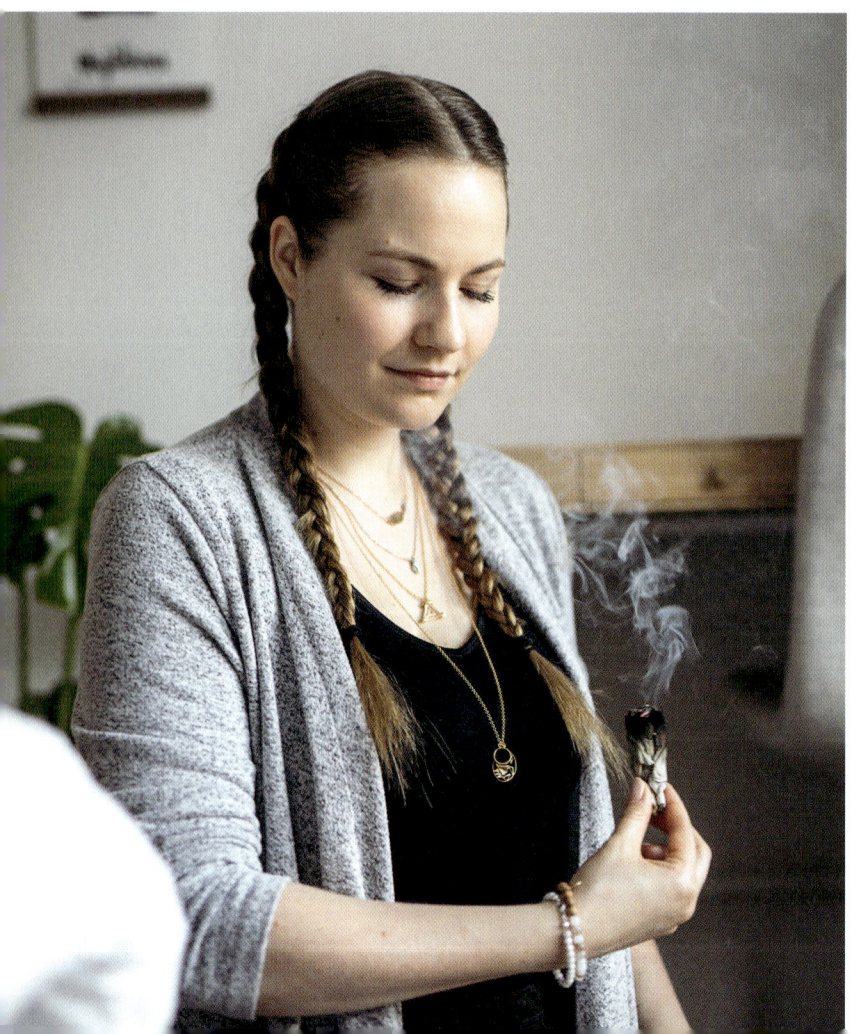

INSPIRATION – MEDITATION

Die Zeit in Stille ist für viele das absolute Herzstück der Morgenroutine. Jede*r kann meditieren lernen. Es gibt viele verschiedene Techniken und Arten der Meditation.

Du kannst mit einer Minute in Stille anfangen und dich dann langsam steigern. Anfänger finden oft geführte Meditationen gut, wohingegen Menschen, die schon länger meditieren, oft ihren eigenen Stil finden. Eine besonders intensive Erfahrung ist das zehntägige Meditationsseminar „Vipassana", zu dem du im Interview auf den folgenden Seiten mehr erfahren kannst. Wenn du nicht gerne stillsitzt, könnte eine Gehmeditation vielleicht das Richtige sein. Probiere einfach aus, welche Art von Meditation aktuell die richtige für dich ist. Beginne genau jetzt: mit einem langen Atemzug in Stille. Schenk dir diese Zeit. Die Vorteile des Meditierens sind einfach überzeugend:

• **Reduktion von Stress**
Achtsamkeit reduziert nachweislich das Level des Stresshormons Cortisol im Körper.

• **Verbesserung des Wohlbefindens und der Stimmung**
Das Glücksempfinden und die Zufriedenheit lassen sich durch Meditation steigern. Negative Gedanken und Stimmungen können reduziert werden.

• **Steigerung von Kreativität und Fokus**
Meditation kann deine Wahrnehmung, dein Denken und die Art und Weise, wie du Dinge erlebst, nachhaltig beeinflussen. Parallel erhöht sich die Kreativität.

• **Steigerung des Einfühlungsvermögens**
Erhöhtes Einfühlungsvermögen führt zu einer Verbesserung der sozialen Bindungen und Beziehungen – es erleichtert dir auch, mit deinen eigenen Gefühlen umzugehen.

• **Besserer Schlaf**
Wer regelmäßig meditiert, schläft besser ein, durch und wacht morgens ausgeruhter auf.

• **Positive Auswirkungen auf die Gesundheit**
Menschen, die regelmäßig meditieren, sind weniger anfällig für Infekte.

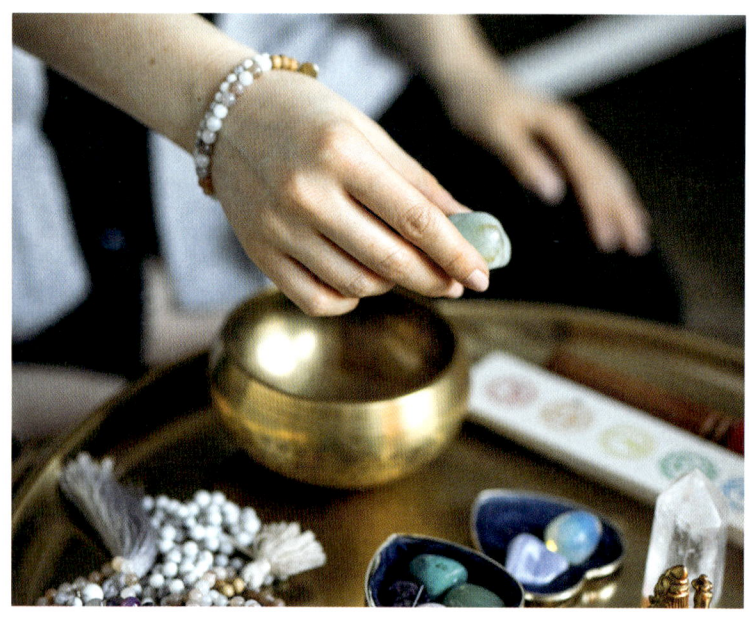

Corinna wählt gerne am Morgen einen Stein aus, der sie anzieht.

Danach räuchert sie sich und den Raum mit Palo Santo oder Salbei. Die wunderschöne Klangschale hat Corinna von ihrer Mutter geschenkt bekommen. Sie lauscht und folgt dem Klang der Schale in die Stille. Wenn Corinna dazu eine Intention setzt, ist das besonders intensiv. Corinna erklärt: „Wir haben den ganzen Tag pausenlos Gedanken, aber wenn wir einen einzigen Gedanken in die Stille schicken, dann ist es, als würde ein Stein in einen spiegelglatten See fallen, dann hat das Gewicht." In der Meditation hat Corinna eine Zeit lang mit Affirmationen gearbeitet. Beim Einatmen hat sie zum Beispiel still gesagt: „Ich bin", und beim Ausatmen: „entspannt". Heute versucht Corinna bewusste Leere zu üben. Sie beobachtet Gedanken wie Wolken, die vorbeiziehen, ohne sie zu bewerten. Über die Jahre haben sich viele schöne Dinge auf ihrem Altar angesammelt. „Man braucht aber keinen Altar, ich habe mit einem Räucherstäbchen und einer Kerze angefangen", betont Corinna. Gerne wählt sie einen Stein aus, den sie in ihre Praxis einbindet. Da Singen ihr Herz öffnet, chantet sie ab und zu Mantren oder nutzt das hawaiianische Vergebungsritual Ho'oponopono, das sie bei einer Kakao-Zeremonie auf Bali kennengelernt hat, um mit bestimmten Themen zu arbeiten. Ihre Journaling-Praxis gestaltet sie flexibel und nutzt immer andere Tools. Manchmal schreibt Corinna „Morgenseiten" oder einen Brief an eine bestimmte Person oder über ein Thema. Zum Abschluss folgen Yoga-Übungen und leichtes Stretching – alles ganz intuitiv. Gerne wechselt Corinna auch die Perspektive und stellt sich mit dem Feet-up-Trainer – einem Kopfstandhocker – auf den Kopf.

„MEINE ROUTINE IST
KEIN WEITERES HÄKCHEN
AUF DER TO-DO-LISTE."

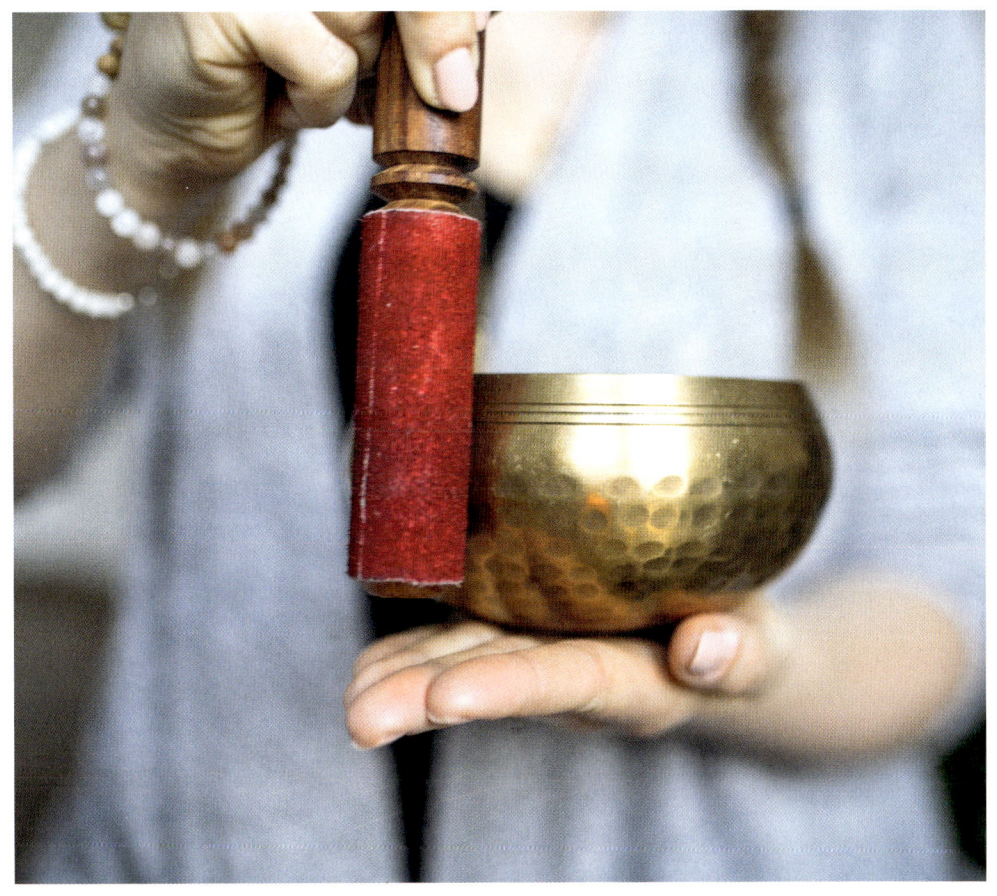

Corinnas Morgenroutine

MIT DER WAHREN ESSENZ VERBINDEN

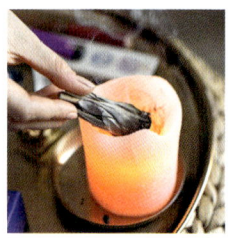

1. Mit dem Anzünden der Kerzen eröffnet Corinna symbolisch die Zeremonie.

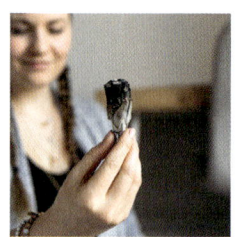

2. Raum und Körper werden mit Palo Santo von negativen Energien gereinigt.

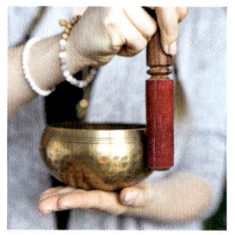

3. Corinna folgt dem Klang der Klangschale in die Stille.

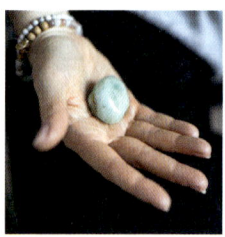

5. Corinna wählt den Stein, der sie an dem Morgen ruft.

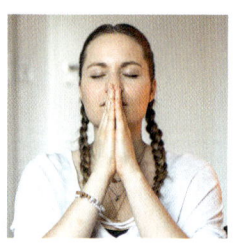

6. Beim Singen und Chanten kann Corinna ihr Herz öffnen.

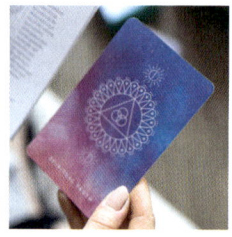

7. Die gezogene Orakel-Karte gibt einen Impuls für den Tag.

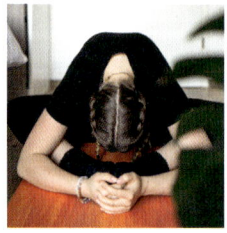

9. Bewegungen führt Corinna bewusst und genüsslich aus.

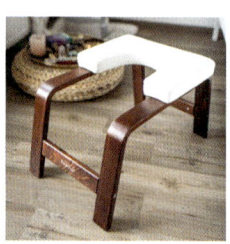

10. Mit dem Feet-up-Trainer geht Corinna in den Kopfstand. Die Übung gibt einen Energie-Kick für den Start in den Tag.

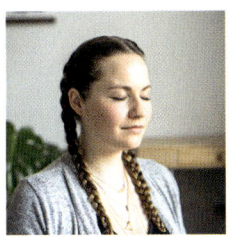

4. Mit ihrer Meditationspraxis versucht sie ganz bewusst Leere auszuhalten.

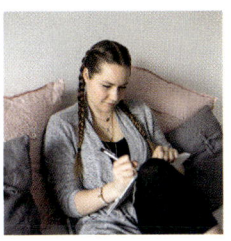

8. Corinna schreibt Morgenseiten oder ganz intuitiv.

Corinna wählt jeden Morgen die für den Tag richtigen Element aus.

1. KERZEN ANZÜNDEN

2. RÄUCHERN

3. KLANGSCHALE

4. MEDITIEREN

5. STEIN AUSWÄHLEN

6. CHANTEN

7. KARTE ZIEHEN

8. JOURNALING

9. YOGA UND STRETCHING

10. FEET-UP

5–90 MINUTEN

START FLEXIBEL

ZEHN TAGE SCHWEIGEN

Stefanie Schuster besuchte 2018 ein 10-tägiges Vipassana-Meditationsseminar in Südafrika. Im Interview berichtet sie uns von ihren Erfahrungen.

Wie läuft so ein Schweigeseminar ab?

In einer Gruppe wird zehn Tage miteinander meditiert und geschwiegen. Abgeschirmt von der Zivilisation werden bis zu zwei Stunden am Stück meditiert. Die Lehrer empfehlen, nach dem Seminar zu Hause jeweils eine Stunde abends und eine Stunde morgens zu meditieren. Das passt nicht so richtig in meinen Lebensrhythmus. Ich könnte natürlich viel früher aufstehen und von 6 bis 7 Uhr meditieren. Aber meine 20 bis 30 Minuten reichen mir aktuell.

Hast du dich auf das Seminar vorbereitet?

Ich habe vor dem Vipassana-Seminar drei Wochen alleine einen Roadtrip durch Südafrika gemacht. Dadurch war ich schon eine Weile nur mit mir, dem Auto und der unendlich weiten Landschaft. Da beginnt man, nachzudenken, über sich, das Leben und den Sinn des Lebens. Wer bin ich, wo will ich hin, was macht mich glücklich, und was soll später in dem Museum, in meinem Museum, hängen? Was bleibt übrig, und welche Bilder kreiere ich? Ich mag das Bild von dem Lebensmuseum.

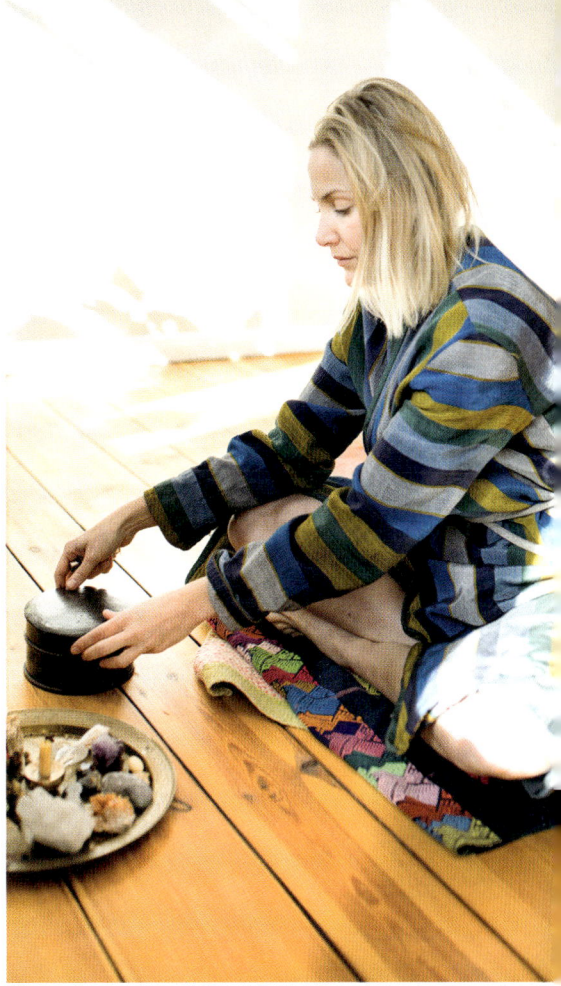

Wie können wir uns den Ablauf eines Schweigeseminars genau vorstellen?

Du kommst da hin, beginnst da zu sitzen und denkst den ersten Tag: Ohhauaha. Das Nicht-Sprechen ist mir überhaupt nicht schwergefallen. Aber man darf ja noch nicht mal jemandem in die Augen schauen. Man sollte eigentlich niemanden ansehen und den Radius auf den Raum um sich herum beschränken. Natürlich fängt man an, auch die anderen Leute anzusehen und sich zu denken: Die hat aber einen süßen Hintern, oder: Die Person sieht echt nett aus. Das findet alles nur in deinem Kopf statt. Dann beginnt dir alles wehzutun. Du musst dich mit deinem Schmerz auseinandersetzen. Schritt eins ist die physische Auseinandersetzung. Da kommen dann Gedanken wie: Ich kann jetzt nicht noch fünf Minuten sitzen, sonst brechen meine Knochen. Und dann hast du die mentale Auseinandersetzung mit deinen Gedankenstrukturen und Mustern. Da sitzen Engelchen und Teufelchen sich gegenüber, und die beiden kämpfen die ganze Zeit miteinander. Da kommt relativ viel Dunkelheit durch. Sehr viel Dreck. Und Wahrheit. Das Ego spricht mit einem.

Wie bist du mit den Emotionen umgegangen, die hochgekommen sind?

Das ist der Prozess, das ist die Aufgabe. Niemand hilft dir dabei. Du wirst allein gelassen mit deinen Gedanken, mit deinem Geist. Nichts lenkt dich davon ab. *The mind,* im Englischen ist das

Wort so toll. *The mind* will die ganze Zeit gefüttert und unterhalten werden und braucht Zuspruch und Ablenkung. Deshalb ist es so wertvoll, in dieser Stille zu sein und bewusst den Moment wahrzunehmen. Es ist wahnsinnig schwierig, den Geist einmal abzuschalten. Dieses Radio im Kopf endlich einmal leise zu stellen.

Oder auf eine andere Frequenz zu schalten.

Richtig, jeder Tag ist anders. An manchen Tagen kommen so viele Sachen hoch. Und dann gibt es Tage, da denkst du, du bist ein Sonnenball und schwebst in der Luft. Ich hatte auch eine, wie man es so schön nennt, Out-of-Body-Experience, wo man denkt, ich schwebe und bin eins mit allem. Mit dem Außen und dem Innen. Und dann wünschst du dir auch sofort, dass du das bei der nächsten Sitzung wieder hast. Und da fängt es ja schon an, man soll ja keine Erwartungen haben. Beim Vipassana geht es darum, dass man den gegenwärtigen Moment beobachtet und wahrnimmt. Man ist nicht in der Vergangenheit und nicht in der Zukunft. Man beobachtet einfach den Moment, wie er gerade ist, indem man seinen Körper durchscannt.

Wie habt ihr meditiert?

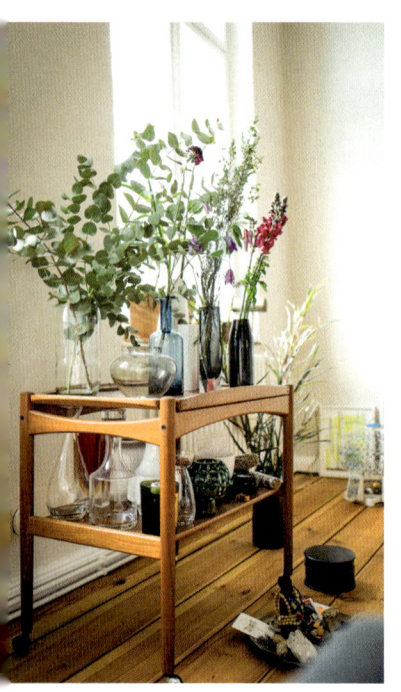

Man sitzt in Stille gemeinsam in einem Raum. Die Frauen auf der rechten Seite und die Männer auf der linken Seite. Vorne sitzt der Lehrer, der gibt zu Beginn noch Anweisungen, die Techniken, auf die man achten soll. An den ersten Tagen wird ausschließlich der Atem beobachtet. Wie der Atem durch die Nase ein- und ausströmt. Im nächsten Schritt geht es darum, mit der Aufmerksamkeit jeden einzelnen Körperteil entlangzufahren. Das lenkt den Geist ab, wenn ich mich frage: Oh, wie fühlt sich eigentlich gerade mein kleiner Zeh an? Kitzelt das, oder spüre ich Wärme, Kälte oder einen Windzug? Diese bewusste Wahrnehmung ist Teil der Meditation.

Wie hat diese Erfahrung deine Meditationspraxis zu Hause beeinflusst?

Was für mich wichtig ist, ist meine Erkenntnis, dass ich nicht immer nach Vipassana meditiere. Ich habe unterschiedliche Arten von Meditation, die ich praktiziere. Zu Hause mache ich stille Meditationen, das kann nach Vipassana sein, oder mithilfe von Mantren. Das Meditationsseminar hat den Anstoß gegeben, mir eine feste Morgenroutine zu erschaffen und konsequent morgens zu meditieren. Vorher war ich oft zu faul. Ich dachte eher, das müsste ich jetzt mal machen, weil es mir bestimmt guttun würde. Ich kannte das Konzept der Morgenroutine mit einer Meditation im Kern zwar schon vorher, von meinem Yoga-Lehrer bei Y8 in Hamburg, dort haben wir immer zusammen um 6 Uhr morgens meditiert. Aber ich hatte es vorher nie geschafft, das für mich selbst fest in meinen Start in den Tag zu integrieren.

Was hat sich verändert, dass die Motivation nun da ist?

Ich habe angefangen, mit mir selbst in Kontakt zu treten. Durch Vipassana wurde sehr viel freigesetzt. Es hat sich eine neue Welt geöffnet. Es ist ein Gefühl, ein Prozess. Ich bin achtsamer mit mir und den Dingen um mich herum. Mit meinen Gedanken, mit wem oder was ich mich beschäftige. Man fängt an, alles zu beobachten und in

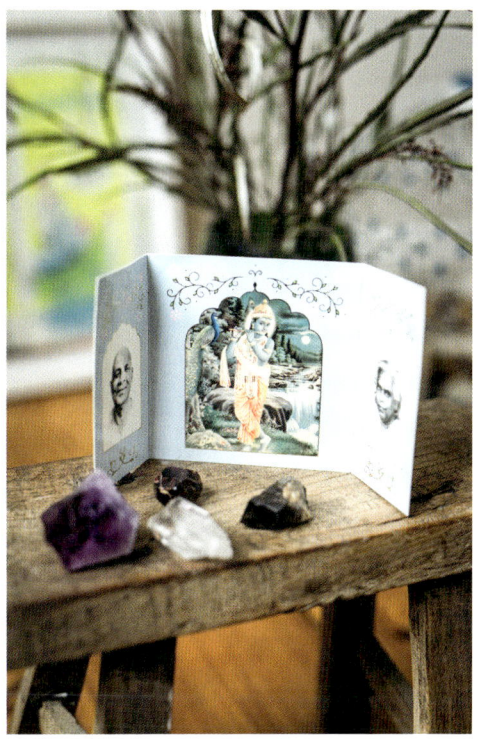

der Konsequenz auch auszudünnen. Immer im Hinblick auf die Frage: Was tut mir gut, und was tut mir nicht so gut? Ich habe das letzte Jahr, nach Vipassana, dazu genutzt, mich mehr mit diesen Fragestellungen auseinanderzusetzen. Ich habe auch viele schöne Begegnungen mit Menschen machen dürfen, die ähnliche Erfahrungen gemacht haben und auch darüber sprechen. Da wird ja heutzutage immer mehr darüber gesprochen. Viele öffnen sich immer mehr dieser Welt.

„ICH KANN
JETZT NICHT NOCH
FÜNF MINUTEN SITZEN,
SONST BRECHEN
MEINE KNOCHEN."

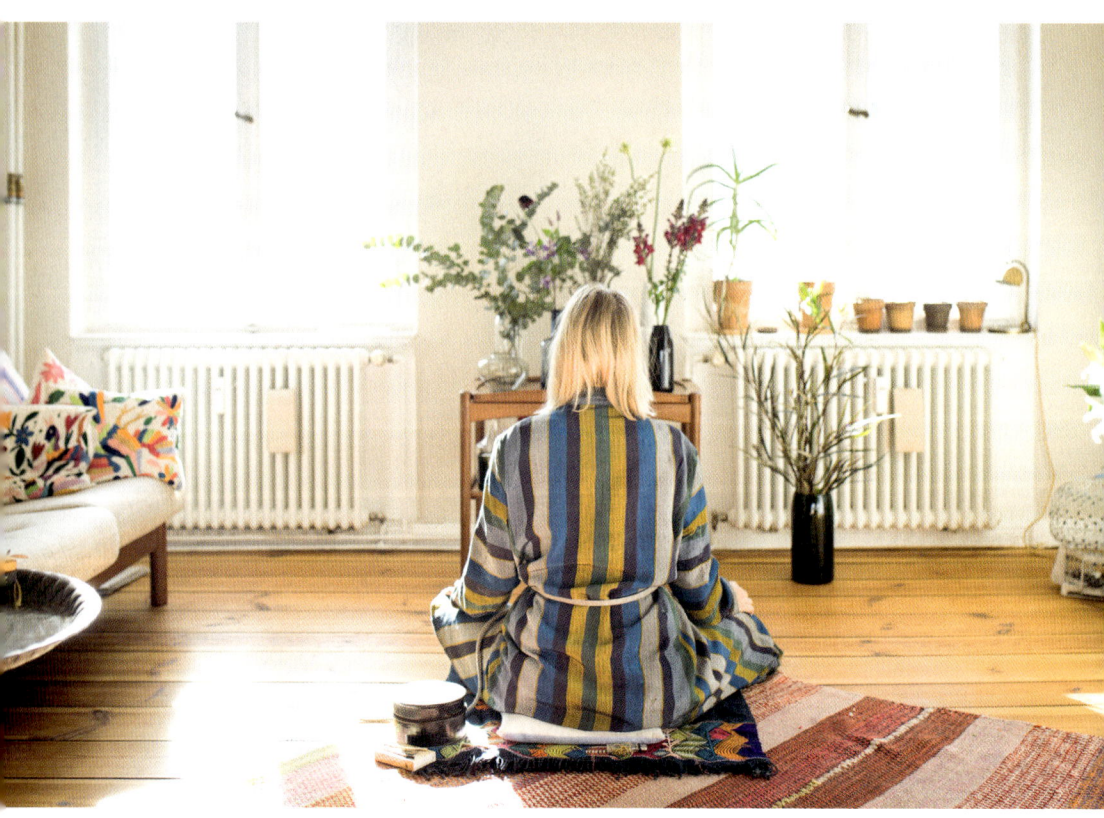

Wenn man offen ist für ein Thema, zieht man – das ist die Kraft der Anziehung – die Menschen und die Themen auch an. Dadurch bin ich auf weitere Elemente für meine Morgenroutinen, wie Journaling, aufmerksam geworden und habe überlegt, was zu mir passen könnte. Die für mich spannenden Sachen habe ich ausprobiert und bin bei diesen geblieben. Das Kernelement ist für mich aber nach wie vor die Meditation. Das ist das, wo ich mich zu Hause fühle.

Wie bereichert Meditieren dein Leben?

Es ist wie ein Stück nach Hause zu kommen. Ein Stück bei mir zu sein. Ich verbinde mich mit mir selbst. Es gibt mir Ruhe. Man findet so viel im Außen statt, ist immer mit Menschen. Einfach mal bei mir zu sein, meine eigene Kraft zu fühlen und mich mit meiner eigenen Wahrheit zu verbinden. Das Vipassana hat einen Prozess bei mir angestoßen. Neben der Selbstwahrnehmung haben auch meine Dankbarkeit und das Bewusstmachen zugenommen. Ich bin viel in der Welt unterwegs gewesen. Gerade in ärmeren Ländern, wie Brasilien oder Südafrika. Auf diesen Reisen habe ich realisiert: Dir geht es so gut. Du hast alle Möglichkeiten der Welt. Ich habe angefangen, mein Denken zu transformieren. Ich habe so viel und bin so glücklich und dankbar dafür. Meine Meditationsroutine ist ein wichtiger Bestandteil davon. Sie hilft mir, mich jeden Tag ein Stückchen meiner Wahrheit zu nähern. Darauf möchte ich nicht mehr verzichten.

INSPIRATION – MEDITIEREN NACH VIPASSANA

Vipassana bedeutet, die Dinge zu sehen, wie sie wirklich sind. Es ist eine der ältesten Meditationstechniken Indiens. Die Seite dhamma.org gibt Auskunft über Vipassana-Seminare weltweit.

DISZIPLIN IST WICHTIGER ALS ROUTINE

Claus Hipp
Unternehmer & Maler
Pfaffenhofen

Claus Hipp ist einer der großen deutschen Unternehmer. Er hat den elterlichen Bauernhof konsequent auf ökologischen Landbau umgestellt, zu einer Zeit, als mit dem Begriff „bio" noch keiner etwas anfangen konnte. Mit 80 Jahren fährt er weiterhin jeden Morgen in die Firma, ist als Maler erfolgreich, hat eine Professur inne und wirkt als Honorarkonsul Georgiens. Auf die Frage, wie er diesen ganzen Aufgaben gerecht wird, antwortet er gelassen: „Mein Tag beginnt früh und ich vergeude keine Zeit."

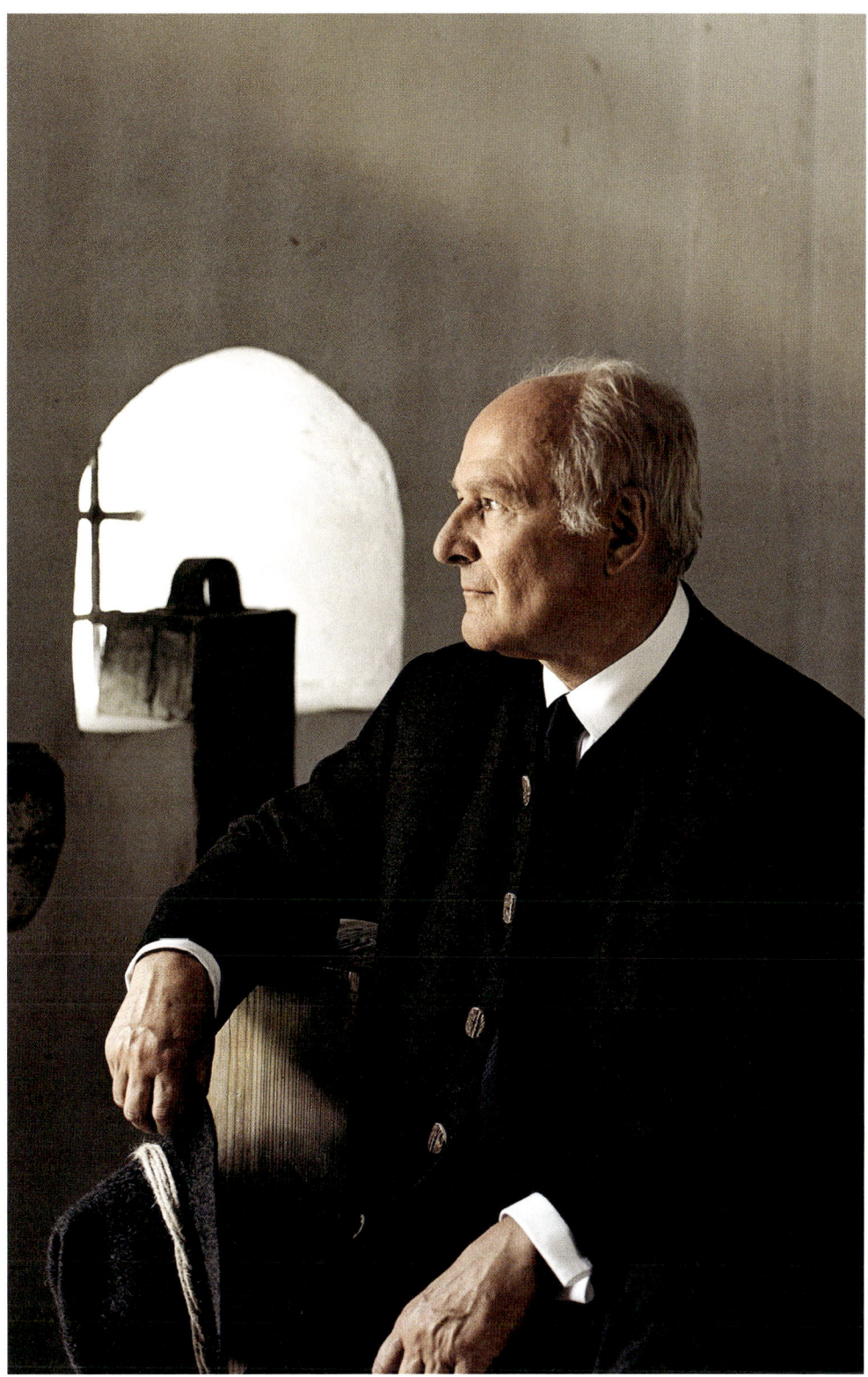

Herr Hipp, wie starten Sie in den Tag?

Der Tag beginnt so gegen 5:30 Uhr. Nach der üblichen Routine im Bad mache ich mich auf den Weg in die Firma. Unterwegs lege ich jeden Morgen eine Zwischenstation bei der kleinen Kapelle in Herrnrast ein, die ich versorge. In der Firma ist zu Beginn erst einmal die Post zu erledigen. Meine Sekretärin fängt um halb sieben an, sodass wir in der Früh schon sehr viel erledigen können. Im Laufe des Tages folgen unter Umständen Besprechungen. Außerdem fahre ich fast jeden Tag nach München, weil ich dort georgischer Honorarkonsul bin und dafür natürlich auch noch Sachen zu erledigen habe. Manchmal bin ich unterwegs, dann ist der Tagesplan anders. Wenn ich abends keine Verpflichtungen habe, dann komme ich am frühen Abend wieder heim.

*Wie sind Sie zu dem besonderen Ehrenamt
in der Kapelle gekommen?*

Das erste Mal war ich als kleiner Junge mit meinem Vater gleich nach dem Krieg bei einer Dank-Wallfahrt für alle Überlebenden dort. Das habe ich nie vergessen. Jahrzehnte später bin ich zufällig an der Kapelle vorbeigeritten. Der ruinöse Zustand hat mich getroffen und mich dazu bewegt, mich für eine Sanierung einzusetzen. Der damalige Pfarrer hat gesagt, dass er sich „nimmer drum kümmern" wolle, weil er sich zu alt fühle. Aber wenn ich das übernähme, dann hätte er nichts dagegen. Daraufhin habe ich dem Ordinariat in München vorgeschlagen: Wenn München die Materialkosten übernimmt, übernehme ich die Personalkosten. So haben wir es dann gemacht. Wir haben viele freiwillige Helfer motivieren können, die mitgearbeitet haben. Als wir fertig waren, bin ich zum Kardinal, das war damals Joseph Ratzinger, der spätere Papst Benedikt XVI. Der hat gesagt: „Ja, schön, dass Sie es gemacht haben, aber kümmern Sie sich auch in Zukunft drum." Seitdem beginne ich meinen Tag mit dem Besuch der Kapelle.

Was genau machen Sie dort?

Im Morgengrauen sperre ich die Kapelle auf und schaue nach dem Rechten. Danach zünde ich gerne eine Kerze an, setze mich in die zweite Reihe und halte kurz Andacht. So früh am Morgen bin ich in der Regel alleine dort und genieße den Moment der Stille.

Der Besuch der Kapelle im Morgengrauen klingt nach einem „perfekten Augenblick".

In der griechischen Mythologie gibt es zwei Götter der Zeit: Chrónos und Kairós. Ersterer steht für das chronologische Verstreichen der Zeit. Kairós ist der richtige Augenblick. Es ist aber auch der Ausdruck für Glück. Solche Zeitpunkte, richtige Zeitpunkte, muss man erkennen – und handeln. Dann ist die Handlung von mehr Erfolg gekrönt, als wenn nur chronologisch – ein Stück nach dem anderen – ausgeführt wird. Das Richtige im richtigen Moment zu machen – darauf kommt es an.

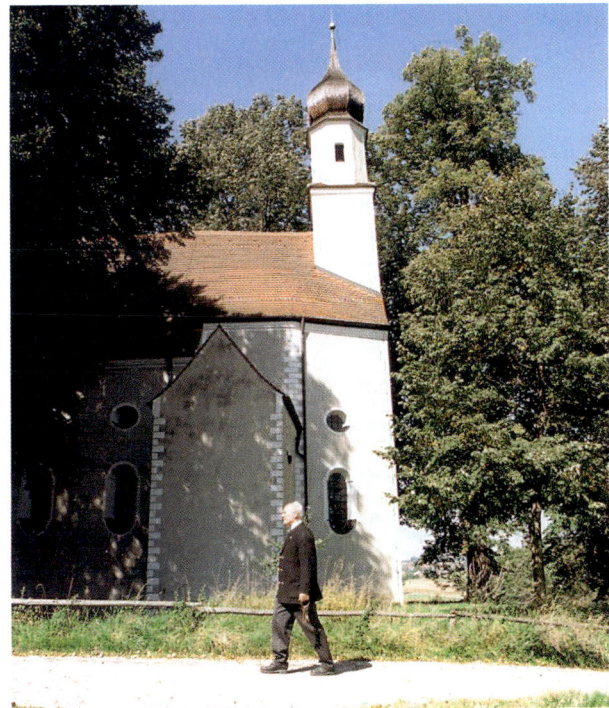

Claus Hipp schließt jeden Tag im Morgengrauen die kleine Kapelle bei Herrnrast auf.

Welche Rolle spielen Routinen in Ihrem Alltag?

Routinen gehören zum Alltag. Aber mir ist Disziplin wichtiger als Routine. Die Überwindung der Trägheit in Handeln, in aktives Tun.

Wann haben Sie die besten Ideen?

Die besten Ideen habe ich immer in der Nacht. Mein Hirn arbeitet weiter. Wenn ich mit einem Problem einschlafe, kommt über Nacht die Lösung – von ganz alleine. Krampfhaftes Nachdenken halte ich nicht für besonders zielführend.

Was ist Ihre liebste Zeit des Tages?

Ganz klar der Morgen. Da habe ich noch alles vor mir.

Ihr Credo lautet: Leben im Einklang mit der Natur. Wie leben Sie das im Alltag?

Mein Zuhause ist ein Bauernhof. Dort lebe ich umgeben von Pflanzen und vielen Tieren – mit 80 Kühen und 20 Pferden. Da erlebe ich die Natur hautnah – jeden Tag und auch die Nacht über. Wenn Unruhe in der Nacht ist, muss ich schauen, was los ist.

Sie haben als einer der ersten Unternehmer konsequent auf die biologische Herstellung Ihrer Produkte gesetzt. Viele verbinden Sie mit dem

Werbeslogan: „Dafür stehe ich mit meinem Namen." Wofür stehen Sie heute?

Dafür stehe ich immer noch: Wir machen alles so gut, wie es möglich ist.

Was haben Sie als erfolgreicher Unternehmer über Zeitmanagement gelernt?

Die meiste Zeit wird am Abend vertan – mit sinnlosem Geschwätz. Alles, was man tut, können wir auch in kürzerer Zeit erfolgreich tun. Wenn wir das immer im Auge haben und nur die Zeit aufwenden, die wirklich notwendig ist, dann können wir in unserer Zeit viel mehr unterbringen.

Wie nutzen Sie den Tag?

Indem ich versuche, keine Zeit zu verlieren. Aber ich muss dazusagen: Die hedonistische Weltanschauung ist nicht meine, also immer möglichst viel Spaß zu haben. Wenn etwas Lustiges passiert, freue ich mich darüber und ich kann mich auch an Kleinigkeiten erfreuen. Aber nur Genuss zu suchen, ist nicht mein Ziel. Grundsätzlich bin ich bemüht, es recht zu machen.

Wie schützen Sie sich vor Zeitbanditen?

In solchen Fällen sende ich Signale aus, dass mir die Zeit, die ich jetzt verbracht habe, genügt. Und sonst auch schon mal mit einer Notlüge.

Wo finden Sie Inspiration?

Inspiration kommt ganz von selbst. Man muss nur offen sein, Gedanken aufgreifen und nicht von vorneherein verwerfen, weil sie unter Umständen mit Problemen verbunden sind.

Wann haben Sie zuletzt etwas Neues gelernt?

Ständig, eigentlich lerne ich laufend Neues. Das kann eine neue Technik beim Malen sein, das kann etwas in der Musik beim Oboespielen sein. Das kann aber auch eine Information aus den Medien sein oder

Inspiration und Entspannung findet Claus Hipp beim Malen in seinem Atelier.

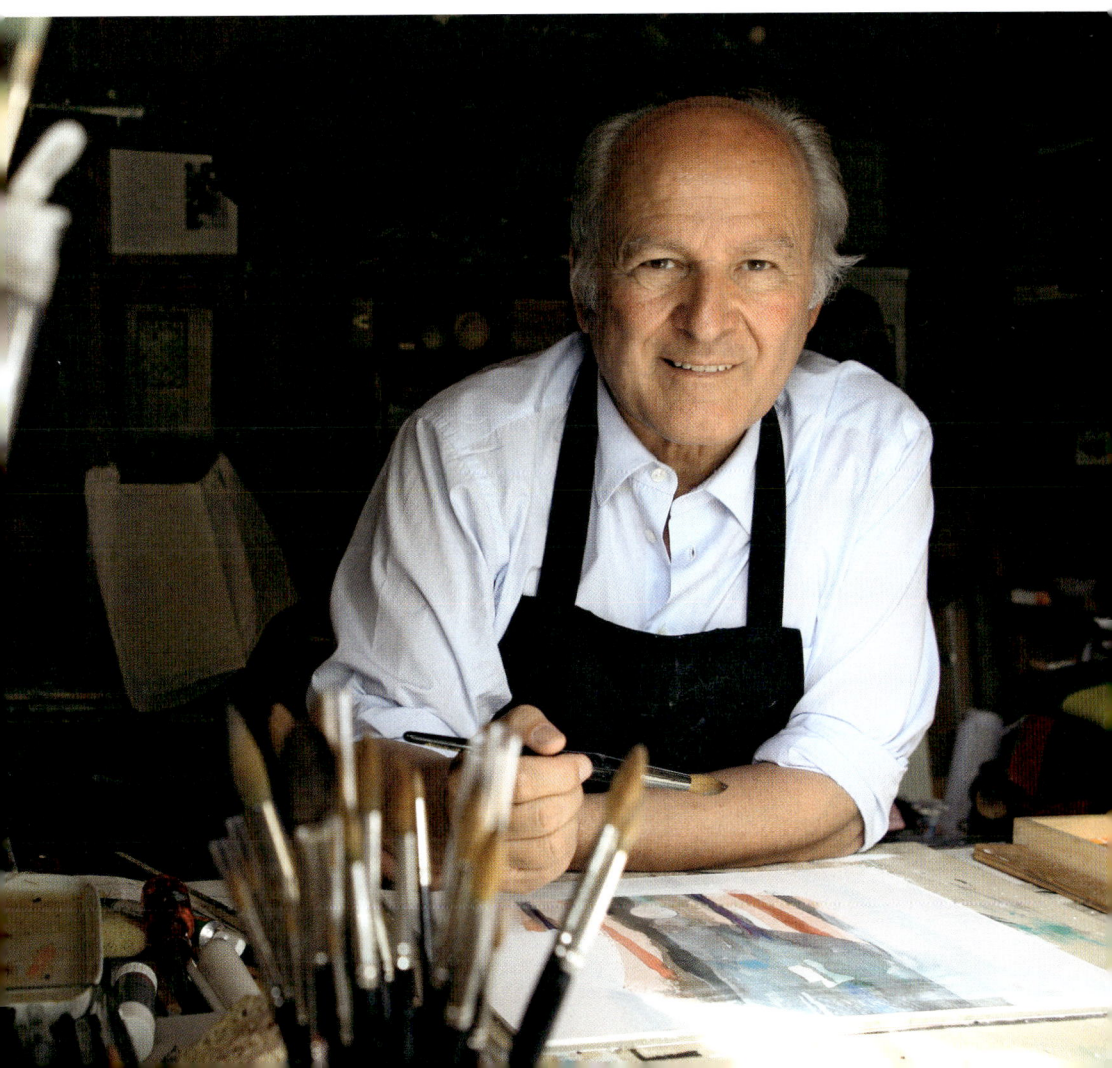

das Ergebnis eines Gespräches mit einem Menschen, der in irgendeiner Sache mehr versteht als ich – da gibt es viele.

Wie gehen Sie beim Malen vor?

Beim Malen fange ich schnell an und werde immer langsamer. Die Form ist wichtiger als die Farbe. Ohne Idee geht es nicht. Sonst wird es nur Spielerei.

Welchen Wert messen Sie Zeit bei?

Zeit ist ein kostbares Geschenk, das wir haben. Ein Geschenk, das sich nicht ver- mehren lässt, sondern mit dem jeder verantwortungsvoll umgehen muss, das man anderen nicht stehlen darf. Also jemanden irgendwo hinbestellen und dann warten lassen, das ist in meinen Augen schon eine Art Diebstahl. Gerade weil unsere Lebenszeit im Ganzen begrenzt ist, kommt es umso mehr darauf an, wie wir die uns gegebenen 24 Stunden jedes Tages, die sieben Tage der Woche und die 365 Tage jedes Jahres nutzen.

Zu welcher Zeit gehen Sie schlafen?

In der Regel um 9 Uhr.

Wovon träumen Sie, wenn Sie nicht gerade im Schlaf Probleme lösen?

Lieber von schönen Dingen als von unschönen. Meine Träume sind bunt. Im Traum kann ich fliegen, mich überall runterstürzen und es passiert nichts. Mit ausgebreiteten Armen gleite ich über Natur, Wälder, Felder und Städte. Dazu muss ich ordentlich mit den Armen rudern. Es ist anstrengend – aber es geht schon.

Die Zeit am Morgen, wenn der ganze Tag noch unberührt vor ihm liegt, ist die Lieblingszeit von Claus Hipp.

Claus Hipps Morgenroutine

DEN MORGEN NUTZEN

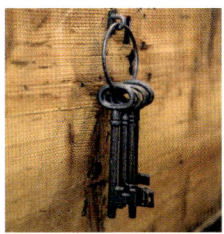

1. Claus Hipp schließt die Kapelle auf und schaut nach dem Rechten.

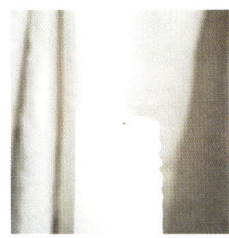

2. Nach dem Anzünden einer Kerze sitzt er ein paar Minuten in Andacht.

(1) DIE KLEINE KAPELLE AUFSCHLIESSEN

(2) KERZE ANZÜNDEN

(3) ANDACHT IN STILLE

(x) 45 MINUTEN

( ) START 5:30 UHR

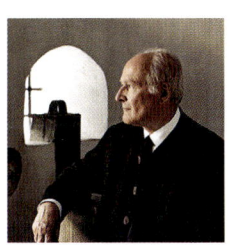

3. Er genießt den Moment der Stille in der Kapelle.

INSPIRATION - ENGAGEMENT

Während deiner Morgenroutine hast du Zeit, zu reflektieren. Vielleicht wird in dir der Wunsch entstehen, dich zu engagieren und einen Beitrag für die Gemeinschaft zu leisten. Es gibt viele unterschiedliche Wege und Möglichkeiten, um Engagement zu zeigen. Schau dich um, welche Themen dir wichtig sind. Eine interessante Idee ist zum Beispiel „Plogging", gebildet aus den Wortbestandteilen „plocka" (schwedisch für „aufheben") und „Jogging". So wird der Morgenlauf mit Müllsammeln verbunden.

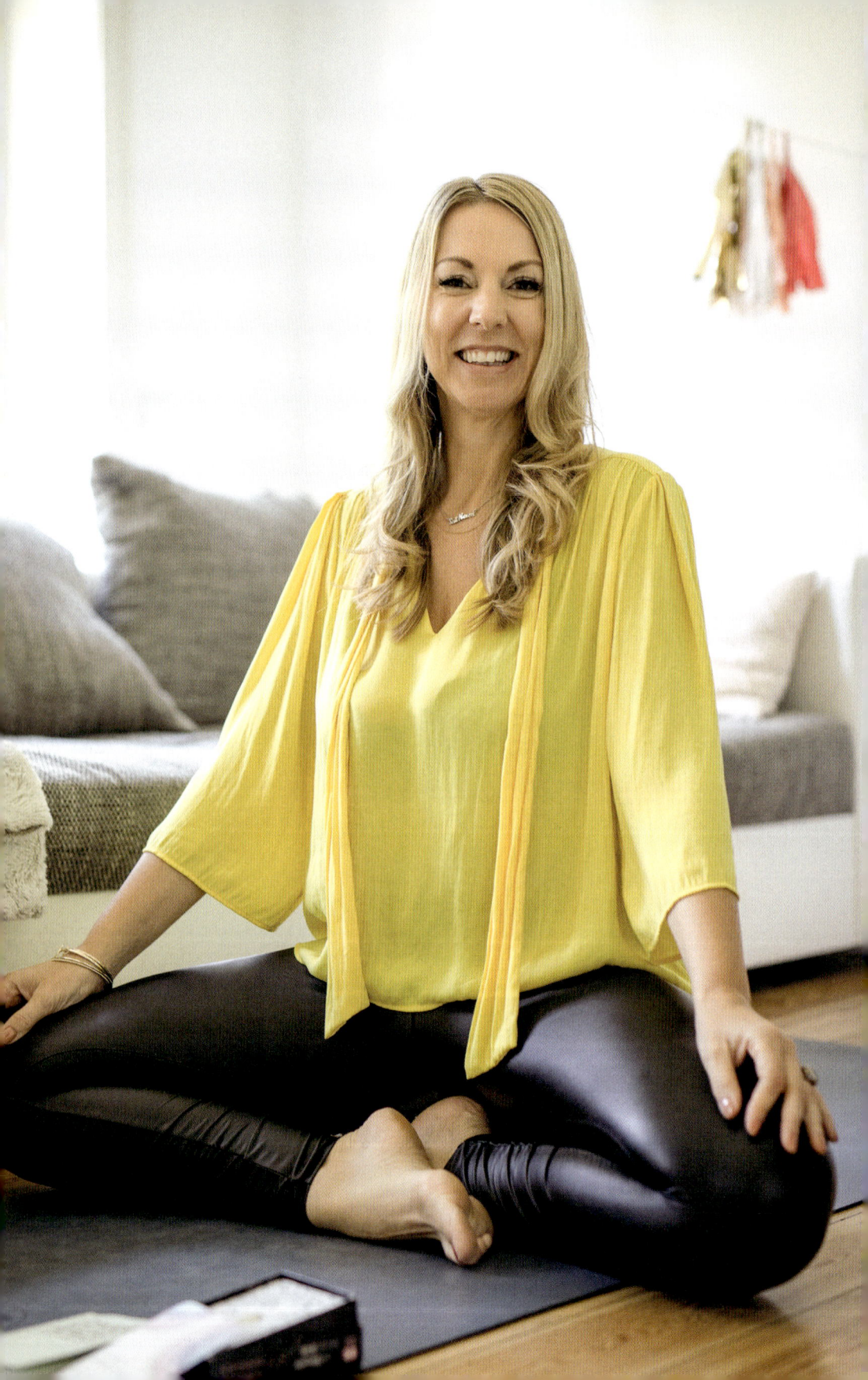

DAS GLÜCK ANZIEHEN –
WIE EIN KLEINER MAGNET

Nicole Dechow
Mindset & Selflove Coach, Bloggerin, Yogalehrerin
Hamburg

m Jahr 2009 hat Nicole ihr Kundalini-Yoga-Teacher-Training bei Gurmukh Kaur Khalsa absolviert. „Da gibt es die bekannte Sadhana, die gemeinsame Yoga- und Meditationspraxis am frühen Morgen, es geht um 4 Uhr morgens los, mit dem Meditieren, Bewegen und Chanten – das tut so gut, da kannst du gar nicht anders, als Fan von Morgenroutinen zu werden." Schon Jahre vorher hatte Nicole erste Berührungspunkte mit dem Konzept. „Ich habe eine Zeit lang in den USA gelebt und war fasziniert von Richard Branson, der – sehr amerikanisch – den Morgen predigt. Zu der Zeit war ich auch bei einem Seminar von Tony Robbins, der auch knallhart vorgibt: Morgens musst du sofort aufstehen und deinen Fokus für den Tag finden. Das habe ich dann auch versucht. Aber erst mit der Kundalini-Ausbildung hat sich das Ganze plötzlich rund angefühlt. Ich bin nicht so der ‚Tschakka, I am wired for success!'-Typ, der sich selber im Spiegel laut zuruft: Hey, gut siehst du heute aus, los geht's! Die richtige Mischung macht es aus. Für mich ist es wichtig, mich erst einmal mit mir selbst, mit

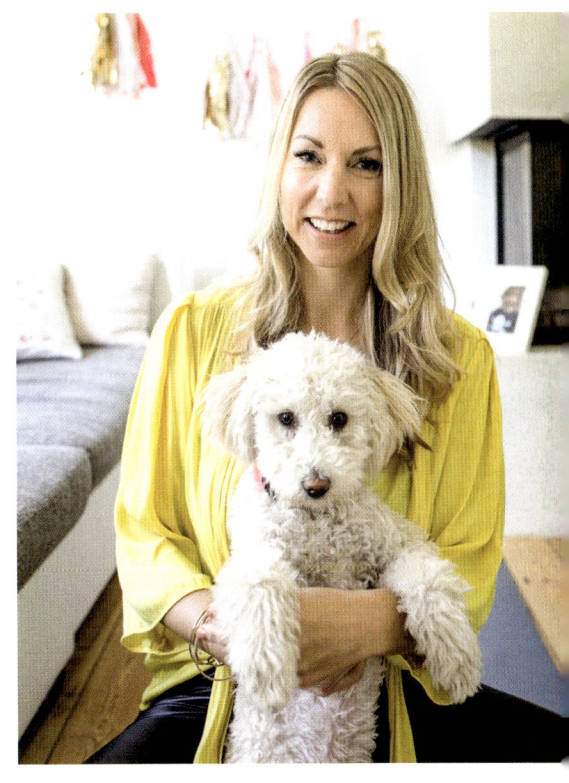

Welpe Phoebe ist bei der Morgenroutine immer mit dabei.

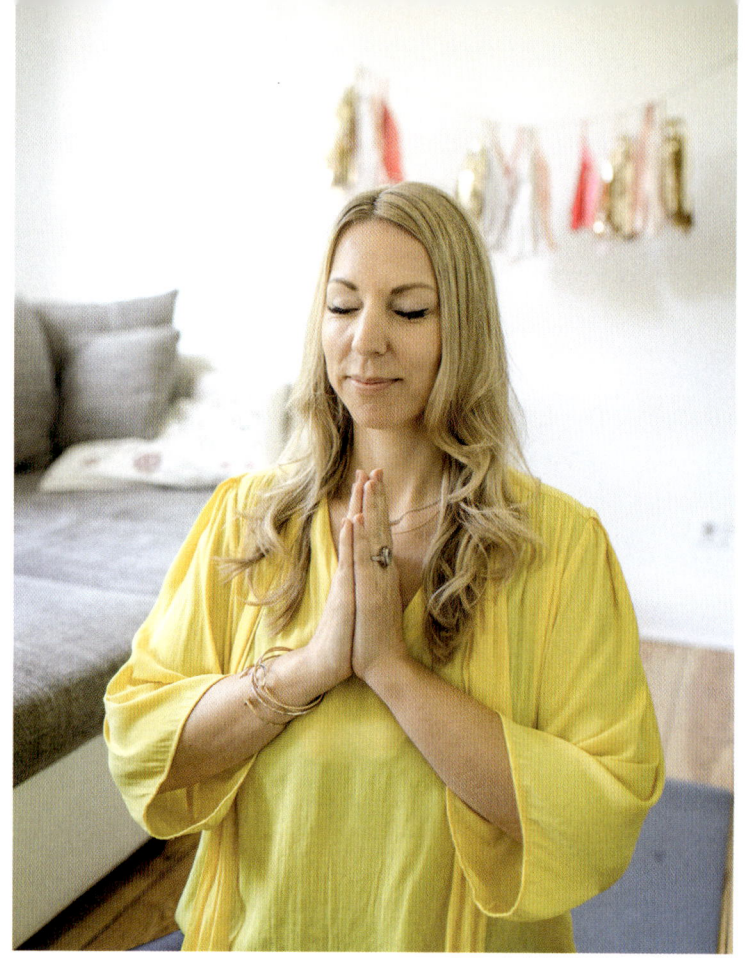

Nicole hört sich morgens gerne verschiedene Mantren an.

etwas Größerem zu verbinden. Und dann im nächsten Schritt das eigene Mindset zu polen, um das leben zu können, wofür ich hier bin. Um meine Aufgabe zu erfüllen." Aus den gebündelten Erfahrungen hat Nicole sich eine Morgenroutine kreiert, die sie seit 2009 praktiziert. „Früher bin ich dazu immer ins Yoga-Shala gegangen, weil ich dachte, dass ich einen heiligen Ort brauche. Als mein Sohn 2012 geboren wurde, habe ich gemerkt, dass ich die Morgenroutine mehr denn je brauche. Mittlerweile setze ich mich dazu ganz unkompliziert zwischen Couch und Esstisch hin, solange mein Sohn noch schläft. Wenn er einmal früher aufwacht, setzt er sich manchmal einfach dazu."

Der erste und der letzte Blick des Tages fallen bei Nicole auf ihre drei Affirmationskarten. Auf den Karten sind drei große Ziele und Träume festgehalten, die Nicole gerne in ihrem Leben manifestieren möchte. Die Karten liegen immer griffbereit direkt neben dem Bett. „Natürlich kann ich die Affirmationen auswendig. Aber durch das Vorlesen am Abend und am Morgen komme ich in die Visualisierung. Ich stelle mir die Situationen genau vor und lasse Gefühle dazu aufkommen. Die Zeit am Morgen, kurz nach dem Aufwachen, ist besonders gut geeignet, um einen Zugang zum Unterbewusstsein zu bekommen", so Nicole. Wenn ein Ziel erreicht ist, wird die Karte gegen eine neue Karte ausgetauscht. Anschließend geht Nicole in die Küche, um sich heißes Wasser mit Zitrone zu machen. Nach einem kurzen Zwischenstopp im Bad geht es jeden Morgen auf das Meditationskissen. Für die Meditation nimmt Nicole sich mindestens fünf Minuten, es können aber auch schon mal 45 Minuten werden. Im Anschluss genießt sie auf dem Meditationskissen sitzend ein Mantra. Je nach Zeit und Stimmung kombiniert Nicole auch ein paar Yoga-Übungen zu dem Mantra. Im nächsten Schritt führt Nicole den Ego Eradicator aus, eine spezielle Atemübung aus dem Kundalini-Yoga. „Mit dem *Ego Eradicator* pumpe ich ganz viel frische Energie in meinen Körper und das raus, was ich nicht mehr gebrauchen kann." Aufgeladen und gestärkt widmet Nicole sich erneut ihren Affirmationen und Visualisierungen. Dazu arbeitet sie mit verschiedenen Mitteln. Neben den Affirmationskarten benutzt Nicole gerne Zettel und Stift und setzt sich mit fünf Fragen auseinander.

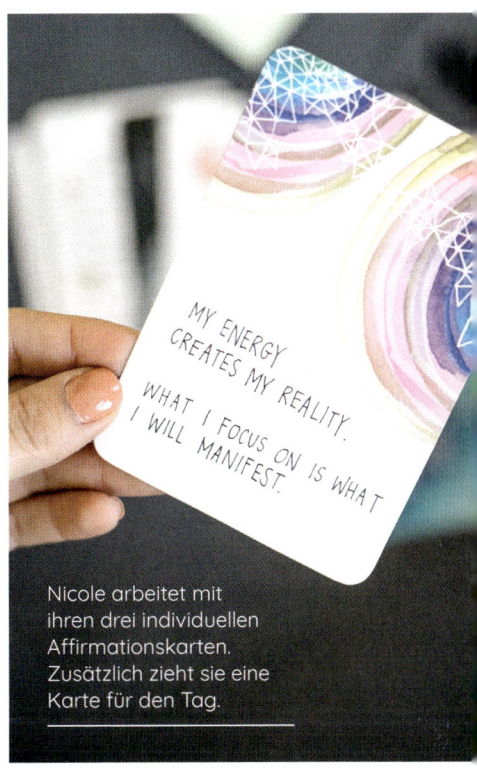

Nicole arbeitet mit ihren drei individuellen Affirmationskarten. Zusätzlich zieht sie eine Karte für den Tag.

INSPIRATION – VISUALISIEREN

① Was würdest du im Leben tun, wenn du wüsstest, dass es auf jeden Fall funktionieren würde?

② Wofür bin ich jetzt gerade, in diesem Moment, dankbar?

③ Was möchte ich in meinem Leben manifestieren?

④ Welche Dinge laufen gerade nicht so optimal, und was möchte ich dafür tun, damit sich der Zustand verbessert?

⑤ Was schätze ich an anderen Personen, das ich auch an mir mehr schätzen möchte?

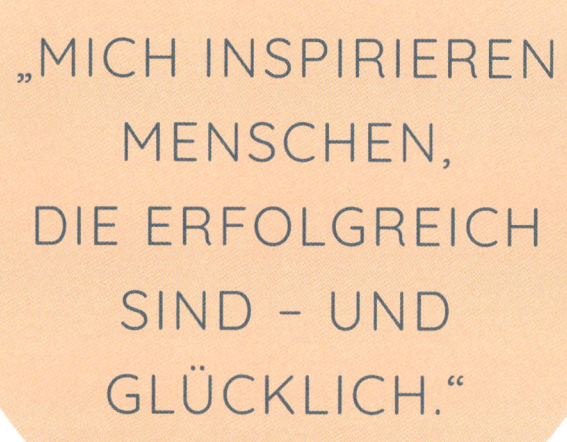

„MICH INSPIRIEREN MENSCHEN, DIE ERFOLGREICH SIND – UND GLÜCKLICH."

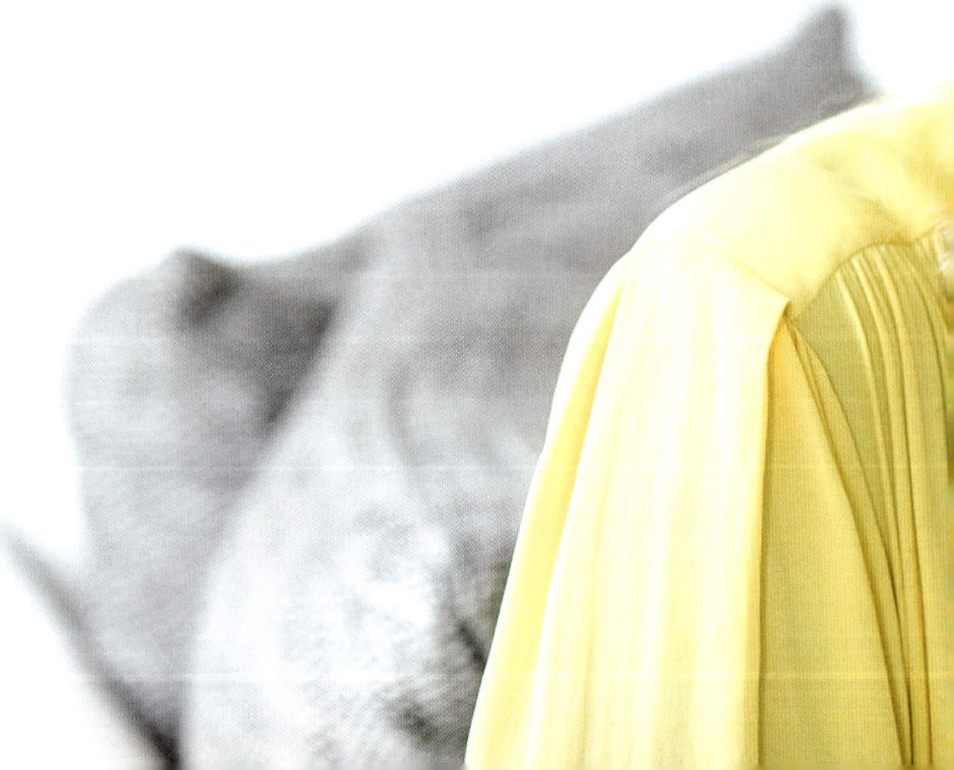

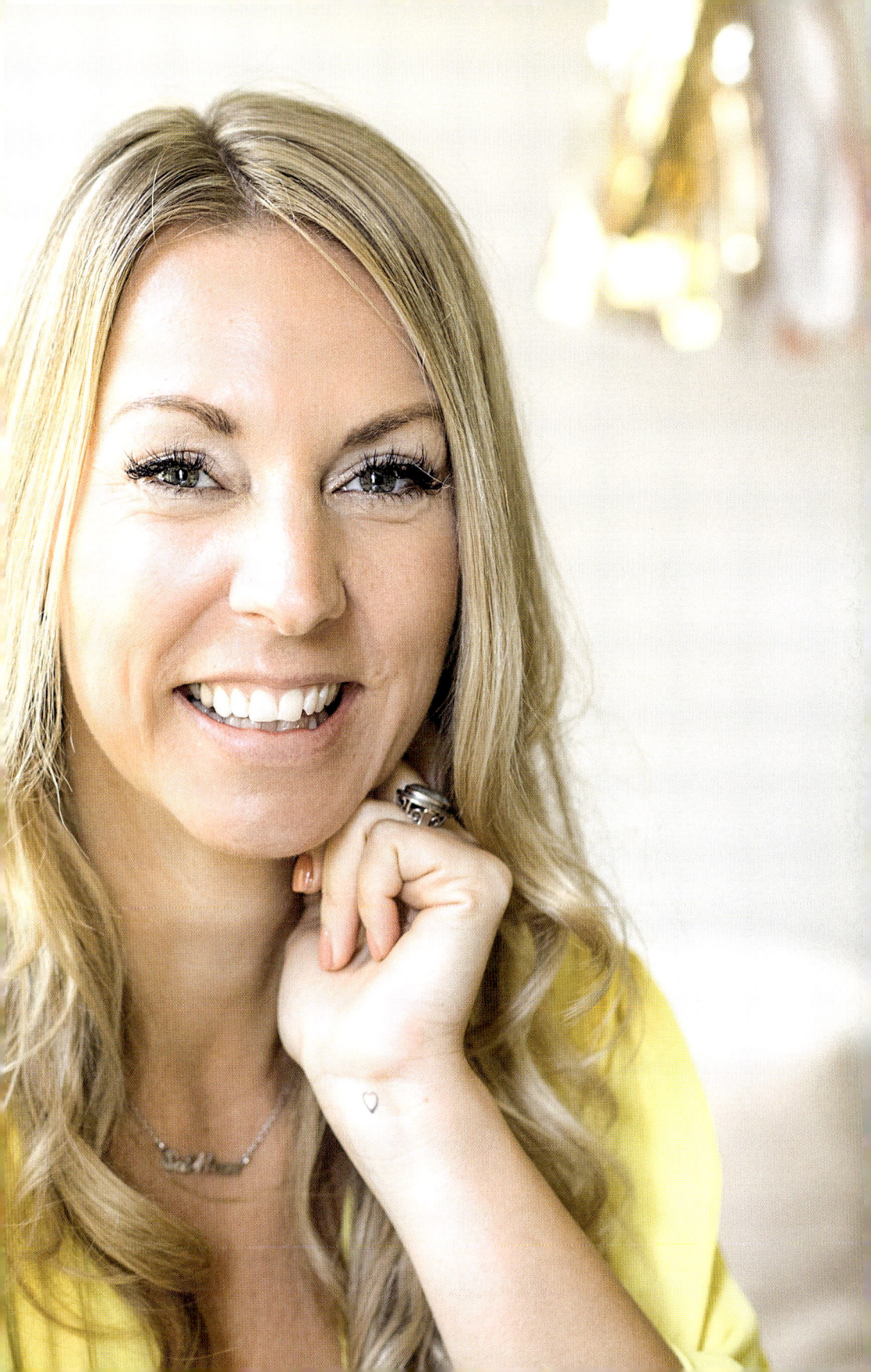

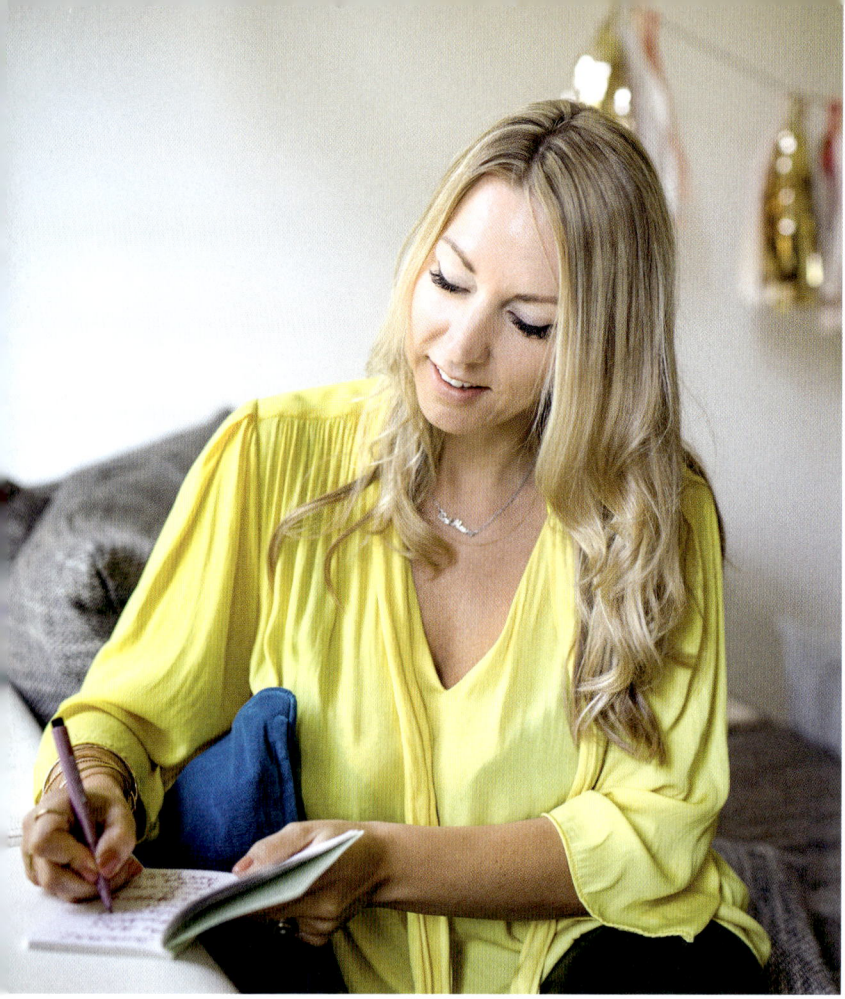

Journaling und das Führen der Dankbarkeitsliste sind feste Bestandteile der Morgenroutine.

Nicole erklärt: „Wenn du etwas manifestieren möchtest, also wenn du etwas in der physischen Realität umsetzen möchtest, das bisher nur in deiner Vorstellung war, dann empfehle ich, das erst einmal aufzuschreiben. Der erste Schritt ist das Wort, in Form von kurzen, greifbaren Affirmationen. Das kann zum Beispiel folgender Satz auf einer Karte sein: Ich bin in einer glücklichen und liebevollen Partnerschaft. Der zweite Schritt ist das Gefühl. Das Geschriebene wird visualisiert. Wie fühlt es sich genau an? Dadurch senden wir das raus. Wir stimmen das Radio sozusagen darauf ein, dass es zu uns kommt. Es wirkt auf der metaphysischen und auf der neurowissenschaftlichen Ebene. Unser Gehirn kann nicht unterscheiden, ob etwas wirklich passiert oder ob wir uns gerade nur intensiv vorstellen, dass es so ist. Dadurch wird es langsam zu unserer Realität. Ich habe festgestellt, dass es eigentlich darum geht, dass wir zu dieser Version werden, die es schon gibt, die das Gewünschte in ihrem Leben zulässt. So funktioniert es bei mir. Durch die Schritte Wort, Gefühl und Frequenz werden wir zu der Version von uns – dann ziehen wir es an, wie ein kleiner Magnet."

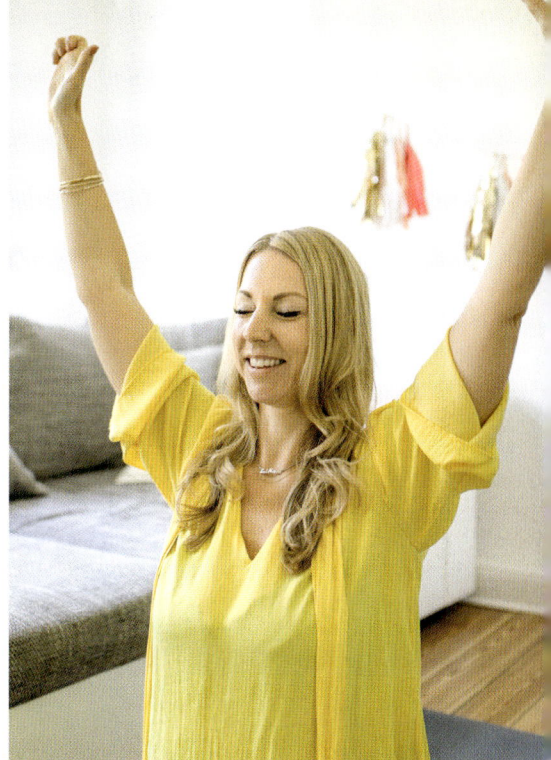

Die Atemübung *Ego Eradicator* pumpt ganz viel frische Energie in den Körper.

Wenn etwas Besonderes an dem Tag ansteht, baut Nicole dies auch in ihre Visualisierungen ein, sie setzt bewusst einen Fokus für den Tag und stellt sich im Detail vor, wie es im Optimalfall verlaufen soll. „Manchmal verzichte ich aber auch bewusst darauf und vertraue einfach dem Leben", erzählt Nicole lachend. Der letzte Schritt der Routine ist die Dankbarkeitsliste. Nicole notiert sich dazu drei Dinge, für die sie dankbar ist. „Auch wenn das manchmal die gleichen sind. Ich denke bei der Praxis natürlich sehr oft an meinen Sohn."

INSPIRATION –
EGO ERADICATOR

Der *Ego Eradicator* ist eine Übung, die dir hilft, deine Aura aufzubauen und dein Herz zu öffnen. Drastisch gesagt, hilft dir die Übung dabei, dein Ego „auszuradieren".

Setze dich im Schneidersitz oder im Fersensitz mit aufrechter Wirbelsäule hin. Bringe deine Arme in einem 60-Grad-Winkel nach oben. Die Fingerspitzen sind eingerollt. Die Daumen sind abgespreizt und zeigen nach oben. Schließe deine Augen und beginne mit der Feueratmung. Dabei schließt du den Mund und atmest mit festen Stößen durch die Nase aus. Während des Ausatmens ziehst du deinen Bauchnabel nach innen. Stell dir vor, wie sich ein Bogen aus Licht zwischen deinen Daumenspitzen bildet und immer leuchtender wird. Halte die Übung für eine bis drei Minuten.

Zum Abschluss streckst du dich lang nach oben, lässt deine Daumen sich berühren und spreizt alle Finger, atmest ein und hältst den Atem für einige Sekunden. Atme aus und lass deine gestreckten Arme und Finger in einem Bogen nach unten gleiten. Spüre nach.

„Tue heute etwas, worauf du morgen stolz sein kannst."

KÖRPER

Mit deiner Morgenroutine kannst du nicht nur dein Mindset trainieren, sondern auch deinen Körper. In diesem Kapitel bekommst du ganz viel Inspiration und Tipps, wie du deinem Körper morgens genau das gibst, was er braucht. Freue dich auf einen entspannten Yoga-Flow mit Asanas zum Nachmachen, tolle Rezepte mit frischen Zutaten, die sich im Handumdrehen zubereiten lassen, Interviews und Porträts mit inspirierenden Persönlichkeiten, Atemübungen und eine große Portion Selbstliebe. Sei gut zu deinem Körper. Er ist dein Zuhause.

YOGA-MORGENROUTINE

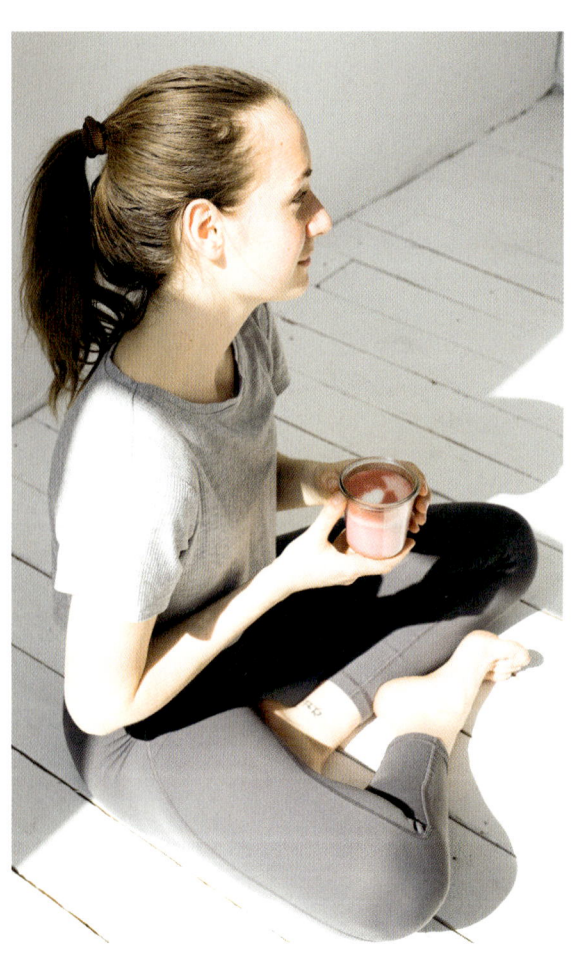

Vielleicht hast du es schon einmal beobachtet: Hunde und Katzen dehnen und strecken sich ausgiebig nach dem Aufstehen. Probiere doch auch einmal aus, wie es sich anfühlt, wenn du deinen Körper mit sanften Übungen aufweckst und mobilisierst. Die folgenden Yoga-Übungen kannst du einfach zu Hause nachmachen. Du kannst die Asanas einzeln üben oder hintereinander als Flow kombinieren. Wenn du die Übungen langsam ausführst, werden sie dich entspannen, bei einer schnelleren, dynamischen Ausführung wird dein Puls bei dem Workout steigen. Nur du entscheidest, was sich gut anfühlt.

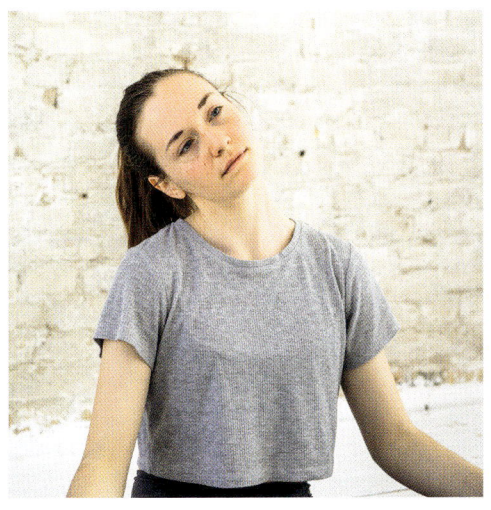 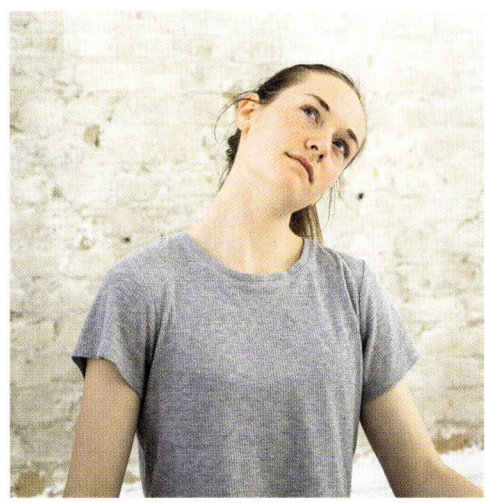

Nacken dehnen

Nimm im entspannten Sitz auf deiner Matte Platz. Richte dich auf und verleihe deiner Wirbelsäule Länge. Lass nun deinen Kopf entspannt in Richtung einer Schulter sinken. Halte, fühle und wechsle die Seite.

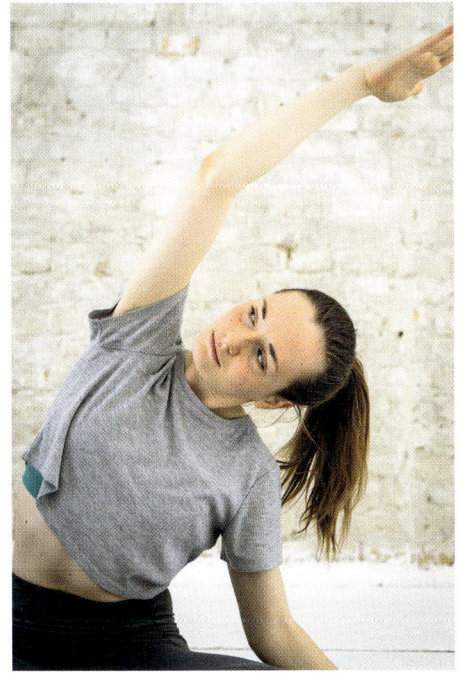

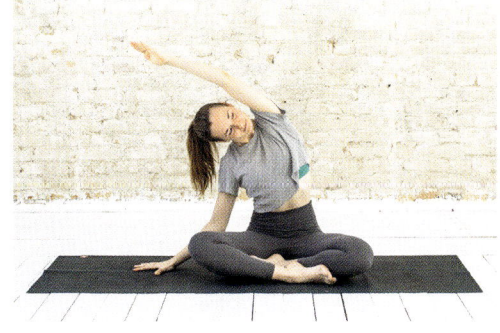

Seitendehnung

Strecke einen Arm zur Decke aus und ziehe ihn ausgestreckt zu einer Seite über deinen Kopf. Du solltest die Dehnung auf der ganzen Körperseite spüren. Halte die Dehnung eine Weile und wechsle dann die Seiten.

Kuh & Katze

Komm in den Vierfüßlerstand. Deine Hände befinden sich unter den Schultergelenken. Gehe nun vorsichtig ins Hohlkreuz und lege den Kopf dabei in den Nacken. Mit der Gegenbewegung machst du dich ganz rund. Nimm dazu den Buckel, den Katzen gerne machen, als Vorbild.

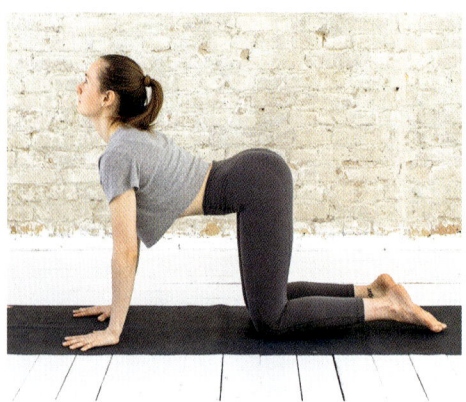 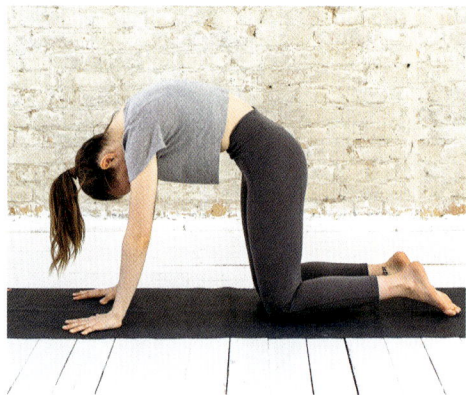

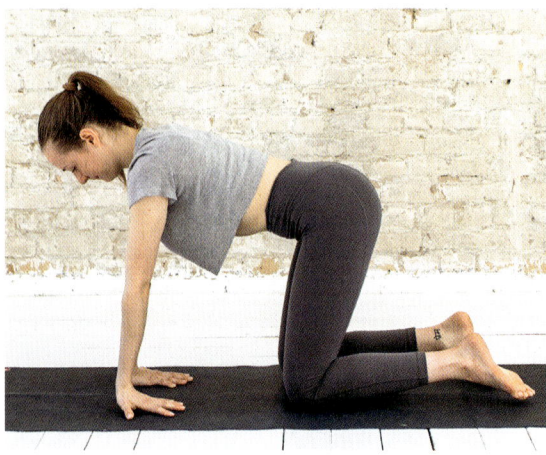 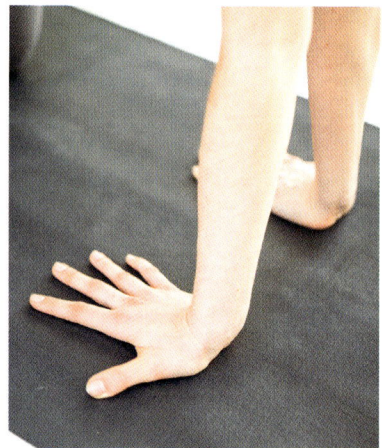

Handgelenke

Komm wieder in den Vierfüßlerstand. Drehe nun die Handgelenke um 180 Grad, sodass sie zu deinen Füßen zeigen. Spüre die Dehnung in den Handgelenken und Armen.

Puppy

Strecke dich wie ein junger Hund. Strecke die
Arme und lege deine Handflächen weit vor
dir auf der Matte ab. Genieße die Dehnung.

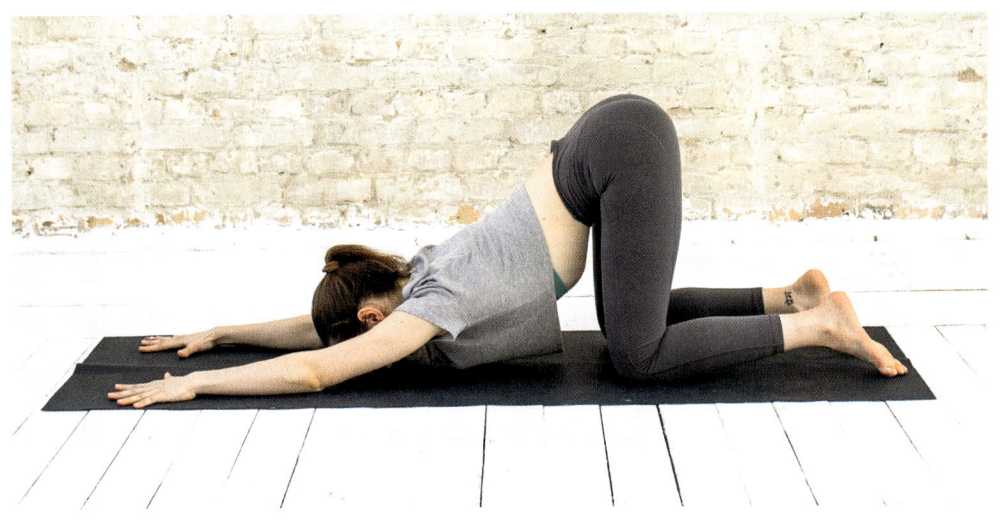

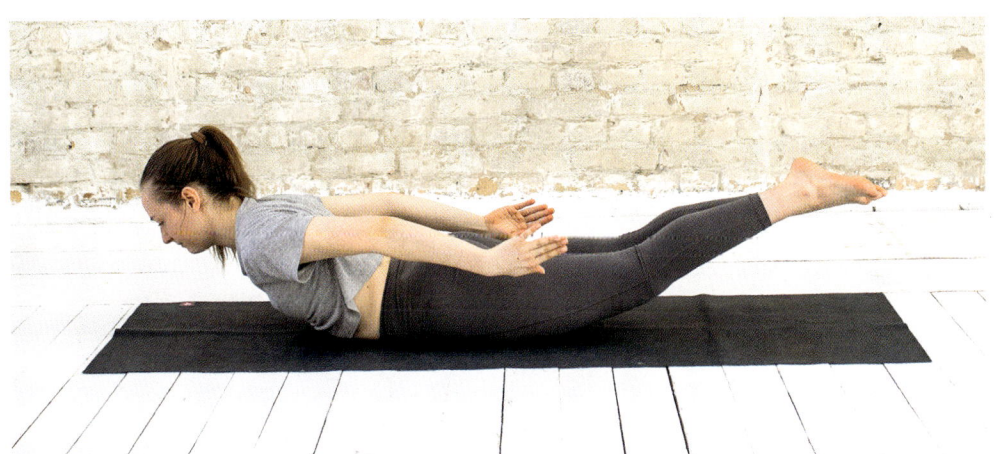

Heuschrecke

Lege dich auf den Bauch. Bringe Spannung in deinen ganzen Körper. Ziehe mit den ausgestreckten Armen zu deinen
Füßen. Dein Körper biegt sich wie eine Sichel. Die Beine
heben ein Stück vom Boden ab.

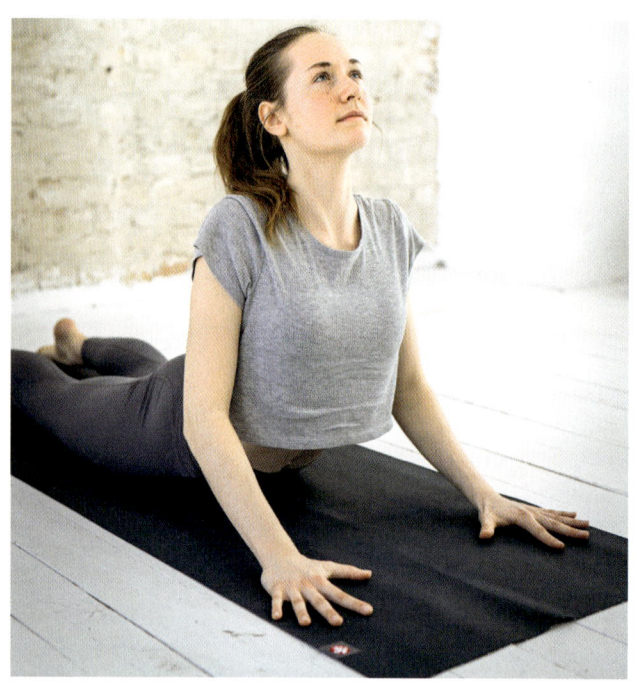

Kobra

Lege dich auf den Bauch. Richte deinen Oberkörper nun vorsichtig auf. Die Kraft kommt dabei aus dem unteren Rücken. Obwohl du dich mit den Händen aufstützt, lastet auf ihnen kaum Druck.

Hund

Nimm mit deinem Körper die Form eines Dreiecks ein. Der Po ist dabei der höchste Punkt, der Kopf hängt zwischen den Armen nach unten. Wenn du deine Beine dabei noch nicht strecken kannst, winkle die Knie leicht an. Wichtig ist, dass Arme und Rücken eine Linie bilden. Der Kopf hängt entspannt.

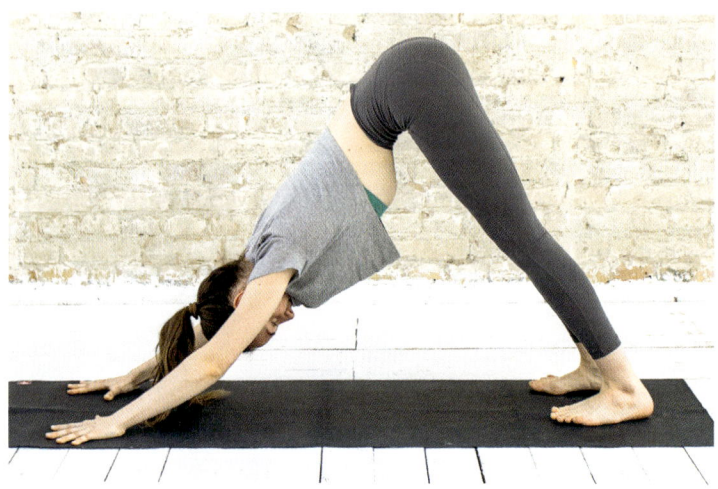

Hüfte öffnen

Strecke aus der Position des *Hundes* ein Bein gerade nach oben aus. Halte die Position und wechsle nach einer Weile die Seiten.

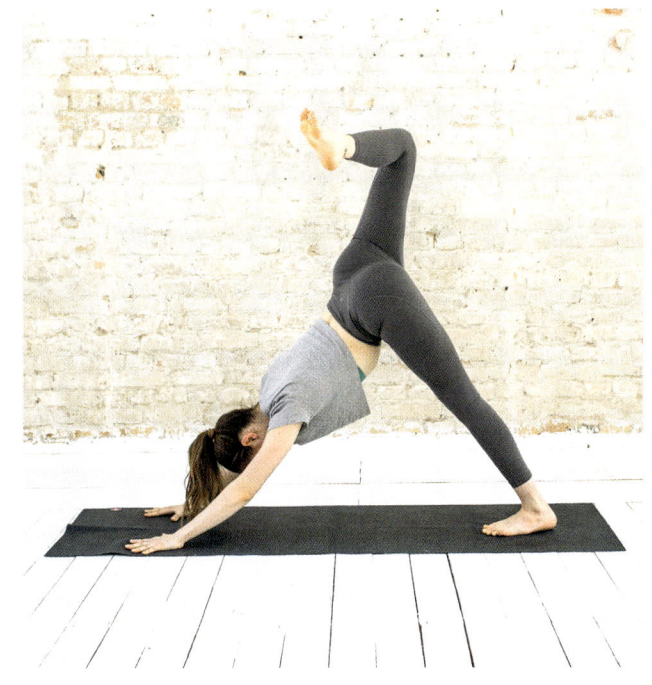

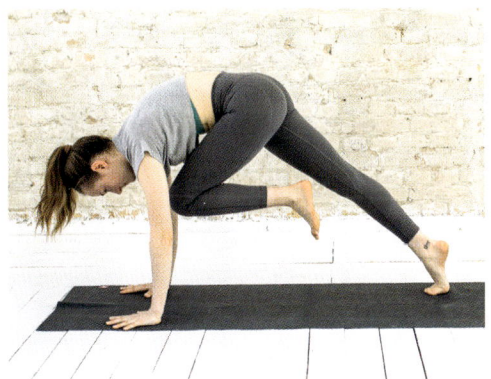

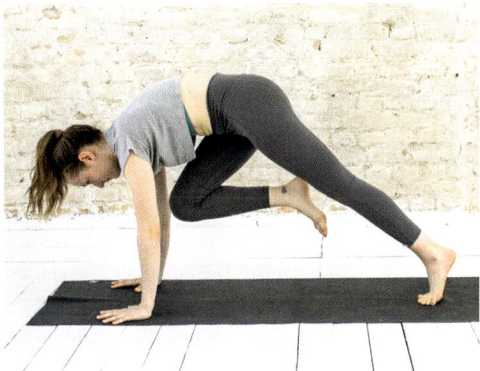

Knie / Nase

Aus dieser Position kannst du dynamisch dein Bein anwinkeln und das Knie zu deiner Nase heranziehen. Wiederhole diese Bewegung mehrfach.

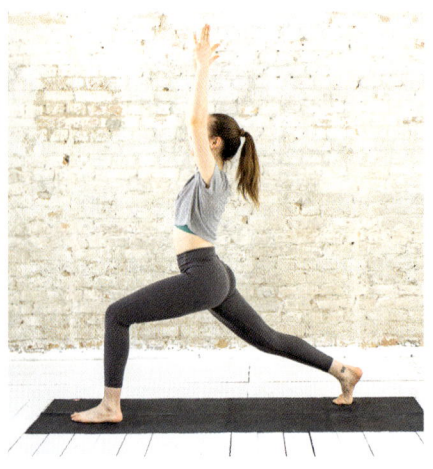
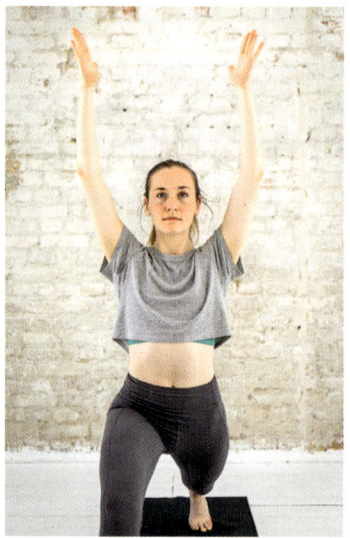

High Lunge

Stelle einen Fuß zwischen deine Hände. Achte darauf, dass sich das Kniegelenk in einer Linie mit dem Fußgelenk befindet. Das andere Bein ist weit nach hinten ausgestreckt. Der Fuß ist aufgesetzt. Wenn du einen sicheren Stand hast oder deine Balance üben möchtest, kannst du den Oberkörper aufrichten und die Arme ausstrecken.

Dreiecksvorbeuge

Bilde mit deinen Beinen ein Dreieck zur Matte. Der hintere Fuß kann leicht ausgestellt werden. Strecke nun deinen Oberkörper nach vorne. Du kannst dich dabei auf dem Boden abstützen.

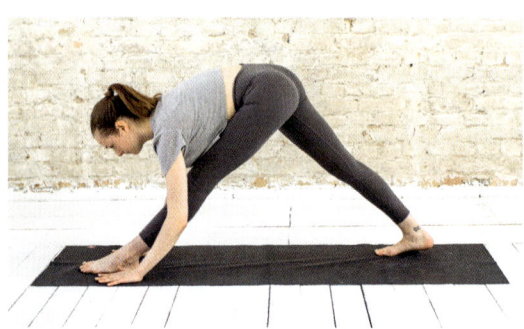
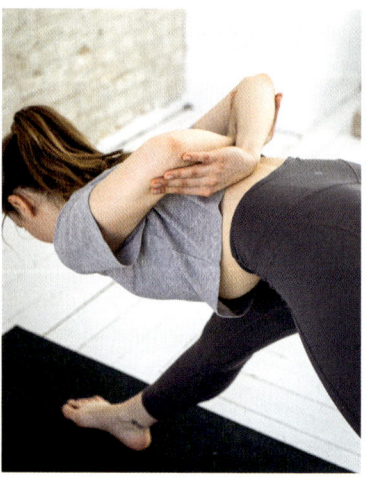

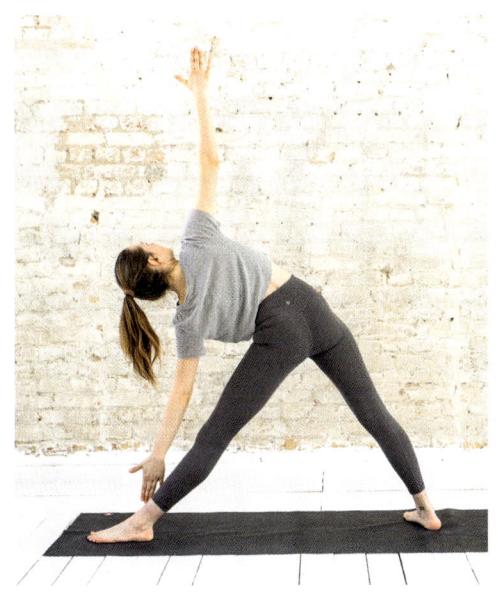

Trikonasana

Du kommst aus der *Dreiecksvorbeuge* und streckst nun deine Arme zur Seite aus. Eine Hand zeigt Richtung Decke und die andere zu deinen Zehen. Drehe deinen Kopf zur oberen Hand.

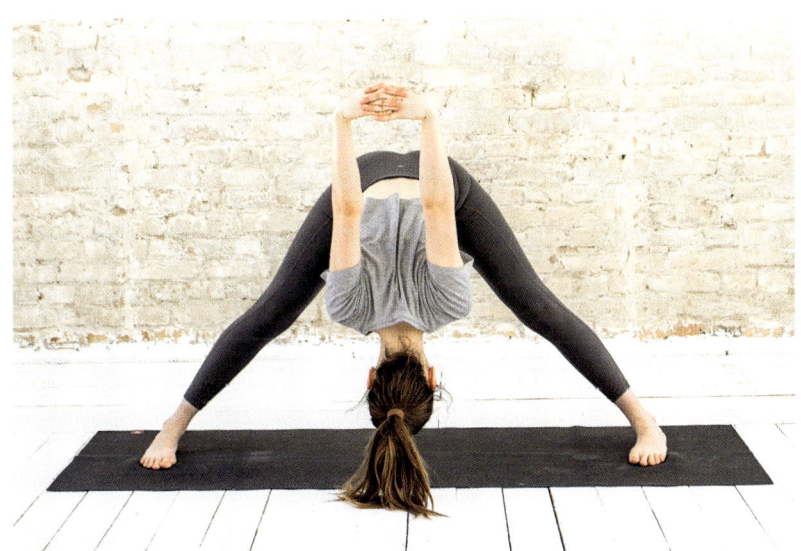

Wide Leg Forward Fold

Öffne die Beine zu einem weiten Dreieck. Beide Füße schauen nach vorne. Der Oberkörper ist mittig. Bewege nun den gestreckten Oberkörper nach vorne. Du kannst die Hände auf dem Boden abstützen oder für eine intensivere Dehnung hinter dem Kopf verschränken.

Reverse Plank

Setze dich auf deine Matte und stelle die Füße mit angewinkelten Knien auf. Hebe nun den Po an, sodass Oberschenkel, Rumpf und Kopf eine Linie bilden. Du kannst diese Übung auch mit ausgestreckten Beinen trainieren.

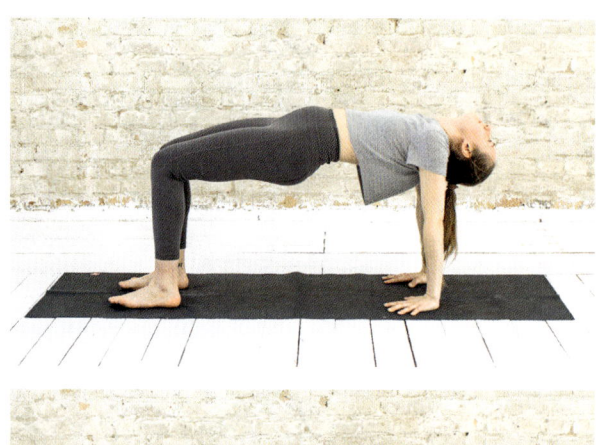

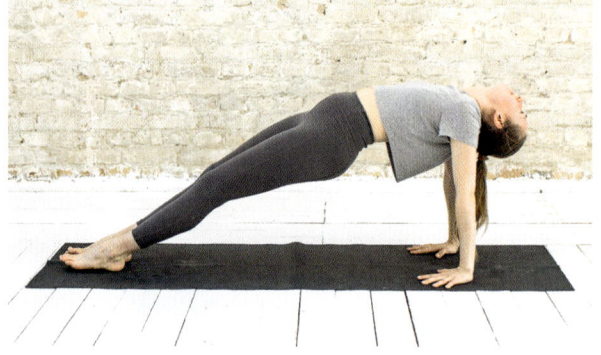

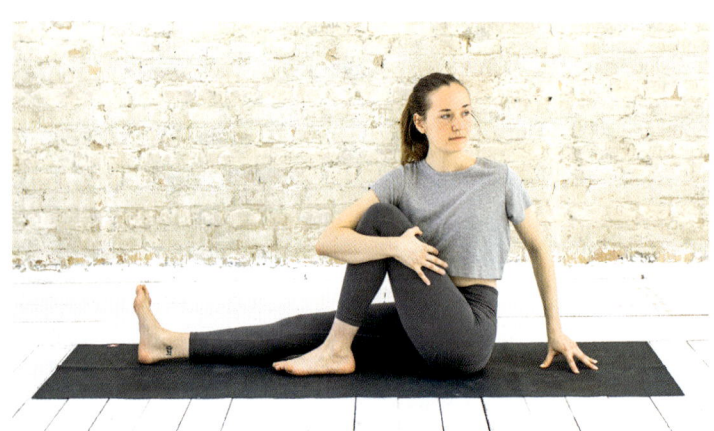

Twist, sitzend

Setze dich auf deine Matte. Ein Bein ist vor dir ausgestreckt, das andere angewinkelt. Richte mit jedem Einatmen deinen Ober-körper auf, bringe Länge in die Wirbelsäule. Mit jedem Ausatmen drehst du dich achtsam in Richtung des angewinkelten Beines. Nach ein paar Atemzügen kannst du die Seiten wechseln.

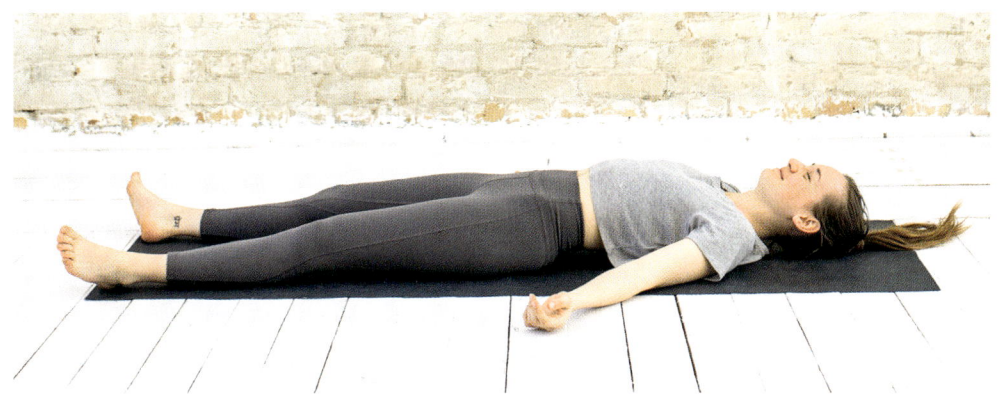

Savasana

Die Totenstellung ist die perfekte Abschlussübung.
Lege dich auf den Rücken und lasse die Füße entspannt auseinanderfallen. Spüre einmal nach. Wie
fühlt sich dein Körper nach diesen Yoga-Übungen
an?

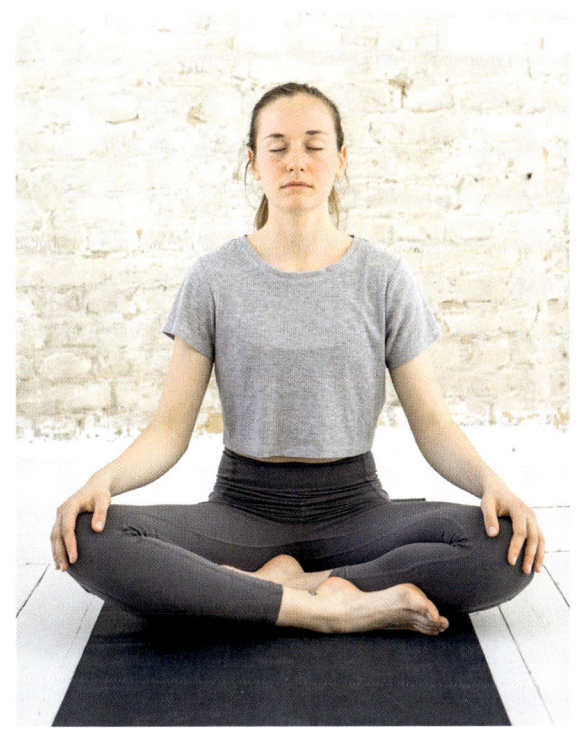

Meditation

Mit den Yoga-Übungen hast du
deinen Körper mobilisiert und
perfekt für eine Meditation vorbereitet. Setze dich dazu entspannt, aber aufrecht hin. Wenn
du magst, kannst du die Hände
auf den Oberschenkeln ablegen und die Augen schließen.

Namaste.

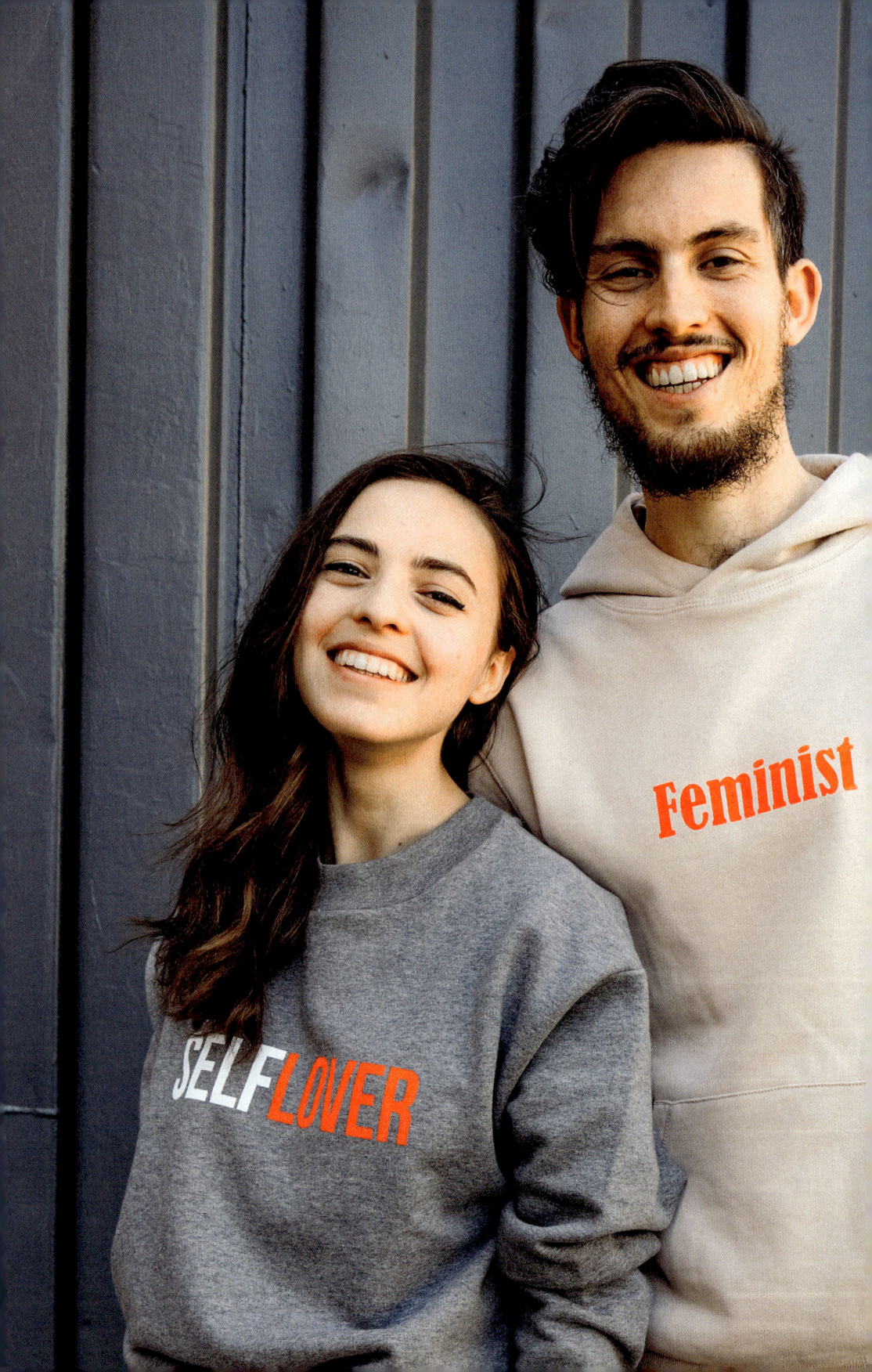

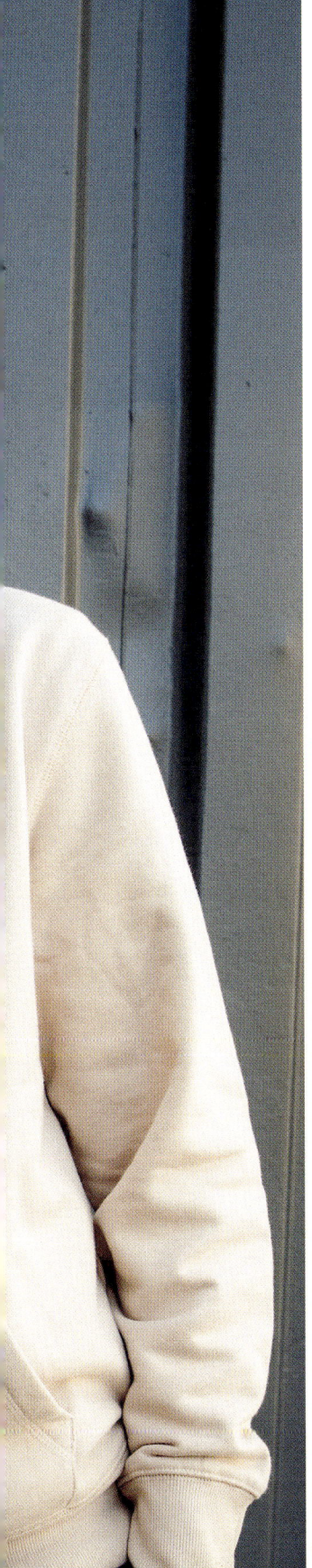

Porträt

EIN PAAR –
ZWEI ROUTINEN

Justine Siegler und Alex Niederhofer
Bloggerin & Unternehmer
Wien

Justine und Alex teilen vieles: die Leidenschaft für frisches, veganes Essen, das Engagement für Nachhaltigkeit und Umweltschutz und die Begeisterung für faire Mode. Letzteres hat die beiden sogar dazu gebracht, zusammen ihr eigenes faires Statement-Modelabel „Too cool for Cruel" zu gründen. Nur eines teilen die beiden Wiener nicht: ihre Morgenroutine.

Im Porträt erzählen Alex und Justine, wie sie in den Tag starten und welche besondere Rolle die Morgenroutine für sie jeweils spielt.

PORTRÄT / 143

Alex' Morgenroutine

SICH GUTES TUN –
AUF ALLEN EBENEN

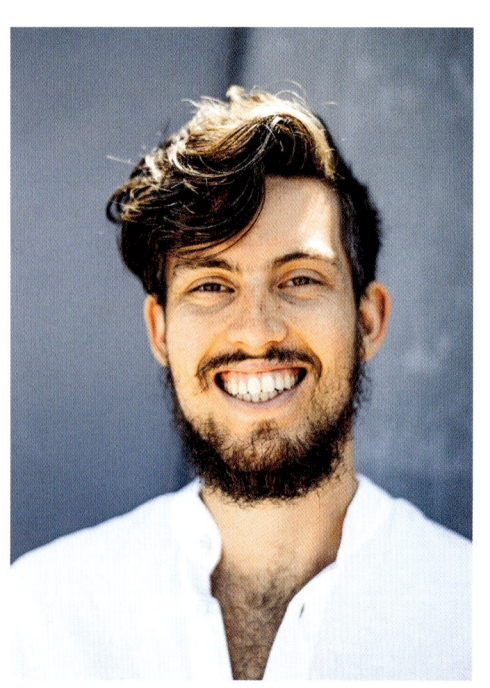

Ich stehe unter der Woche meistens gegen fünf oder halb sechs auf. Aktuell lasse ich mich noch von meinem Handy wecken. Ich möchte mir aber unbedingt einen analogen Wecker zulegen. Die erste Stunde des Tages ist ansonsten handyfreie Zeit, und das ist natürlich nur teilkonsequent, wenn ich das Smartphone als Wecker benutze. Ich stehe immer sofort auf und benutze niemals die Schlummerfunktion, weil ich mal bei einem Vortrag gehört habe, dass die Schlummerfunktion dazu geführt hat, dass man nicht energiegeladen aus dem Bett kommt, was ich zu 100% bestätigen kann. Direkt nach dem Aufstehen öffne ich die Balkontür, um zu lüften, und trinke ein großes Glas Wasser, bevor ich irgendwas anderes mache. Zu dem Wasser tröpfle ich mir mit einer Pipette die vorgegebene Anzahl der in Olivenöl gelösten Vitamine K, B und B12 direkt in den Mund. Im Anschluss mache ich zwei bis drei Minuten meine Übungen, um meine Kiefermuskulatur zu lockern. Ich habe oft Verspannungen im Kiefer – früher habe ich in der Nacht auch mit den Zähnen geknirscht. Aber dank der Entspannungsübungen von unserem Neuroathletiktrainer habe ich das wegbekommen. Justine schätzt die Übungen auch sehr. Im Anschluss hänge ich gerne eine freie oder geführte Meditation ran. Dafür nehme ich mir 10 bis 30 Minuten Zeit. Ganz entspannt widme ich mich danach einem meiner liebsten Parts meiner Routine: Ich lese 15 Seiten in einem guten Buch. Dabei achte ich darauf, dass es ein Buch ist, das einen Sinn hat. Natürlich hat jedes Buch einen Sinn. Aber während meiner Routine lese ich gerne Ratgeber, spirituelle Bücher oder Biografien. Ich mag in dieser Zeit kein reines Unterhaltungslesen, sondern möchte einen Impuls für den Tag setzen. Damit ich mich gleich am Anfang des Tages mit etwas beschäftige, das gedanklich in irgendeiner Form etwas auslöst. Aktuell lese ich das Buch *Entwertung*. Es handelt – grob gesagt – von der Weltwirtschaft und warum die Natur, Menschen und Tiere so geringschätzig behandelt werden. Bis zu diesem Zeitpunkt ist ungefähr eine halbe oder Dreiviertelstunde vergangen. Nun widme ich mich ein wenig dem Haushalt. Wir haben eine sehr strikte Aufteilung, wer welche Aufgaben übernimmt. Bei uns funktioniert es einfach am besten, wenn jeder seinen Bereich hat. Meine Aufgaben sind unter anderem das Wäscheauf- und abhängen und das Einräumen des Geschirrspülers. Das erledige ich gerne gleich in der Früh, damit ich mich am Abend nicht mehr damit beschäftigen muss. Dabei höre ich immer einen Podcast oder ein inspirierendes Hörbuch. Besonders gut gefallen mir Interview-Podcasts wie der *OMR Podcast* oder *Hotel Matze* – da konnte ich besonders aus dem

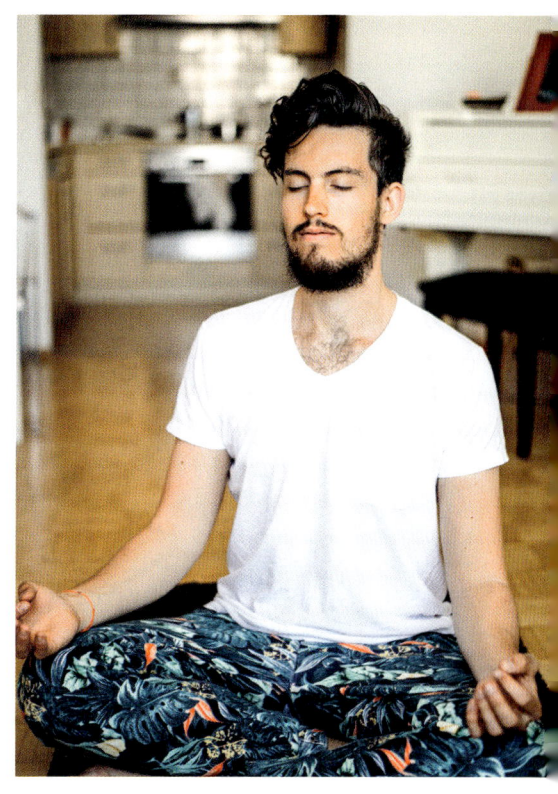

Alex meditiert jeden
Morgen 10 bis 30 Minuten.

überragenden Interview mit Fynn Kliemann viel mitnehmen. Fynn macht gefühlt tausend Sachen gleichzeitig, ohne sich zu verzetteln: Er ist Webdesigner mit eigener Agentur, erfolgreicher Musiker und Gründer von „Kliemannsland", einem Hof in Norddeutschland auf dem eine verrückt-sympathische Horde tolle Sachen auf die Beine stellt. Mit den Podcasts macht mir sogar die Hausarbeit richtig Spaß, weil ich mir währenddessen etwas Schönes anhören kann. In der Küche bereite ich einen frischen Saft für Justine und mich zu. Ihren Teil stelle ich in den Kühlschrank, damit Justine ihn später trinken kann. Danach

„MIT MEINER ROUTINE
KREIERE ICH EIN
POSITIVES MINDSET."

geht es ins Bad. Dort halte ich es simpel. Ich dusche mit einem festen Stück Seife und putze meine Zähne mit einer Bambuszahnbürste und Zahnkreide, die wir selber herstellen. Meine Haare wasche ich seit ein paar Jahren nur mit Wasser. „No Poo", also der komplette Verzicht auf Shampoo, funktioniert für mich sehr gut. Oft arbeite ich im Anschluss noch eine Stunde. Das ist dann der Moment, in dem ich die bildschirmfreie Zeit beende. Ich widme mich zuerst immer der mühsamsten Aufgabe des Tages. Eine Sache, vor der ich mich eigentlich gerne drücken würde. Das kann ein unangenehmer Anruf sein, eine schwierige Mail oder eine wirklich harte Nuss, die es zu knacken gilt. Also dem, was ich eigentlich am wenigsten gerne machen möchte. Oft ist es dann schneller erledigt als gedacht, und ich kann das Thema loslassen. Das ist ein super Gefühl, wenn man die schwierigste Aufgabe schon erledigt hat, bevor man aus dem

Haus geht. Meine Motivation, die harten Nüsse zu knacken, ist generell sehr hoch, da ich zu dem Zeitpunkt am Morgen schon viel Gutes, Input und Inspiration genossen habe. Ich kann mir nicht eine Dreiviertelstunde staunend anhören, was zum Beispiel Fynn Kliemann alles Tolles macht, und mich dann nicht meiner einen blöden Aufgabe widmen. Ich habe mir durch die Schritte meiner Routine schon eine so positive Denke erschaffen, bin schon so aufgepumpt und gestärkt, dass es mir ganz leicht fällt, die harte Aufgabe zu erledigen. Danach starte ich befreit in den Tag, mit dem Wissen, dass ich schon ordentlich etwas geschafft habe und das größte Problem des Tages schon gelöst ist. Ich organisiere mein ganzes Leben über digitale Medien. Dazu benutze ich die App *Wunderlist,* um meine Aufgaben nach Kategorien und Dringlichkeit zu sortieren, und *Agantty,* das Projektmanagement-Tool von Fynn Kliemann, dort

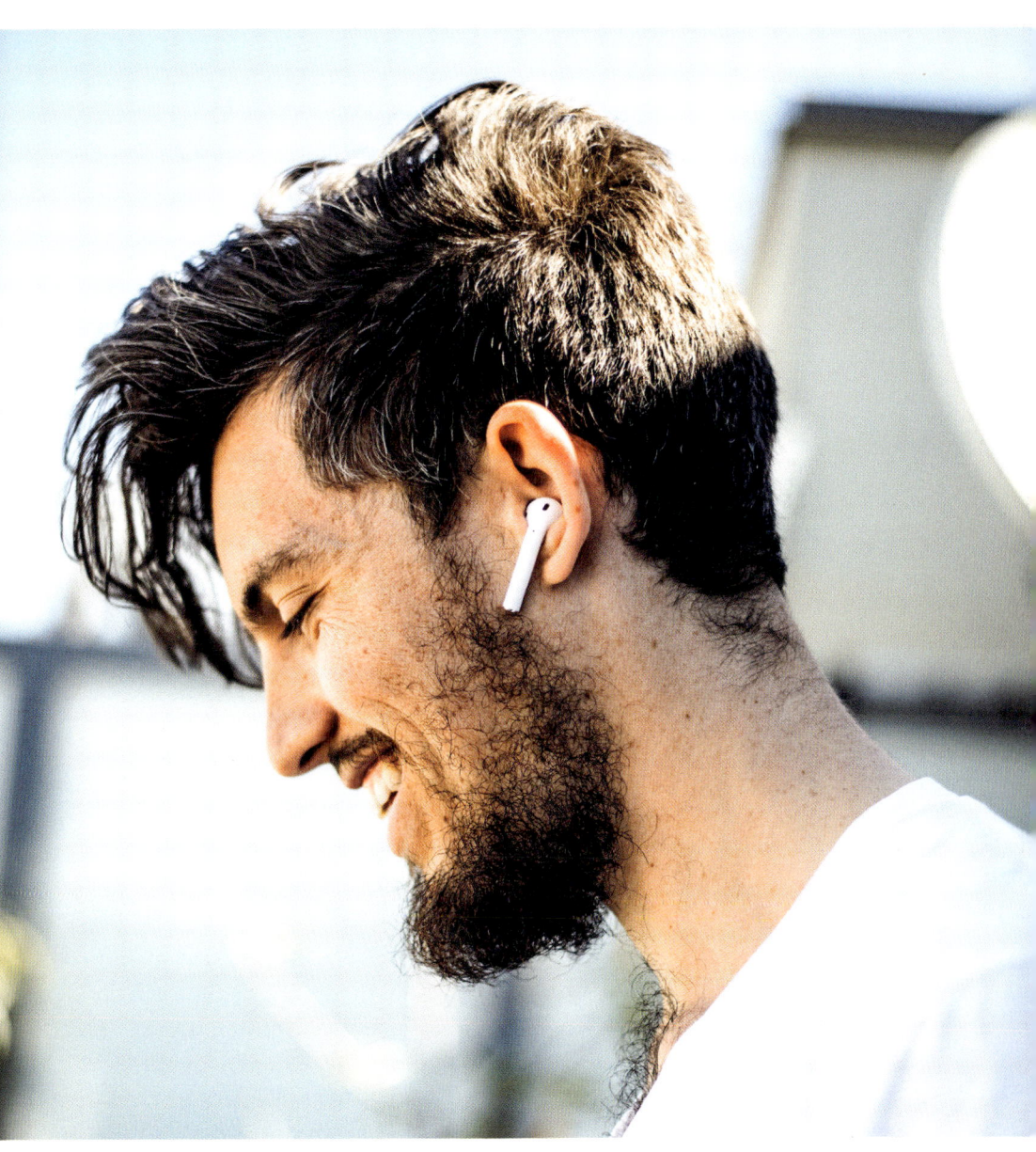

Alex hört bei der Hausarbeit am
Morgen gerne inspirierende Interview-
Podcasts. Seine Favoriten und noch mehr
Empfehlungen findest du auf Seite 71.

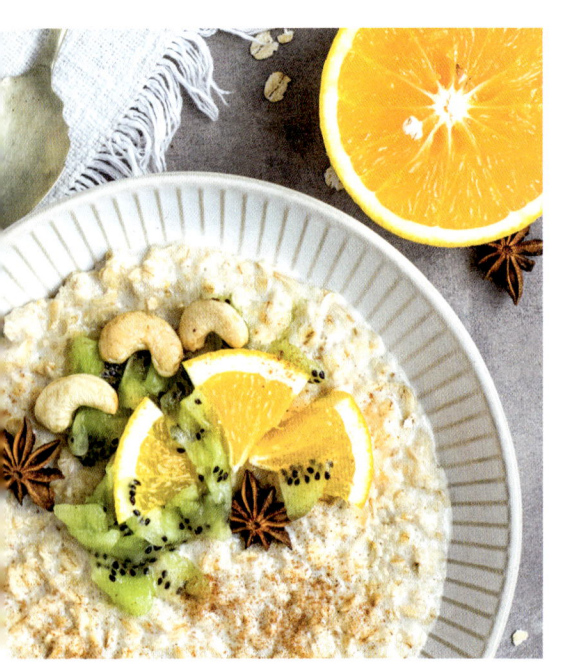

Alex isst zum Frühstück einen Haferbrei – am liebsten mit seinen Großeltern, die glücklicherweise gleich nebenan wohnen.

plane ich meine Ziele mit Zeitstrahlen und Fälligkeiten. Ich sehe bei mir viele Parallelen zu Fynn. Er beschreibt sich selbst als chaotisch und vergesslich. Bei mir ist es auch so. Wenn du mir heute etwas sagst, weiß ich es morgen nicht mehr – wenn ich es nicht irgendwo notiert und getrackt habe. Aus diesem Grund bin ich abhängig von Tools und verwende sie auch sehr konsequent. Das hilft mir, den Überblick zu behalten, auch bei meiner fordernden Arbeit als einer von drei Gründern eines Start-ups. Nach der Arbeitseinheit ist es Zeit für mein Frühstück. Ich mache mir meistens einen Haferbrei mit Früchten, Leinsamen, Flohsamen und Honig – alles, was wir Gutes in der Küche haben, kommt da rein. Wir haben das große Glück, dass meine Großeltern direkt nebenan wohnen. Da Justine zu der Zeit noch schläft und ich nicht gerne alleine esse, gehe ich mit meinem Porridge zu Oma und Opa rüber und frühstücke dort. Danach ist es Zeit, um ins Büro aufzubrechen. Ich nehme mir immer mein Mittagessen mit. Entweder Leftover vom Vortag oder Gemüse, das ich in der Büroküche zubereiten kann. Wenn Justine ein neues Rezept für den Blog vorbereitet, habe ich oft das Glück, dass etwas übrigbleibt, das ich mitnehmen kann. Bei gutem Wetter fahre ich gegen 9 Uhr mit dem Rad ins Büro und habe das gute Gefühl, mir bereits auf so vielen Ebenen etwas Gutes getan zu haben.

INSPIRATION –
EINFACH LOCKERLASSEN

Alex' Entspannungsübung zum Lockern der Kiefermuskulatur

Zum Ausführen der Übung aufrecht hinsetzen und den Kopf gerade halten.

(1) Zum Lockern der Muskulatur den Mund nun 15 Sekunden lang so weit aufreißen, wie es geht. Ganz weit öffnen – es soll als richtig anstrengend empfunden werden.

(2) Im zweiten Schritt wird der Mund geschlossen. Nun von unten mit dem Handballen gegen den Kiefer drücken und parallel versuchen, den Mund zu öffnen. Es findet also ein kleiner Kampf statt, zwischen den Händen und den Kiefernmuskeln. Man möchte den Mund öffnen, aber verhindert es selbst.

(3) Erneut 15 Sekunden lang den Mund wie unter Punkt eins beschrieben öffnen.

(4) Nun wird für 15 Sekunden der Mund sehr weit geöffnet. Zusätzlich wird die Öffnung verstärkt, indem man mit der flachen Hand an die Stirn greift und Druck nach oben ausübt. Die andere Hand greift an das Kinn und zieht, um die Öffnung noch zu verstärken. Als würde sich eine Schere öffnen.

(5) Zum Abschluss der Übung noch einmal für ungefähr 50 Sekunden den ersten Schritt wiederholen.

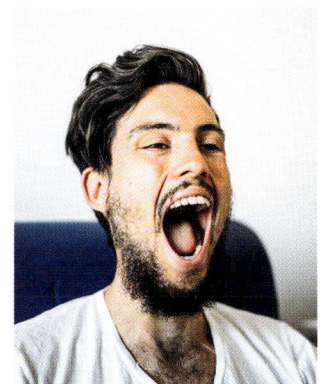
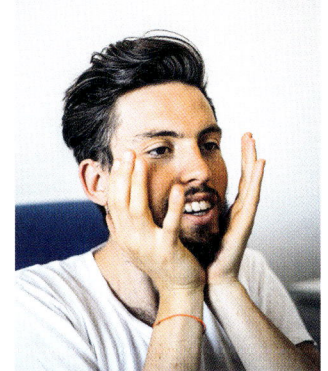
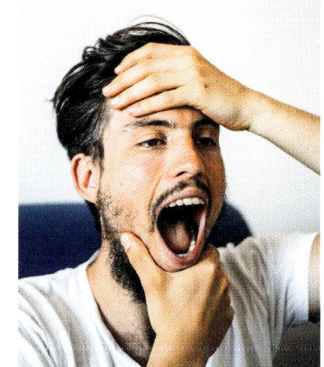

Justines Morgenroutine

GUTE ROUTINE – GUTER TAG!

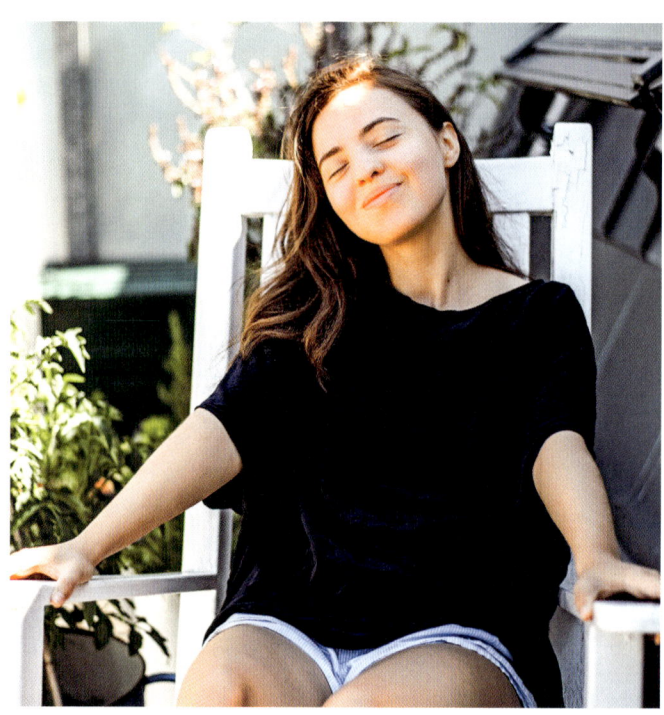

Zwischen Alex' und meiner Morgenroutine gibt es Parallelen – aber vieles ist auch ganz anders. Ich stehe zum Beispiel nicht so früh auf. Ich komme schwer aus dem Bett und brauche meine acht bis neun Stunden Schlaf. Die ersten zwei Stunden des Tages versuche ich nicht auf das Handy zu schauen. Ich finde es wichtig, dass der erste Blick des Tages nicht auf das Handy geht. Ich habe gelesen, dass beim Blick aufs Handy der Serotonin-Ausstoß gehemmt wird. Die Serotonin-Werte steigen dagegen, wenn man aus dem Fenster schaut – am besten ins Grüne. Das merkt man vielleicht gar nicht bewusst, sondern unbewusst. Das Schlimmste, was man machen kann, ist, in der Früh zum Handy zu greifen und loszuscrollen – das weiß ich aus eigener Erfahrung. Der ganze Tag ist dann einfach anders. Es ist nicht leicht, da wieder rauszukommen, aus diesem Sich-berieseln-Lassen. Wenn ich morgens aufwache, bin ich meistens neutral gestimmt oder ich bin demotiviert. Mein Grundlevel an Energie und Motivation ist eher niedrig. Da kommt meine Morgenroutine ins Spiel, die Praxis hilft mir dabei, mich auf den Tag zu freuen. Ich freue mich zwar nicht immer auf die Routine – aber auf das Gefühl danach. Nach der Routine fühle ich mich immer viel besser als vorher. Ich mache meine Routine, damit ich nicht direkt nach dem Aufwachen in einen Alltagstrott verfalle. Ich weiß einfach, dass es mir danach immer besser geht. Ich starte mit einem besseren Gefühl in den Tag. Es kostet mich oft ein paar Sekunden Überwindung, zu beginnen. Aber wenn ich angefangen habe, dann läuft es wie von selbst. Dann macht es Sinn und Spaß und tut einfach gut. Schon währenddessen weiß ich, warum ich es mache. Meine Routine ist auch nicht starr, sondern passt sich meinem Leben an. Ich mache regelmäßig eine Inventur. Aktuell beginnt meine Morgenrou-

tine mit einer 20-minütigen geführten Meditation. Ich mag die Meditationen von Laura Malina Seiler sehr gerne. Meine drei absoluten Favoriten höre ich immer im Wechsel. Nach der Meditation nehme ich mir Zeit für eine Visualisierung. Seit einiger Zeit habe ich zum Beispiel Probleme mit meiner Haut. Also visualisiere ich meine zukünftige Haut. Ich stelle mir genau vor, dass meine Haut gesund ist und wie sich das anfühlt. Ich denke an eine Situation, die mit purer Freude und positiver Energie verbunden ist. In meiner Vorstellung habe ich nicht einfach nur reine Haut, sondern verbringe ein schönes Picknick mit Freunden im Grünen. Die Visualisierung ist nicht kalt und abstrakt, sondern immer mit Emotionen verbunden. Ich visualisiere alles, was gerade für mich relevant ist. Wenn ich mir viel Zeit nehmen möchte, arbeite ich mit einer besonders intensiven Visualisierung, die mir meine Kinesiologin gezeigt hat. Dabei visualisiert man nacheinander drei

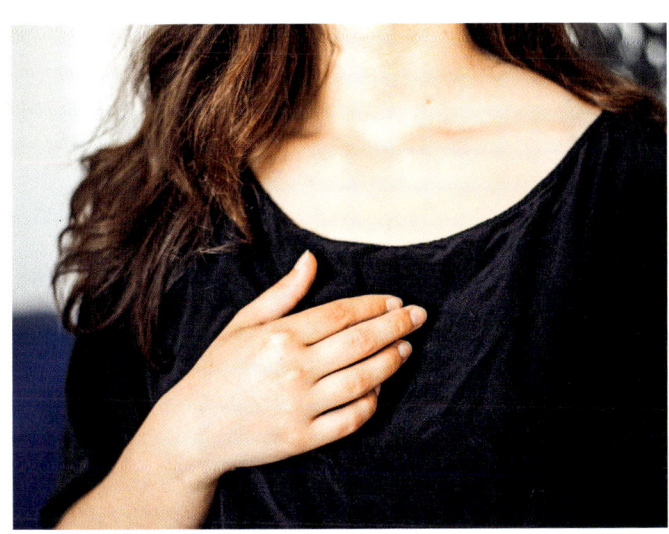

Justine visualisiert jeden Morgen ihre zukünftige Haut. Sie stellt sich vor, dass ihre Haut gesund ist und wie sich das genau anfühlt.

Quadrate. Zuerst denkt man an ein schwarzes Quadrat und stellt sich vor, wie man etwas nicht haben will. Man geht dazu in eine Situation rein, mit der es einem nicht gut geht, die man ändern möchte. Man versetzt sich erst intensiv in diese Situation hinein, um dann gedanklich ein rotes Kreuz über das Quadrat zu ziehen und den Gedankengang zu beenden. Danach stellt man sich ein graues Quadrat vor, um die Verbindungen zu unterbrechen und etwas Neues zu gestalten. Abschließend stellt man sich ein weißes Quadrat vor, in das alles hineinkommt, das man sich wünscht: der Zustand, den man erschaffen möchte. Das ist dann noch mit verschiedenen Sätzen und Affirmationen verbunden. Im Anschluss an die Visualisierung widme ich mich meiner Dankbarkeitsliste. Früher habe ich immer genau zehn Dinge auf-

geschrieben. Aber ich habe gemerkt, dass es mich stresst, immer genau zehn Sachen aufzuschreiben. Nun schreibe ich so viel auf, wie ich möchte. Das sind in der Regel fünf bis sieben Dinge, für die ich dankbar bin. Das können kleine Dinge, Begegnungen oder Erlebnisse des letzten Tages sein. Oder aber auch Dinge, für die ich grundsätzlich große Dankbarkeit empfinde, zum Beispiel, dass ich sehen kann. Mit dem Schreiben des Zettels richte ich meine Aufmerksamkeit auf das Positive. Danach lese ich 10 bis 20 Minuten. Das ist mir besonders wichtig, weil ich so viel lesen und lernen möchte. Ich interessiere mich für viele unterschiedliche Themen, auf meiner Buch-Wunschliste sind 70 bis 80 Bücher, ich komme kaum hinterher. Deshalb ist es mir wichtig, gleich morgens zu lesen. Die Morgenroutine ist einfach Zeit, die ich für mich habe. Wer weiß, wie der Tag danach verläuft? Auch wenn ich mir fest vornehme, am Nachmittag zu lesen, kann

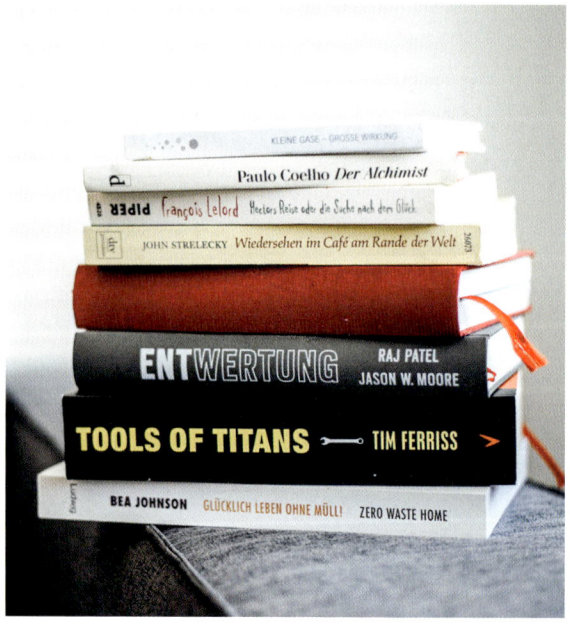

Morgens zu lesen ist ein wichtiges Element in Justines und Alex Morgenroutinen. Diese Bücher sind eine Auswahl der vergangenen Lese-Sessions.

„MEINE MORGENROUTINE HILFT MIR DABEI, MICH AUF DEN TAG ZU FREUEN."

leicht etwas dazwischenkommen. Aber was ich schon in der Früh geschafft habe, das habe ich für den ganzen Tag geschafft. Das ist eine Sache, die mir keiner mehr nehmen kann. Ich bin selbst immer wieder ganz überrascht, wie viel ich in der Zeit schaffen kann. Aktuell lese ich How Not to Die von Dr. Michael Greger. Aber ich lese immer mehrere Bücher parallel. Nach dem Lesen räume ich die Küche auf. Ich arbeite von zu Hause und möchte es ordentlich haben. In der Früh trinke ich erst einmal nur etwas. Das kann je nach Jahreszeit und Gefühl Wasser, Tee, Zitronenwasser oder Selleriesaft sein. Seit längerer Zeit mache ich Intervallfasten nach dem 18/6-Prinzip. Das heißt, dass ich 18 Stunden faste und nur in einem Zeitfenster von 6 Stunden Nahrung zu mir nehme. In den Fastenphasen sinkt der Insulinspiegel und die Zellen können wichtige Reparaturprozesse einleiten. Zum Abschluss meiner

Routine schreibe ich eine realistische To-do-Liste für den Tag. Früher habe ich mir endlose Listen geschrieben, die mich überfordert und demotiviert haben. Heute ist meine Liste herausfordernd, aber immer erreichbar.

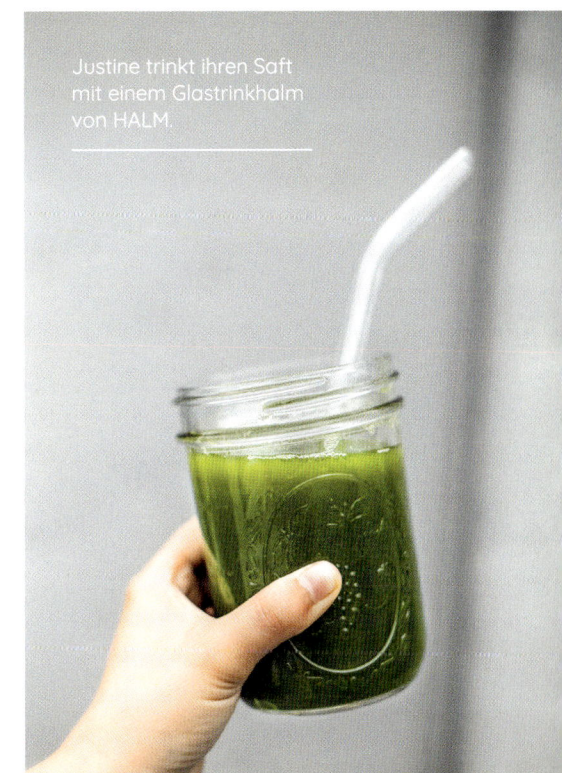

Justine trinkt ihren Saft mit einem Glastrinkhalm von HALM.

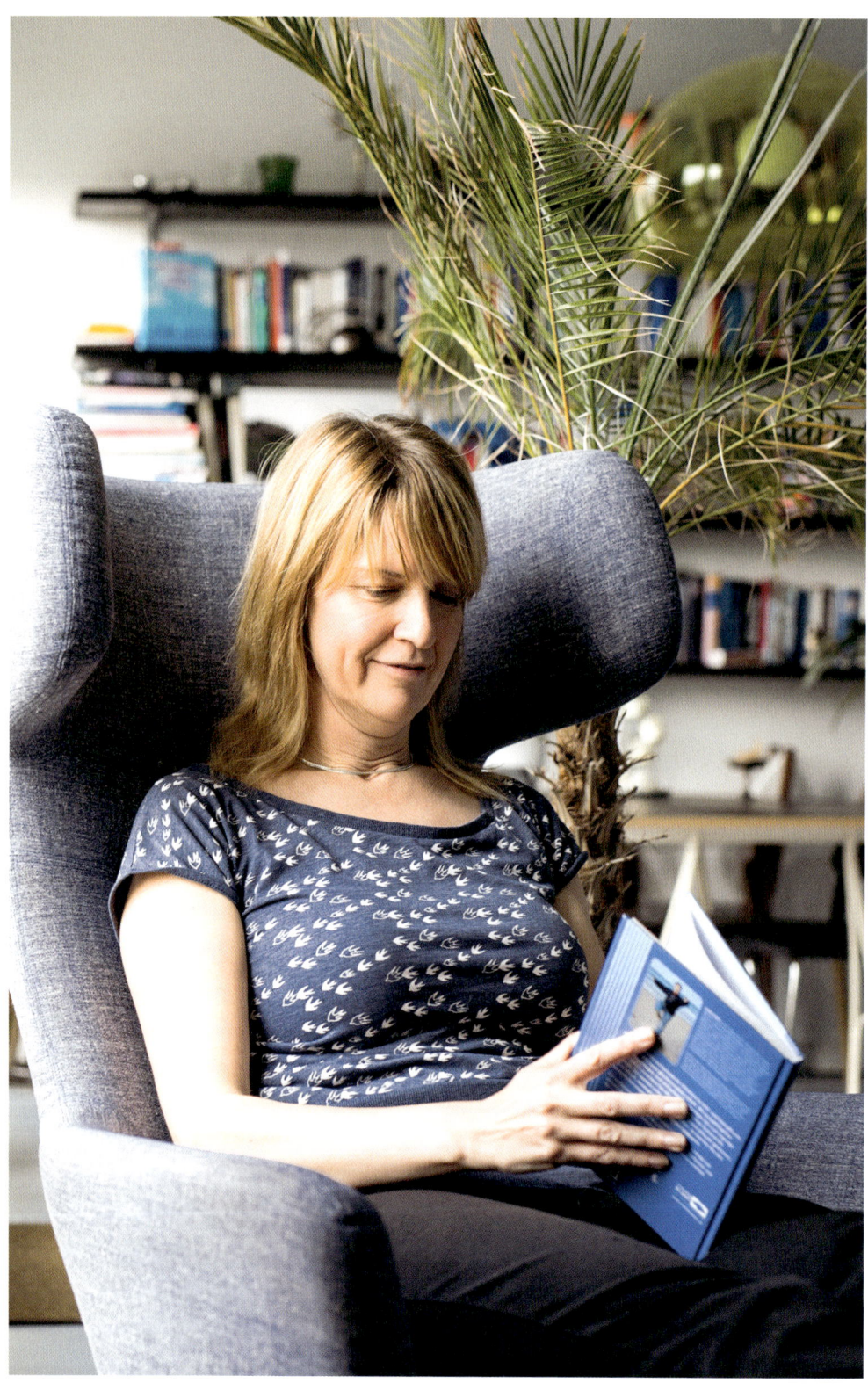

IMMER IN DER MITTE BLEIBEN

Urte Zahn
Gründerin von Qilabs
Berlin

Der Tag beginnt um 6:30 mit Frühstück und Input. Urte hört sich, während sie ihren Frühstücksshake zubereitet, das *Morning-Briefing* von Gabor Steingart an. Der Podcast liefert eine kleine, kompakte Zusammenfassung des aktuellen Geschehens. Auf der Leseliste steht außerdem der Datenwelt- und Netzpolitik-Newsletter *D64*.

Nach dem Frühstück geht Urte auf ihre Terrasse, um Yiquan zu trainieren, eine Kampfkunst, die Körper und Geist gleichzeitig stärkt. Yiquan hat Urte nur durch einen glücklichen Zufall für sich entdeckt. Eigentlich trainiert sie seit 15 Jahren mit großer Begeisterung Tai Chi. Vor einigen Jahren war sie jedoch mit einer Gruppe bei einer Kampfkunst-Akademie, auf dem verschiedene

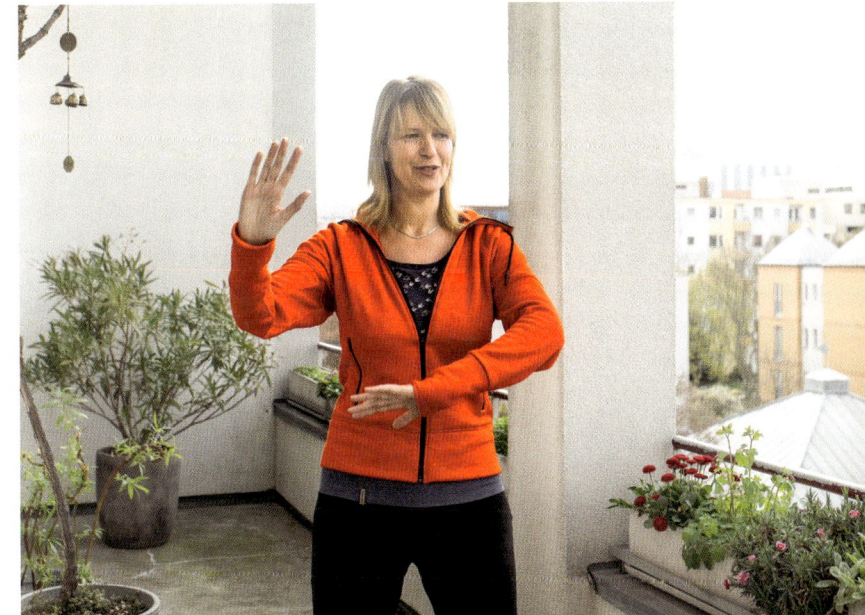

Urte trainiert Yiquan –
eine Kampfkunst,
die Körper und Geist
gleichzeitig stärkt.

„ICH MUSS NICHT RUNTERKOMMEN – ICH BIN IN MEINER MITTE."

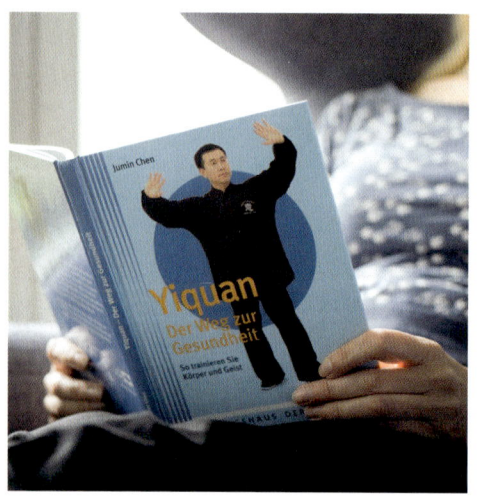

Buchtipp:

Yiquan – Der Weg zur Gesundheit.
Von Jumien Chen.

Workshops angeboten wurden. Der Gruppenleiter ihres Workshops entpuppte sich leider als unerträglicher Selbstdarsteller. Schnell raus und weg, dachte sich Urte. Der einzige Workshop, der zeitlich nun noch infrage kam, warb mit dem Titel „Einfach stehen". „Stehen! Oh nee, ich hasse rumstehen", war Urtes erster Impuls. Sie hat sich aber darauf eingelassen und war sofort begeistert. Seitdem trainiert Urte jeden Morgen bis zu 60 Minuten.

Von dem Training profitiert Urte auf vielen Ebenen: mental, physisch und emotional. „Du wirst einfach äußerlich und innerlich stabil", erklärt Urte. Die Widerstandsfähigkeit und Gelassenheit haben ihr auch beruflich schon oft weitergeholfen. Vor der Gründung von Qilabs war sie Geschäftsführerin eines Start-ups und in leitender Position bei Bosch unterwegs. Ihre Kampf- und

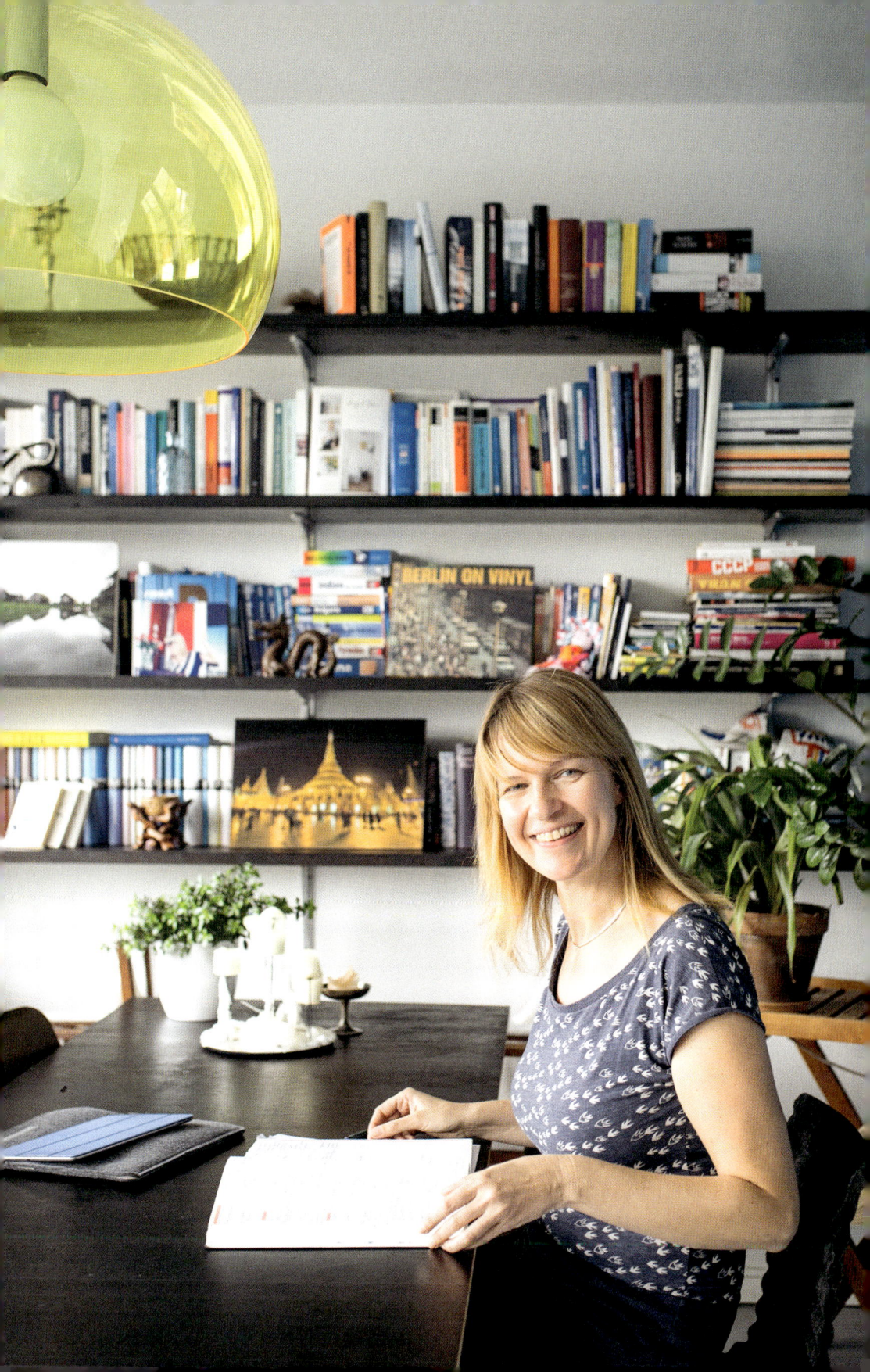

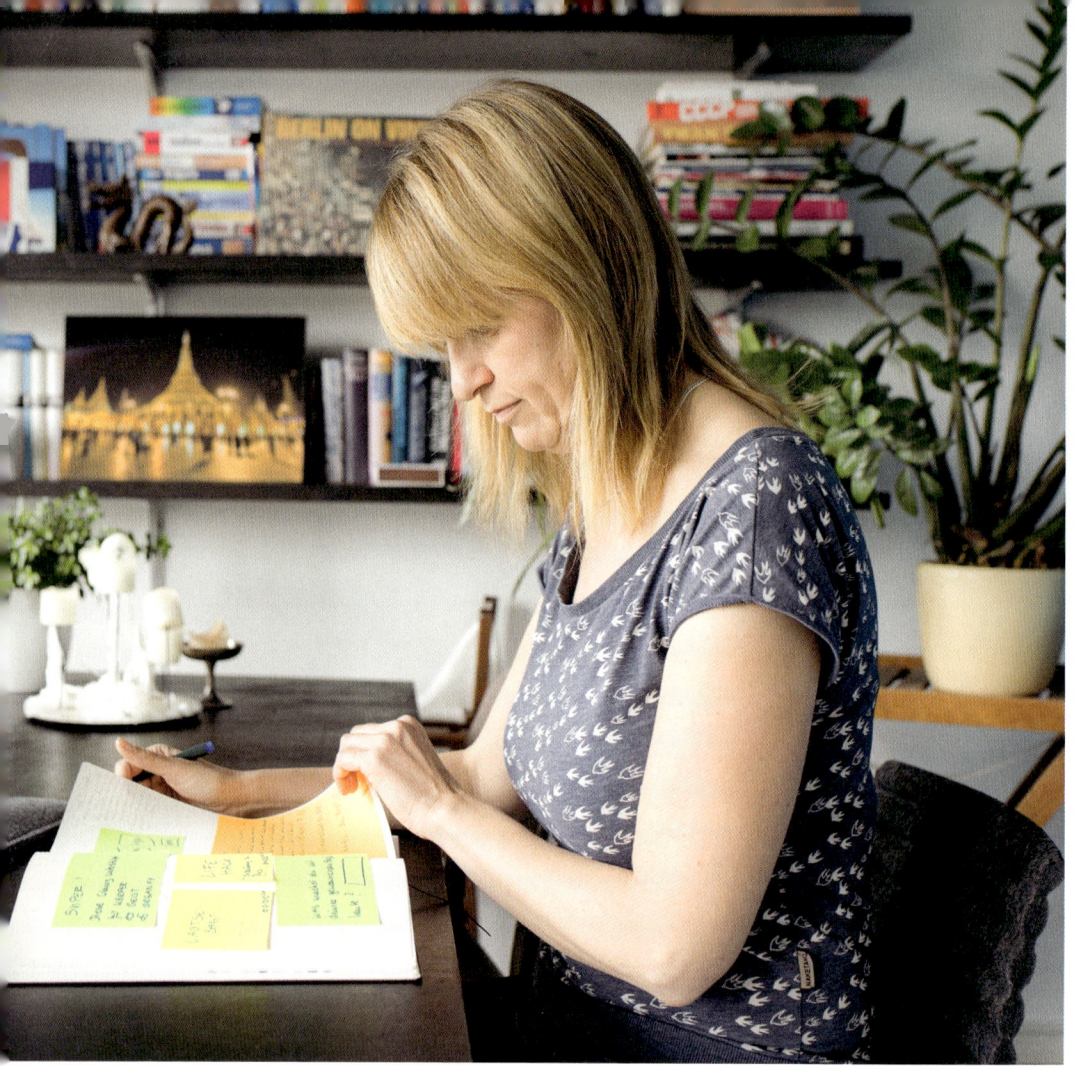

Verteidigungskünste konnte sie zum Beispiel anwenden, wenn Meetings eskalierten und jemand im Affekt losbrüllte. Urte stellt sich in diesem Moment einfach vor, ihren Körper leicht zur Seite zu drehen. Die minimale Bewegung ist von außen gar nicht sichtbar. Aber die Worte gehen an ihr vorbei und können sie nicht mehr treffen. „Es spielt keine Rolle, ob du es wirklich machst oder es dir nur vorstellst. Der Effekt ist gleich", so Urte.

Urte kann ihre Energie gut und effizient einsetzen. Ihr Zeitmanagement hat sie über die Jahre immer weiter optimiert. Dabei setzt sie unter anderem auf das Eisenhower-Prinzip – die Unterscheidung zwischen wichtig und dringlich – und auf gute Planung. Am Abend schreibt Urte immer die wichtigsten Aufgaben des nächsten Tages auf ihr Whiteboard, und einmal im Monat nimmt sie sich Zeit, um die nächsten 30 Tage im Voraus zu planen. Dafür erstellt sie eine Mindmap mit der App *iThoughts*. Bei großen Projekten erstellt Urte eine Rückwärtsplanung.

Sie überlegt sich, welches Ziel sie wann erreichen möchte. Im nächsten Schritt notiert sie alle Schritte und Aufgaben, die notwendig sind, es zu erreichen. Urtes Tipp ist, am Tag auch immer Puffer für Unvorhergesehenes einzuplanen – und für neue gute Ideen.

DAS EISENHOWER-PRINZIP

Die Technik hat ihren Namen von dem früheren US-Präsidenten Dwight D. Eisenhower, dem man nachsagt, er hätte dieses Verfahren selbst angewendet. Die Grundidee ist eine gezielte Kategorisierung von Aufgaben. Durch die Einteilung und Unterscheidung zwischen „dringend" bzw. „eilig" und „wichtig" kann leichter entschieden werden, womit man sich als Nächstes beschäftigen soll, um seine Ziele zu erreichen.

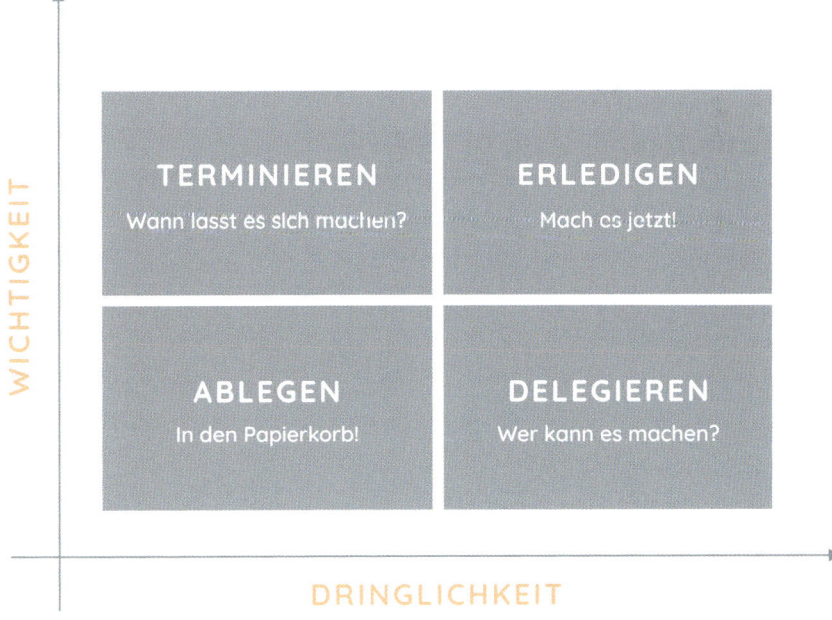

BESSER STEHEN

In China gibt es das Sprichwort: „Der Mensch altert von seinen Füßen." Mit dieser Übung wirkst du dem entgegen und trainierst einen stabilen Stand. Diese drei Yiquan-Übungen kann man ganz einfach zu Hause ausprobieren.

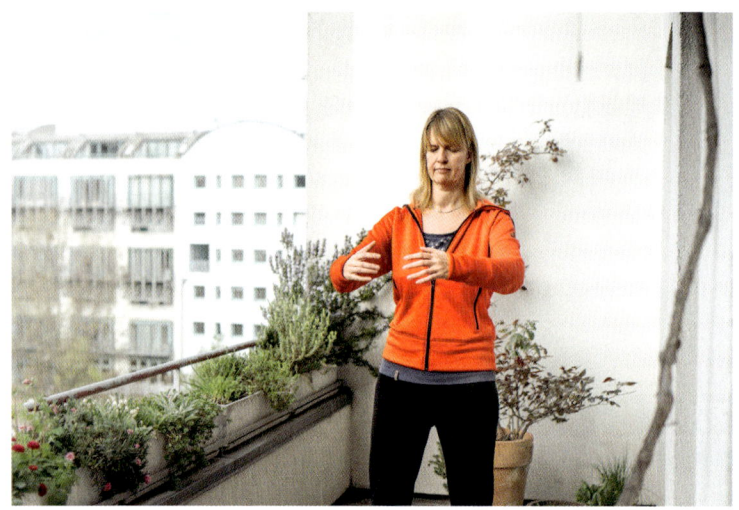

Übung 1:

Nimm einen lockeren Stand ein. In Gedanken legst du nun deine Arme sanft auf einem großen, leichten Ball aus Papier ab. Entspanne die Schultern. Vor deinem inneren Auge lässt du nun am Horizont das Bild eines Berges erscheinen.

Male dir aus, dass du über diesen Berg hinwegsehen möchtest. Halte die Übung jeden Tag ein bisschen länger.

Deine Haltung wird sich allein durch diese Vorstellung verändern.

Übung 2:

Male dir aus, dass du bis zur Brust im Meer stehst. Die Hände sind an der Seite. Du bist ganz entspannt, und das Wasser ist angenehm warm. Stelle dir nun vor, dass eine Welle von vorn auf dich zukommt und dich bewegt. Halte deinen Stand. Danach kommt die Welle von hinten. Bleibe entspannt und gib dich der Vorstellung hin.

Du prägst mit dieser Übung deine Feinmuskulatur und Wahrnehmung.

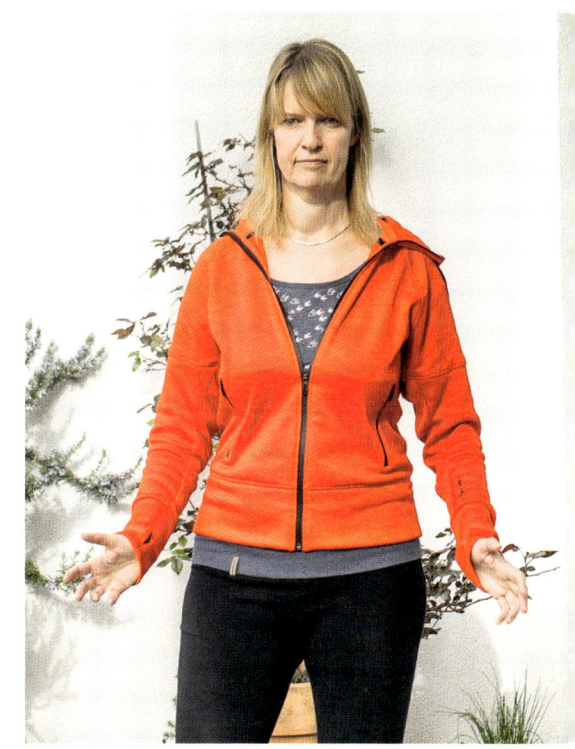

Übung 3:

Setze dich aufrecht hin und stelle deine Füße parallel auf dem Boden ab. Stelle dir nun vor, dass ein großes Gummiband um deine Fußgelenke und zwischen deine Knie gespannt ist. Versuche in Gedanken beide Gummibänder auseinanderzuziehen und fünf Sekunden zu halten. Danach fünf Sekunden entspannen und wiederholen.

Diese Übung kannst du auch sehr gut unterwegs oder im Büro machen.

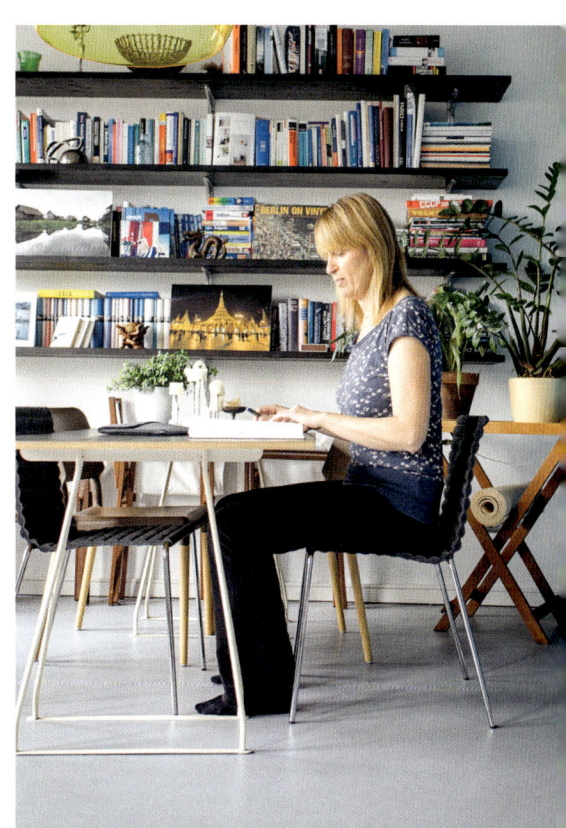

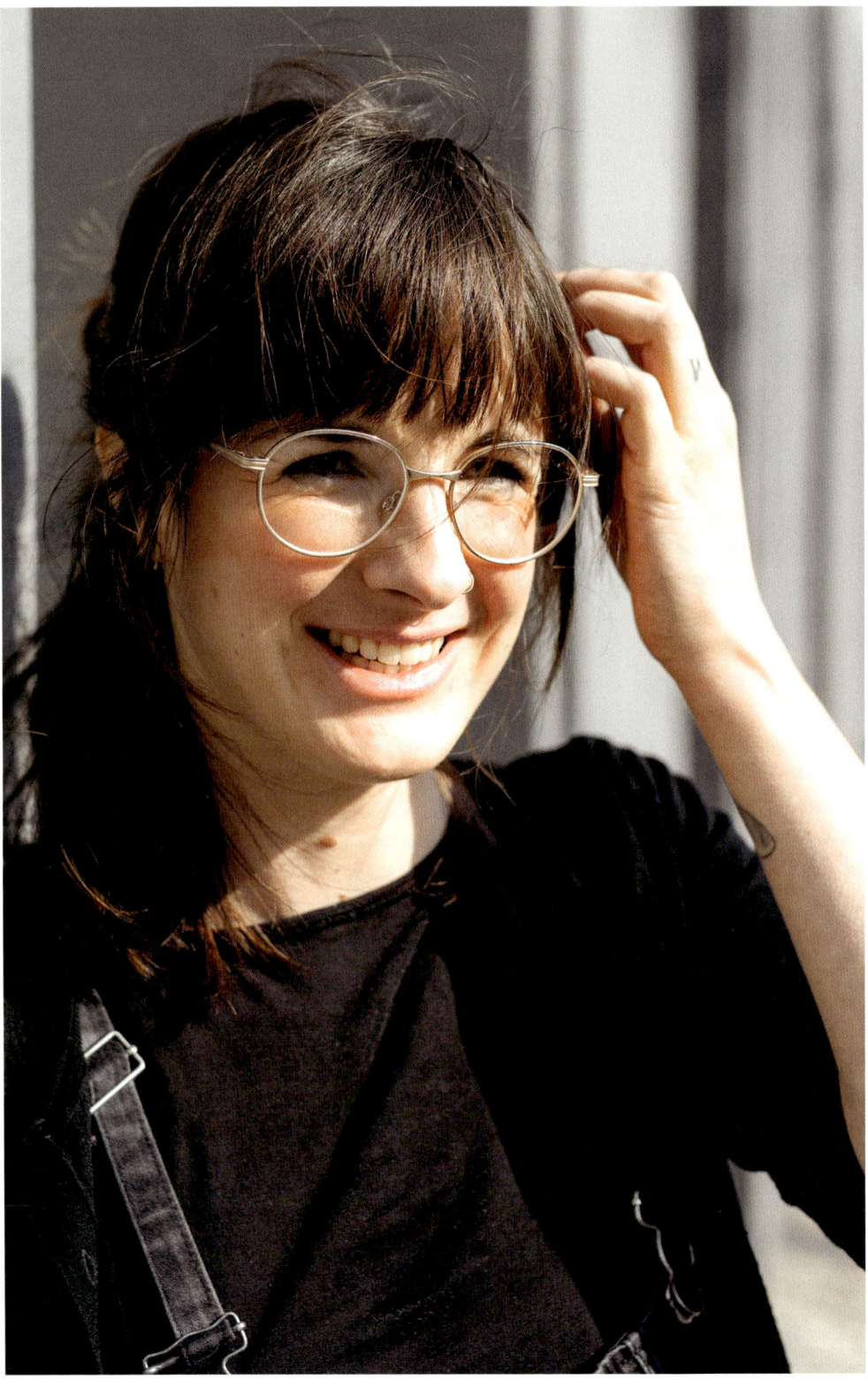

ONE DRESS – ONE YEAR – ONE GIRL

Zippora Marti
Schnitttechnikerin
Luzern

Jeder Tag beginnt mit Jeans und einem grauen T-Shirt: Mark Zuckerberg hat seit vielen Jahren eine feste Routine am Morgen – er zieht bewusst dieselbe Kleidung an, um keine Zeit und Energie mit der Entscheidung für die Kleiderwahl zu verbrauchen. Auch Zippora Marti aus Luzern wollte ihr Leben vereinfachen und morgens keine Zeit verschwenden. Sie entschied sich für ein Experiment und trug ein ganzes Jahr lang jeden Tag das gleiche schwarze Kleid. Im Interview schildert Zippora ihre Erfahrungen.

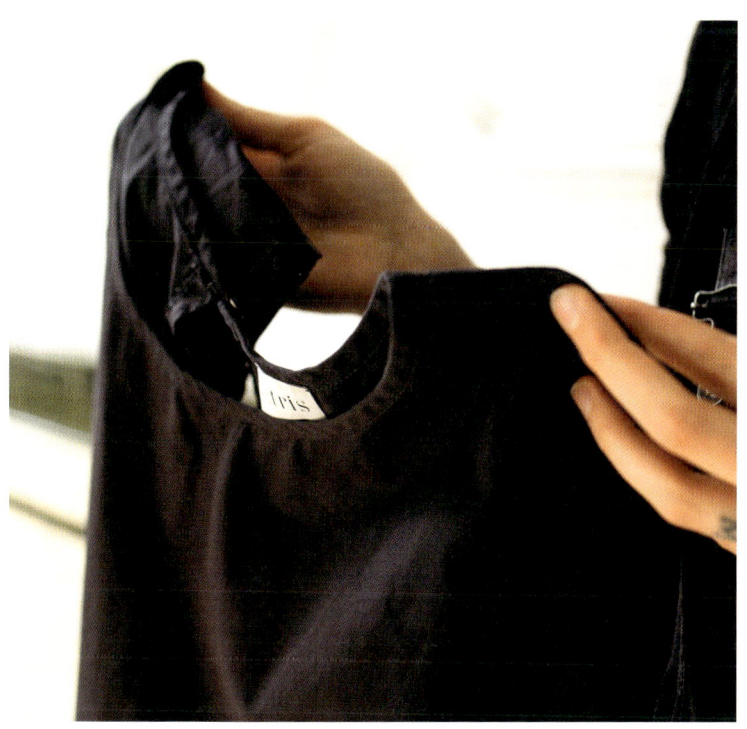

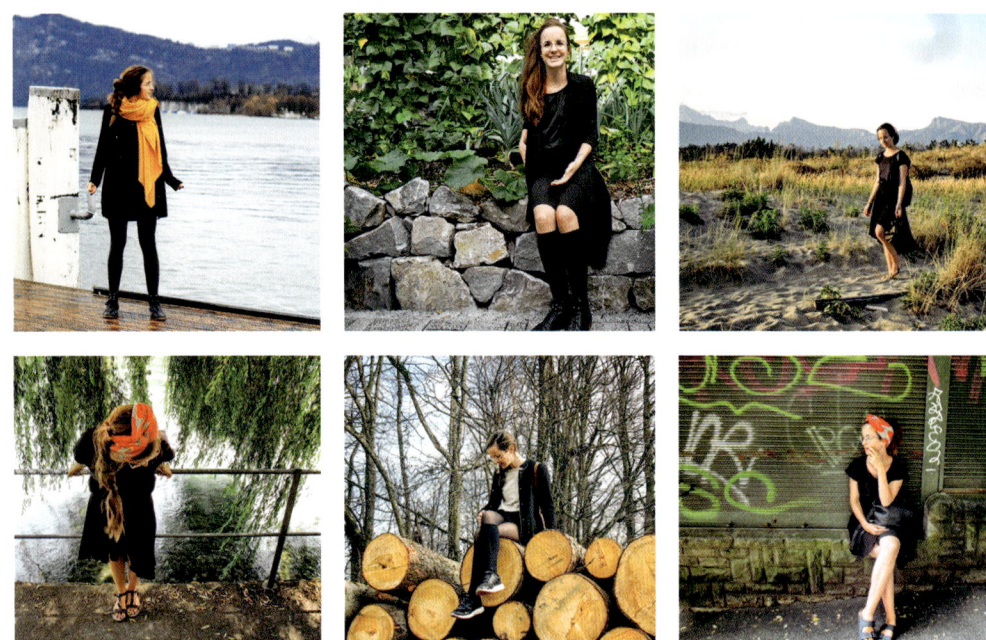

Zippora hat 365 Tage das gleiche
schwarze Kleid getragen.

Wie ist die Idee zu dem
Projekt entstanden?

Ich beschäftige mich schon länger mit
dem Thema Nachhaltigkeit. Angefangen hat das bei der Bekleidung. Da gab
es einen Tag, an dem ich entschieden
habe: Jetzt bin ich fertig mit Fast Fashion. Von diesem Tag an ist eine Ver-
änderung nach der anderen gekommen. Irgendwann habe ich gemerkt,
dass ich nicht nur Fashion, sondern
auch Kosmetik und Co. konsumiere.
Ich habe angefangen, alles zu hinterfragen, und habe mehr reflektiert, wo
die Dinge eigentlich genau herkom-
men. Wer hat meinen Stuhl gemacht?

Irgendwann kam zwangsläufig die Frage nach Plastik und dem ganzen Müll
dazu. Das führte mich zum Thema Mini-
malismus und der Frage: Wie viel brauche ich wirklich? Denn „ökofairer" Konsum bedeutet nicht automatisch, den
Konsum einzuschränken, sondern eben
nur die Frage, wer es wo, unter welchen
Bedingungen und mit welchen Rohstof-
fen produziert hat. Ich kann bei diesem Ansatz immer noch genau gleich
viel konsumieren. Aber die Ressourcen
sind trotzdem verschwendet. Deshalb
habe ich angefangen, konsequent zu
hinterfragen: Was brauche ich wirklich,
wirklich, wirklich? Ich finde die Aussage
von Joachim Klöckner in deinem Buch

Einfach leben so schön mit dem drei-
mal „wirklich".

Durch Zufall habe ich zur selben Zeit
von einer Frau aus New York gehört,
die das auch schon gemacht hat. Ich
fand das spannend und dachte: Was
die kann, kann ich auch. Dann habe ich
es einfach probiert.

**Du hast mit der Reduktion auf nur
ein einziges Kleid deine Garderobe
stark vereinfacht.**

Ja, genau, ich habe mir erhofft, dass
ich mit der Einfachheit in diesem
Projekt auch sonst eine neue Einfachheit in meinem Alltag generiere.

**Wie ist die Entscheidung auf das
schwarze Kleid gefallen?**

Ich liebe bunte Einteiler. Daher habe ich
zuerst überlegt, das Projekt mit einem
einzelnen Jumpsuit durchzuziehen. Aber
da finde ich es noch schwerer, ein Teil zu
entwickeln, das im Sommer und Winter
gleichermaßen passt. Daher ist meine
Wahl auf das schwarze schlichte Kleid
gefallen, das ich zusammen mit dem
Label etris aus Bern entwickelt habe.

Wie hast du dich vorbereitet?

Ich hatte vorher eine durchmischte
Garderobe und noch keinen einheitli-
chen Stil. Ich habe mir überlegt: wenn
ich das ganze Jahr das gleiche Kleid
tragen möchte, muss alles zum Kleid
passen. Das heißt, dass alles einen

ähnlichen Stil haben muss, multi-
funktional sein muss. Ich habe sehr
viel aussortiert und viel Kleidung an
Freunde verschenkt.

**Wie viele Kleidungsstücke hattest
du während das Jahres begleitend
zu dem Kleid?**

Ich habe gezählt – es waren 100 Teile. Dazu habe ich auch Sportsachen,
Socken und Unterwäsche gezählt.
Währenddessen habe ich aber immer noch weiter aussortiert, wenn ich
gemerkt habe, dass ein Kleidungsstück doch nicht so zu mir, zu meinem
Stil passt.

**Wie hast Du das Kleid im
Winter kombiniert?**

Mit warmen Strumpfhosen und Zwie-
bellook. Das hat echt gut funktioniert.

**Mark Zuckerberg trägt auch jeden
Tag graue T-Shirts. Er besitzt viele
im gleichen Stil. Du hattest ein Jahr
lang nur ein einziges schwarzes
Kleid. Warum wolltest du keine
doppelte Ausführung?**

Wenn du nur ein Kleid hast, dann siehst
du auch genau, wie es abgenutzt wird.
Wenn ich zwei hätte, wüsste ich nicht,
welches ich öfter getragen habe. Ich
wollte mich auch wirklich reduzieren
und einschränken. Manchmal vergaß
ich, es zu waschen, und musste es
morgens schnell mit der Hand spülen

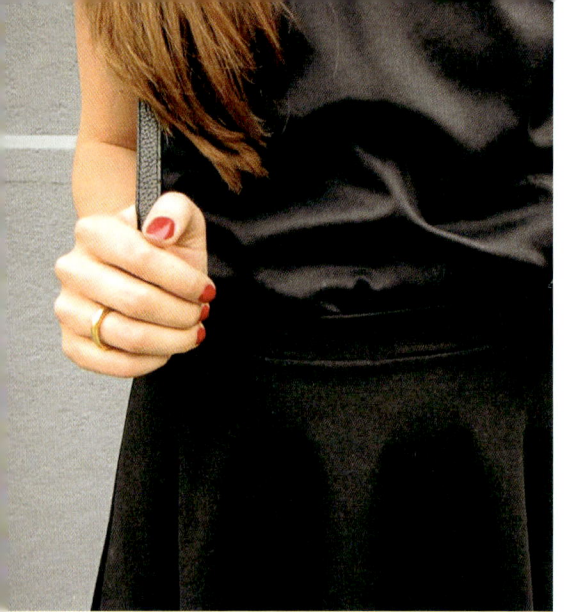

digt und mein eigenes nachhaltiges Unterwäschelabel thoose gegründet. Mir ist bewusst geworden, dass ich nicht acht Stunden meines Tages in eine Firma investieren möchte, von der ich nichts kaufen möchte.

Hattest du das Gefühl, das ganze Jahr lang gut angezogen zu sein?

Ja, ich fand es das ganze Jahr immer gut.

Wie waren die Reaktionen in deinem Umfeld?

Es war erstaunlich: Die Leute haben es gar nicht gemerkt, wenn ich es ihnen nicht gesagt habe! Wenn ich es gesagt habe, war da oft erst viel Unverständnis. Aber wenn ich die Möglichkeit hatte, es zu erklären, fanden es die meisten cool. Einige sagten: Ah, das könnte ich auch mal vertragen, ich habe auch zu viele Sachen. Das ist schon spannend.

und mit dem Ventilator trocknen.

Wie haben sich deine Morgen mit dem Beginn des Projektes verändert?

Es war schon lustig, ab Januar musste ich nie wieder gehetzt zum Bus rennen. Ich hatte plötzlich Zeit, um länger zu schlafen.

Wie lange hast du morgens zum Anziehen gebraucht?

Nur eine oder zwei Minuten. Ich habe kurz gecheckt: Wie ist das Wetter, worauf habe ich Lust. Dann blieben nur noch sehr wenige Optionen übrig. Das war befreiend.

Ist durch die Vereinfachung deiner Kleidung Raum für andere Dinge in deinem Leben entstanden?

In dem Jahr hat sich mein Leben massiv verändert. Ich weiß nicht genau, was woraus entstanden ist. Während des Projektes habe ich meinen Job gekün-

Wie hast du den ersten Tag nach dem Projekt in Erinnerung?

Ach, gar nicht besonders. Kleidung ist mir im Verlauf des Jahres immer unwichtiger geworden. Mein Stil hat sich verfeinert. Ich weiß jetzt genau, was ich besitze und was ich wie kombinieren kann. Jetzt greife ich etwas aus dem Schrank, worauf ich gerade Lust habe, das geht zack-zack-zack und dann bin ich angezogen. Früher hatte ich es öfter, dass ich mich angezogen habe und dann noch ein paarmal wieder umgezogen habe, weil ich mich nicht wohlgefühlt habe. Das lag rückblickend daran, dass ich nicht genau wusste, was mir gefällt und mir steht.

Was hast du mitgenommen aus dem Jahr?

Zuallererst, dass es den Leuten egal ist, was ich anhabe, dass ich mich nicht darum kümmern muss, ob ich ein bestimmtes Kleidungsstück schon einmal getragen habe, als ich eine Freundin zuletzt getroffen habe. Dass wir uns keine Gedanken machen müssen, ob wir im Büro mehrmals hintereinander die gleiche Jeans tragen – weil es sowieso keiner merkt. Die Leute sind viel zu sehr mit sich selbst beschäftigt.

Wir denken oft, dass es wichtig ist, was wir anziehen. Die Gesellschaft stilisiert es zu einem wichtigen Thema, aber eigentlich ist es für uns, den Einzelnen, nicht wichtig.

Früher hatte ich oft das diffuse Gefühl, dass es für mich nicht reicht, dass ich nicht genug habe. Das habe ich damals dadurch befriedigt, dass ich zum Beispiel gleich zwei T-Shirts auf einmal gekauft habe. Durch das Projekt habe ich gelernt: Es reicht für mich und es ist gut, wie es ist. Ich möchte keinen Ballast mehr anhäufen.

INSPIRATION – GARDEROBE VEREINFACHEN

Mark Zuckerberg trägt jeden Tag ein graues T-Shirt, Zippora hat ein ganzes Jahr das gleiche Kleid getragen – mit einer reduzierten Garderobe sparst du morgens ordentlich Zeit und langfristig Geld und Ressourcen. Stelle dir vor, dass sich in deiner Garderobe nur noch absolute Lieblingsstücke befinden. Dazu musst du erst einmal deinen Stil identifizieren. Wirf einfach einen Blick auf den Wäscheständer. Dort findest du deine absoluten Lieblingsstücke, die du in heavy Rotation trägst. Im nächsten Schritt könntest du dir eine Capsule Wardrobe zusammenstellen, eine Garderobe aus wenigen Teilen, die sich alle untereinander gut kombinieren lassen. Noch reibungsloser läuft es am Morgen, wenn du dir (und deinen Kindern) am Abend vorher schon die Kleidung für den nächsten Tag rauslegst.

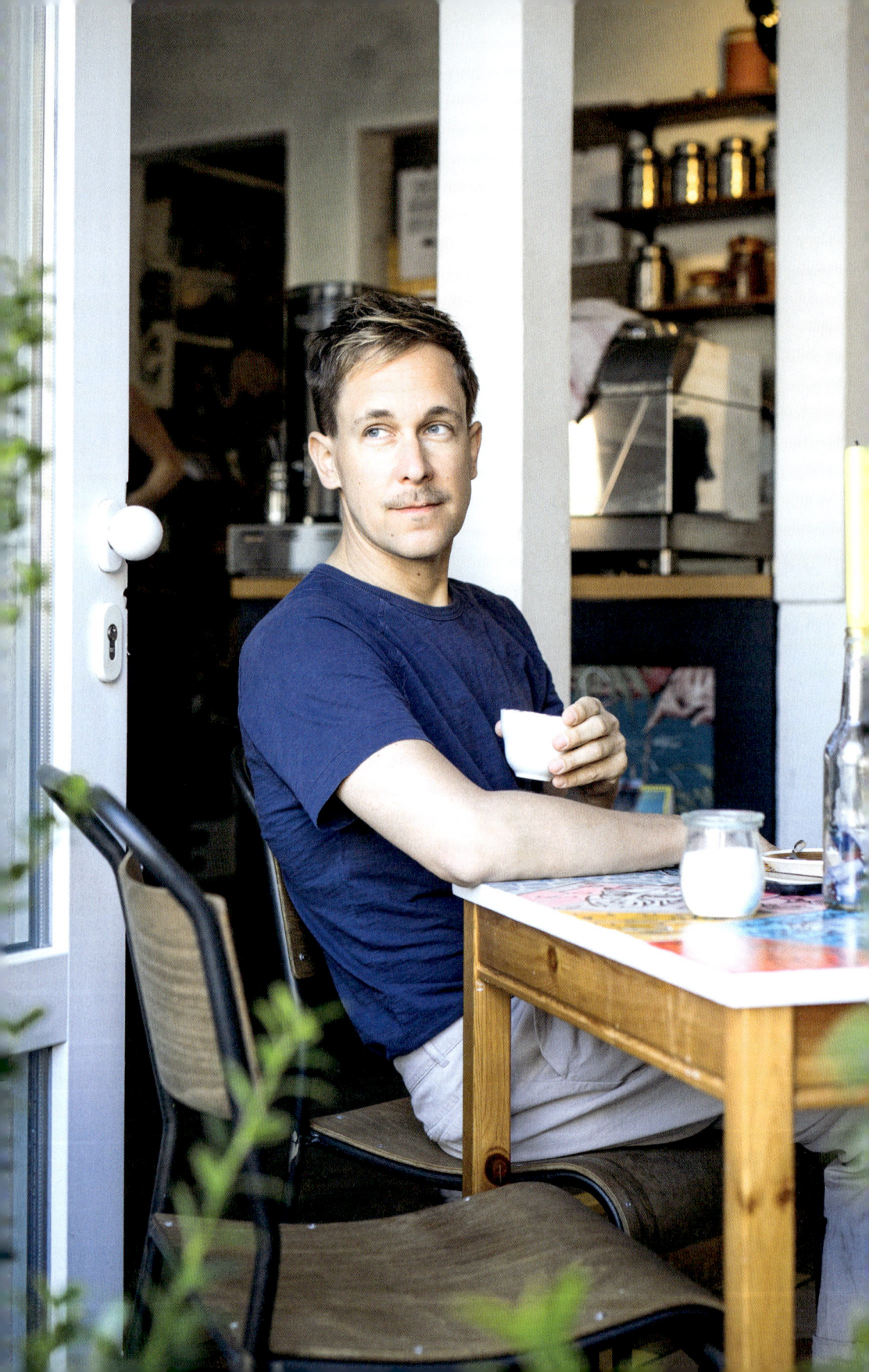

DOLCE VITA – JEDEN TAG

Alex Kutka
Film-Editor
Hamburg

Hamburg ist Rekordhalter, wenn es um Brücken geht. Mehr als 2400 davon führen über die Gewässer der Hansestadt. Das sind 2000 Brücken mehr, als Venedig zu bieten hat. Alex gefallen die Parallelen zwischen den beiden Städten. Die Lagunenstadt hat ihn verzaubert. Von seinen Reisen nach Italien hat er neben schönen Erinnerungen auch eine Begeisterung für den italienischen Le-

bensstil mitgebracht. „Die Italiener wissen einfach, wie man lebt, wie man das Leben genießt, die kleinen Momente im Alltag ganz unaufgeregt zelebriert. Dort ist es zum Beispiel gang und gäbe, morgens vor der Arbeit seinen Kaffee draußen, in einer kleinen Kaffee-Bar, zu trinken. Man kennt sich, hält vielleicht einen kleinen Plausch und startet dann entspannt in den Arbeitstag. Das finde ich toll." Alex hat dieses Ritual als Ab-

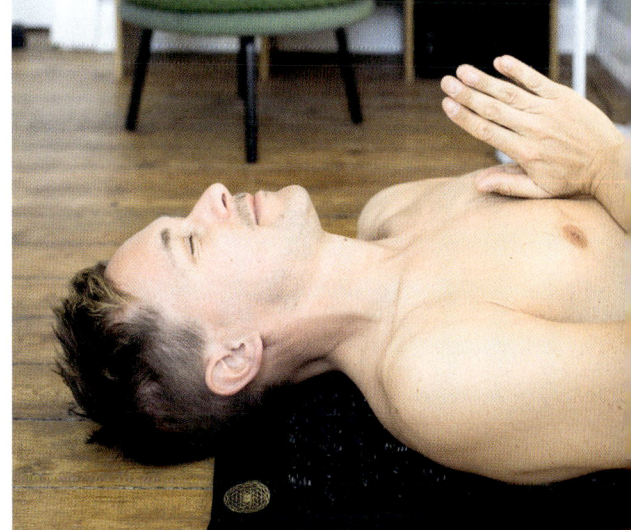

Die Akupressurmatte kommt morgens und am Abend zum Einsatz. Sie stimuliert Druckpunkte im Körper, was die Durchblutung und die natürliche Selbstheilung fördert.

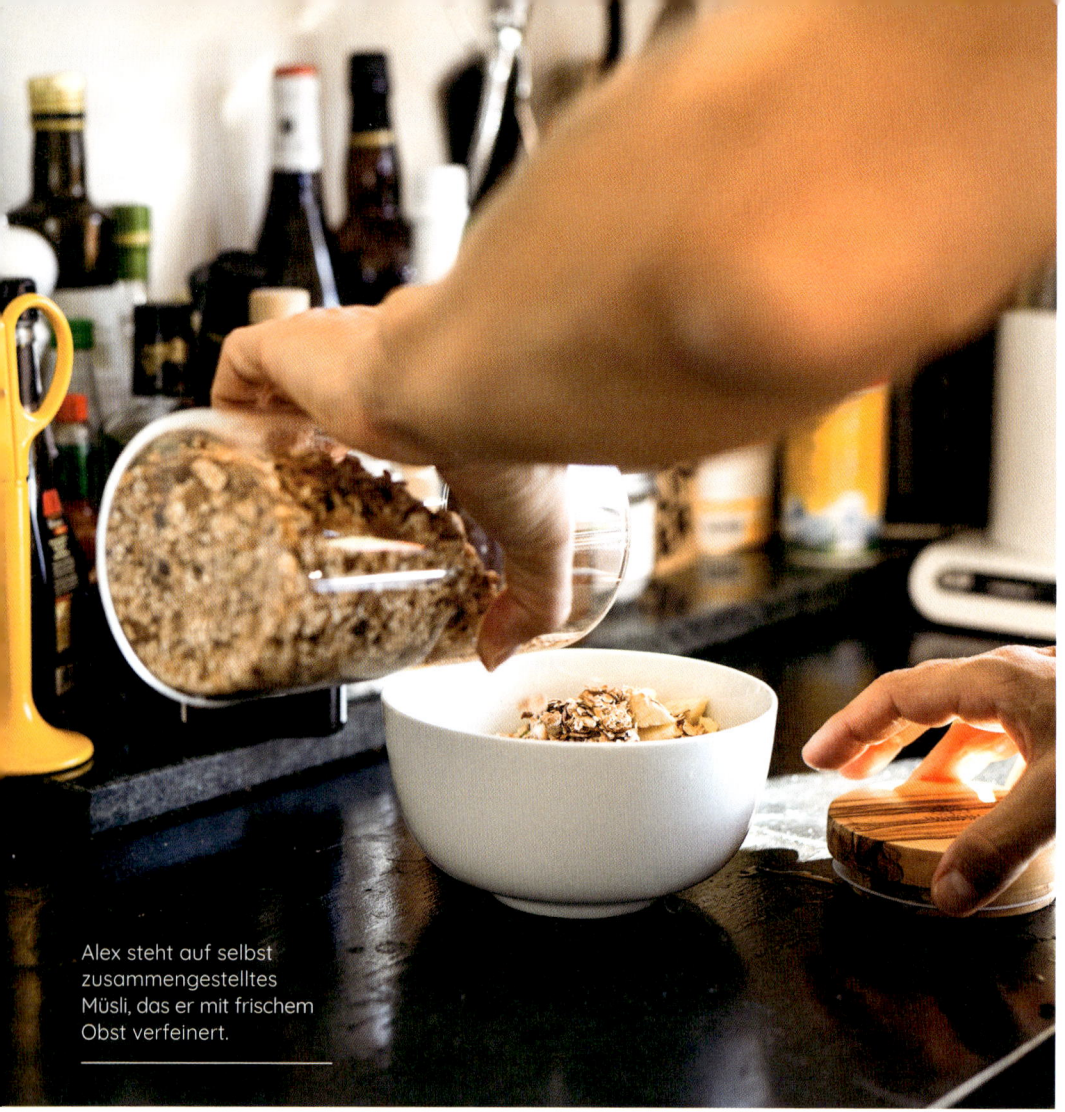

Alex steht auf selbst zusammengestelltes Müsli, das er mit frischem Obst verfeinert.

schluss-Element in seine Morgenroutine aufgenommen. Aber immer der Reihe nach. Der Wecker klingelt bei Alex gegen 7 Uhr. Nach dem Aufstehen wird gelüftet und das Bett aufgeschüttelt. Alex startet mit einem kleinen Workout in den Tag. Er trainiert mit dem eigenen Körpergewicht an TRX-Bändern oder kombiniert Bankdrücken mit einem leichten Hanteltraining. Zum Abschluss

darf ein ausgiebiges Dehnen natürlich nicht fehlen. Für die ultimative Entspannung sorgen ein paar Minuten auf der Akupressurmatte. „Das ist morgens und abends toll. Morgens gibt es mir einen Energie-Kick, und abends lege ich mich zur Entspannung auf die Matte. An das Piksen gewöhnt man sich ganz schnell", erzählt Alex lachend. Zum Frühstück macht er sich ein Müsli mit frischem

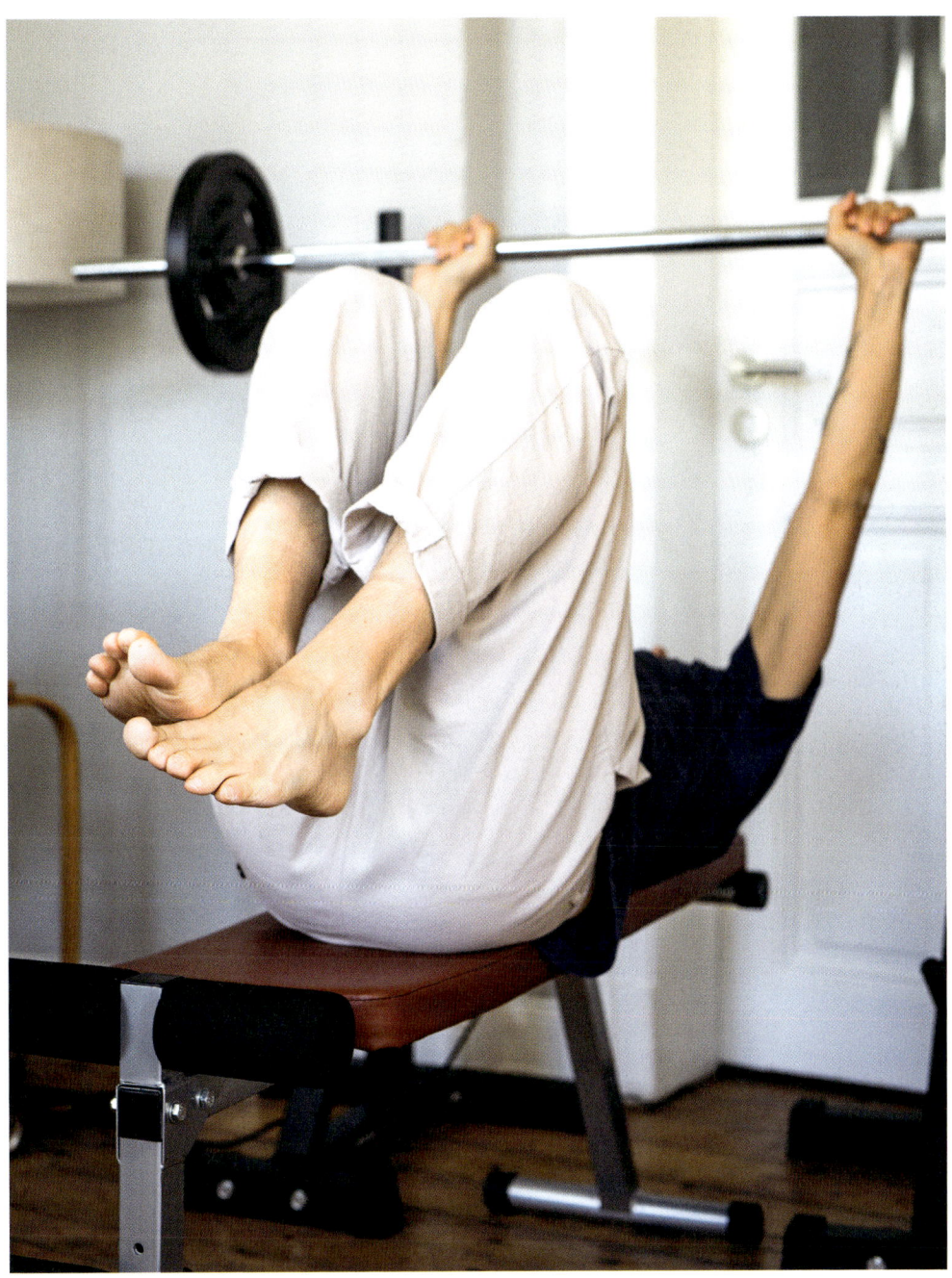

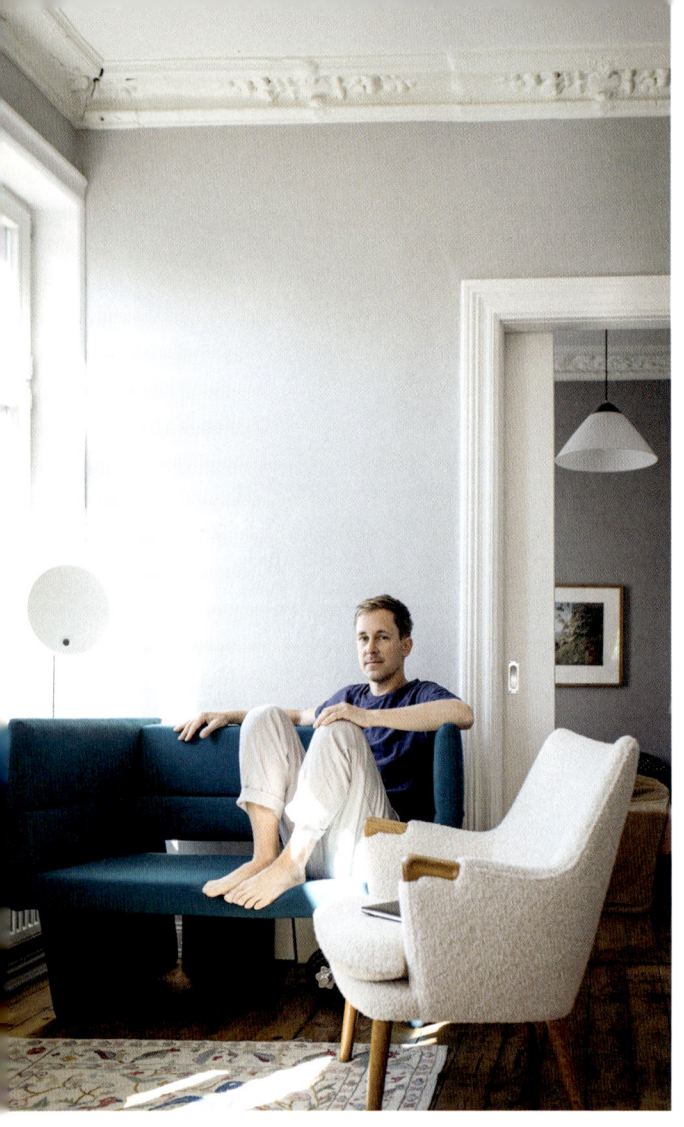

Obst. Danach zieht es ihn raus. Seinen Guten-Morgen-Kaffee trinkt er gerne unter Leuten. Am liebsten im Zero-Waste-Café *In guter Gesellschaft*. Denn da stimmt nicht nur der Kaffee, sondern auch das Konzept. Das Café versucht, Müll zu vermeiden. Die Waren sind frisch, meist regional und immer unverpackt. Abbaubare Abfälle werden zu Dünger verarbeitet, Papier recycelt und Gläser wiederverwendet. „Ich trinke meinen Kaffee gerne in Ruhe aus einer Porzellantasse in einem netten Café statt im Gehen aus so einer Art Schnabeltasse – so viel Zeit muss einfach sein." Ganz entspannt läuft Alex danach ins Büro – mit dem guten Gefühl, schon etwas Schönes erlebt zu haben.

INSPIRATION – COFFEE-TO-STAY

Probiere doch dieses Morgenroutine-Element einmal aus und trinke vor der Arbeit einen Kaffee in einem netten Café mit Herz. Beobachte, wie sich der Start in den Tag mit diesem Ritual anfühlt.

Alex' Morgenroutine

DIE KLEINEN MOMENTE GENIESSEN

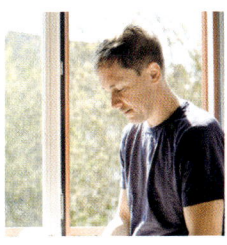

1. Erste Handlung: die Fenster aufreißen und frische Luft hineinlassen.

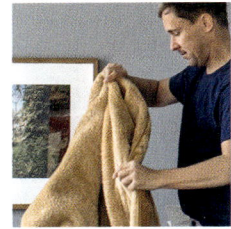

2. Alex macht jeden Morgen das Bett – wenige Handgriffe, die einem sofort das gute Gefühl geben, schon etwas geschafft zu haben.

1. LÜFTEN

2. BETT MACHEN

3. WORKOUT

4. AKUPRESSURMATTE

5. MÜSLI

6. KAFFEE IM CAFÉ

⏱ 45 MINUTEN

⏰ START 7:30 UHR

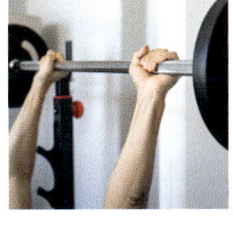

3. Beim Training setzt Alex auf Übungen mit dem eigenen Körpergewicht an TRX-Bändern und auf klassisches Bankdrücken.

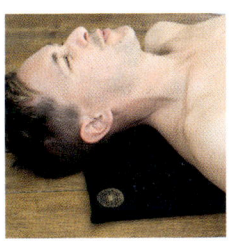

4. Die Shakti-Akupressurmatte stimuliert und regt die Durchblutung an.

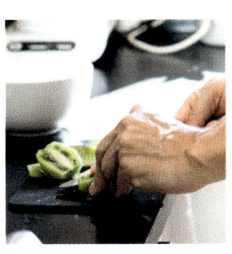

5. Zum Frühstück gibt es Müsli mit frischem Obst.

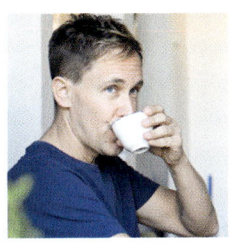

6. Alex startet den Tag mit einem Kaffee im Café. So hat er schon etwas Schönes erlebt, bevor es ins Büro geht.

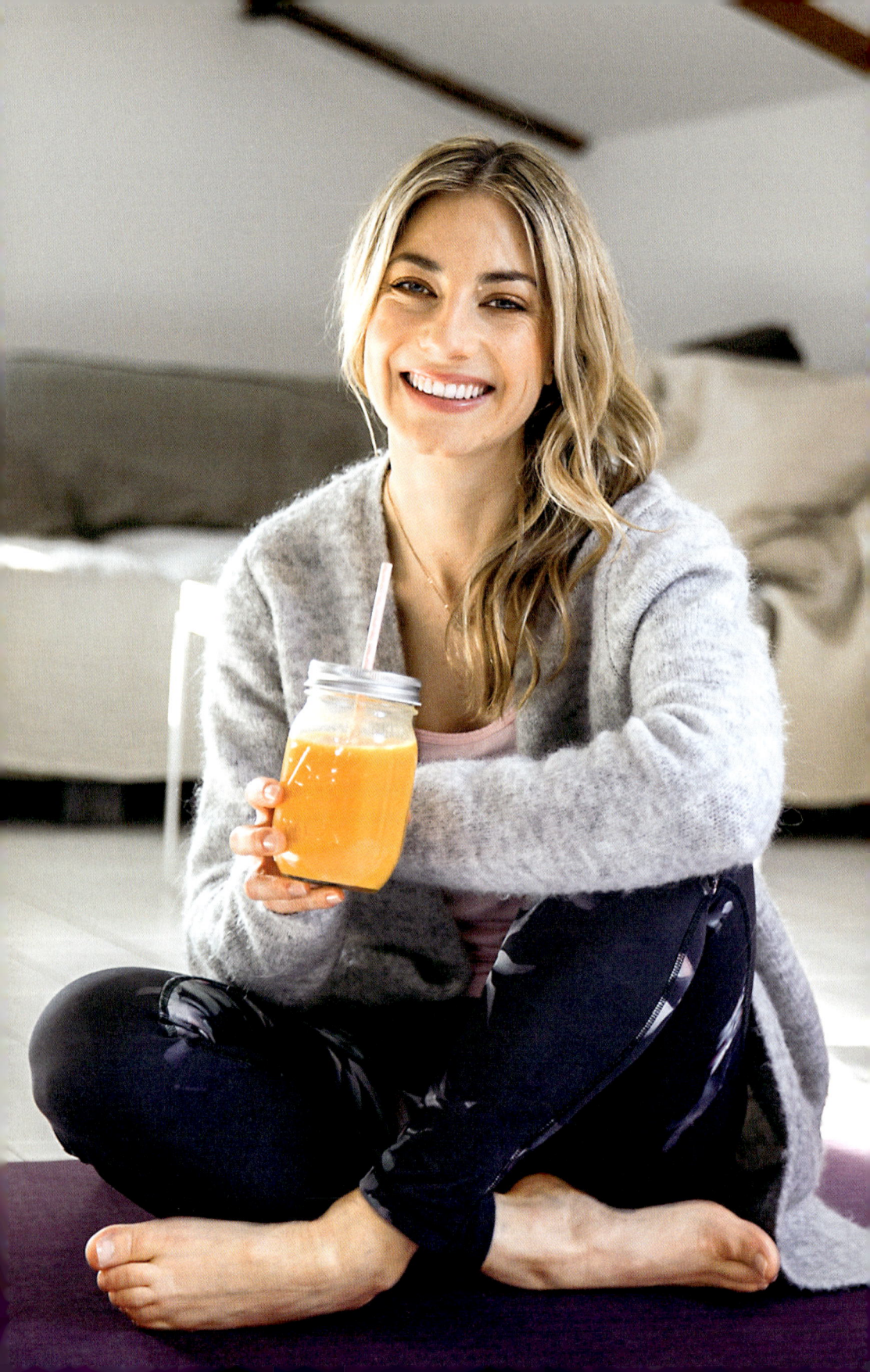

GUTE LAUNE FRÜHSTÜCKEN!

Lynn Hoefer
Ernährungsexpertin
Lüneburg

Lynn liegt in den letzten Zügen mit ihrem Master-Studium, parallel fordert sie die Selbstständigkeit und die Arbeit an ihrem zweiten Kochbuch. Besonders in anstrengenden Zeiten helfen ihr Rituale, entspannt in den Tag zu starten, gelassen zu bleiben und gut zu sich zu sein. „Meine Routinen sollen mich bereichern – und mich nicht stressen. Ich muss mich nicht jeden Tag streng daran halten und nenne sie deshalb auch eher Rituale. Sie sind eine Investition in meine physische und mentale Gesundheit. Da ich selbstständig bin, bilden meine Routinen eine Art Struktur in meinem Leben. Sie helfen mir – gerade morgens –, nicht zu trödeln und effektiv in den Tag zu starten. Wenn man von zu Hause aus arbeitet, verwischen die Grenzen zwischen Arbeit und Freizeit sehr schnell. Routinen helfen mir, zwischen dem Arbeits- und Freizeitleben zu unterscheiden und mich vor der Überarbeitung zu schützen."

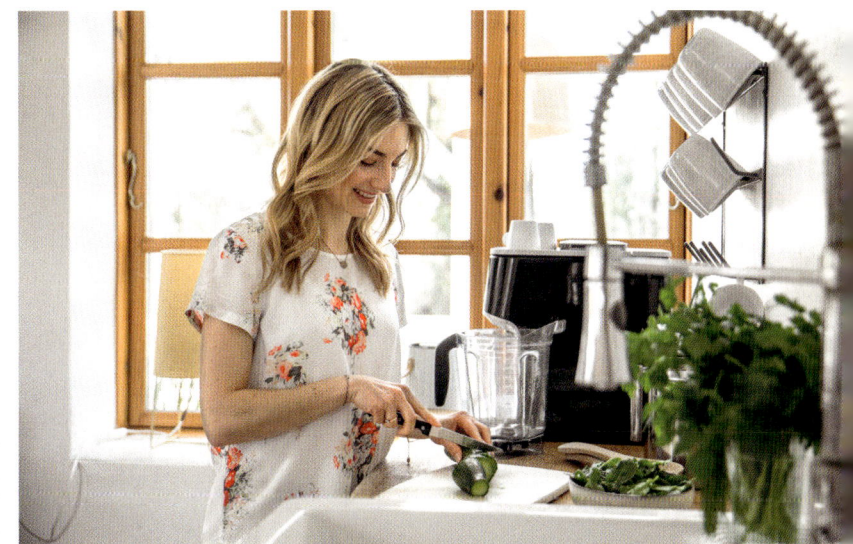

Manchmal trinkt Lynn gerne einen frischen Gemüsesaft vor dem Frühstück.

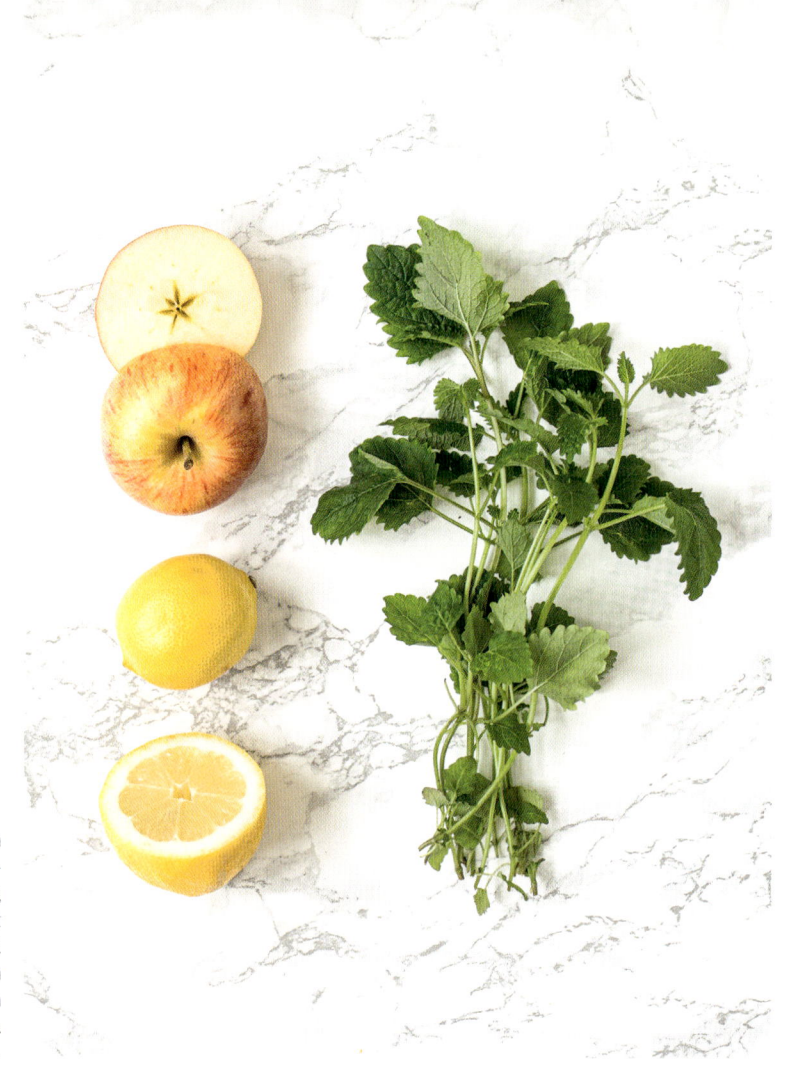

Das Getränke-Duo am Morgen: Apfelessig unterstützt die Verdauung, reguliert den pH-Wert und wirkt antibakteriell. Zitronenwasser ist reich an basischem Kalium und Magnesium.

Der Morgen beginnt gegen 6 Uhr und mit einem Apfelessig-Tonic auf nüchternen Magen. Dafür vermengt Lynn einen Esslöffel unpasteurisierten Apfelessig mit ca. 150 ml Wasser. Der Trunk unterstützt die Verdauung, reguliert den pH-Wert und wirkt antibakteriell und antimykotisch, also gegen Pilze im Körper. „Da ich unter zu hohem Blutdruck leide, ist Meditation für mich unfassbar wichtig. Ich versuche morgens ca. 10 bis 15 Minuten per App zu meditieren, was mir aber noch nicht immer gelingt", erzählt Lynn. Nach dem Meditieren bereitet sie sich Zitronenwasser zu. Dafür gibt sie einfach frischen Zitronensaft in einen Liter Wasser und trinkt dies über den Morgen verteilt mit einem Edelstahl-Strohhalm, um die Zähne vor der Säure zu schützen. Meistens beantwortet sie frühmorgens schon ein paar E-Mails, um danach ganz in Ruhe ihren Morgensport zu machen. „Am liebsten gehe ich an der frischen Luft im Wald laufen oder mache eine Dreiviertelstunde Yoga oder Pilates mit einem Video."

„MEINE ROUTINEN SOLLEN MICH BEREICHERN – UND MICH NICHT STRESSEN."

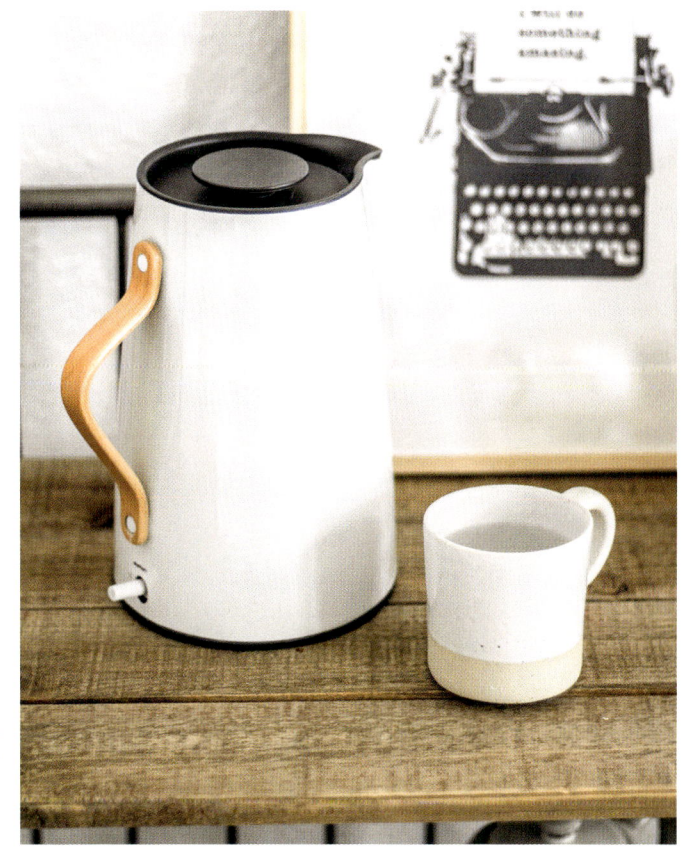

Lynn trinkt gerne abgekochtes, warmes Wasser. Diese Routine hat sie von einer ayurvedischen Rasayana-Regenerationskur mitgenommen.

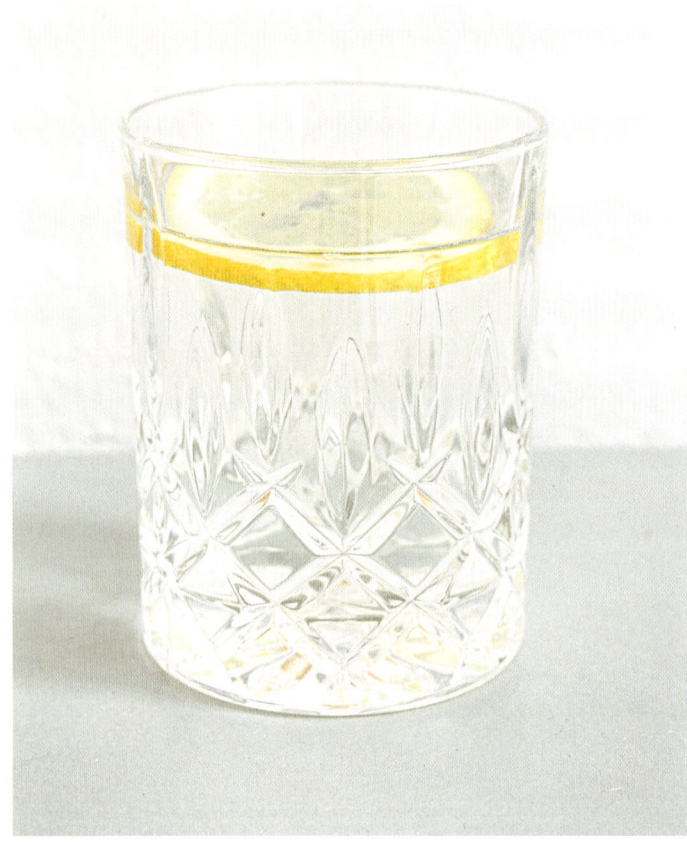

Das Zitronenwasser trinkt Lynn mit einem Edelstahl-Strohhalm über den Morgen verteilt, um die Zähne vor der Säure zu schützen.

Nach dem Sport gibt es entweder einen frischen oder gekauften Bio-Gemüse-saft oder selbstgemachten Smoothie mit Omega-3-Öl. Omega-3-Fettsäuren sind wichtig für ein intaktes Immunsystem, für eine normale Gehirnfunktion und für die Hormonproduktion. Nach dem Duschen ist es Zeit für die schönste Mahlzeit des Tages: das Frühstück. Lynn bereitet es meistens schon abends vor. Es gibt eingeweichte Haferflocken oder ein Vollkorn-Sauerteig-Brot mit Mandelmus und Banane. „Über den Tag verteilt trinke ich sowohl im Winter als auch im Sommer gerne abgekochtes, warmes Wasser. Diese Routine habe ich von einer ayurvedischen Kur mitgenommen und gemerkt, wie gut es mir tut. Laut ayurvedischer Ernährungslehre hilft warmes Wasser dem Körper bei der Verdauung, reinigt den Körper und leitet Giftstoffe hinaus", erklärt Lynn.

INSPIRATION –
FRÜHSTÜCK VORBEREITEN

Hast du Lust, den Tag mit einem gesunden Frühstück zu starten? Wenn du es dir am Abend schon
vorbereitest, klappt es bestimmt. „Overnight Oats"
kannst du zum Beispiel in wenigen Minuten präpa-
rieren – und am Morgen einfach mit Obst der Saison
verfeinern. In einem Glas mit Deckel kannst du dir
dein Frühstück auch einfach mitnehmen.

**Lynns Tipp für ein
entspanntes Frühstück**

Ich bin ein Frühstücksmensch und
bereite mir mein Frühstück häufig
abends schon vor. Dafür weiche
ich Haferflocken in Hafermilch
ein und gebe Nüsse, Samen, Zitronensaft, Zimt und Kardamom
dazu. Das Einweichen der Haferflocken macht diese bekömm-
licher und besser verdaulich.
Morgens gebe ich entweder auf-
gewärmte Beeren, Mandelmus
und/oder Hanfsamen dazu, für
eine Extraportion Fettsäuren.

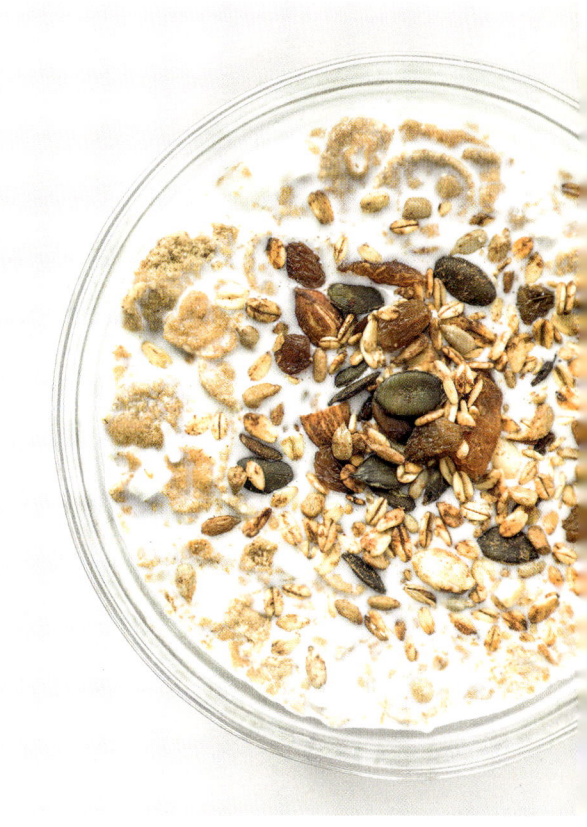

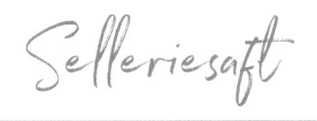

DAS GRÜNE GOLD

Ein frischer Selleriesaft auf nüchternen Magen hat unzählige positive Eigenschaften. Eines sei an dieser Stelle aber verraten: Der gute Geschmack gehört nicht unbedingt dazu. Dafür ist der grüne Saft reich an bioaktivem Natrium, schafft im Darm ein basisches Milieu, wirkt entzündungshemmend und hungert Viren, schädliche Bakterien und Hefe-, Schimmel- und andere Pilzkeime aus.

ZUBEREITUNG:

Von 2–3 Stangen Staudensellerie den Strunk abschneiden und die Stangen mit den Blättern entsaften. Den Saft am besten frisch und auf nüchternen Magen trinken.

Wenn man bisher noch nie oder selten Selleriesaft getrunken hat, einfach noch ein wenig Gurke oder Apfel mitentsaften, um den speziellen Geschmack ein wenig abzumildern. Das Ziel sollte aber sein, den Sellerieanteil langsam zu erhöhen, um den Saft irgendwann pur zu trinken.

💡 Tipp:

Wer keinen Entsafter hat, kann die Selleriestangen auch in einem Hochleistungsmixer zerhäckseln und mithilfe eines Nussbeutels die festen Bestandteile vom Saft trennen.

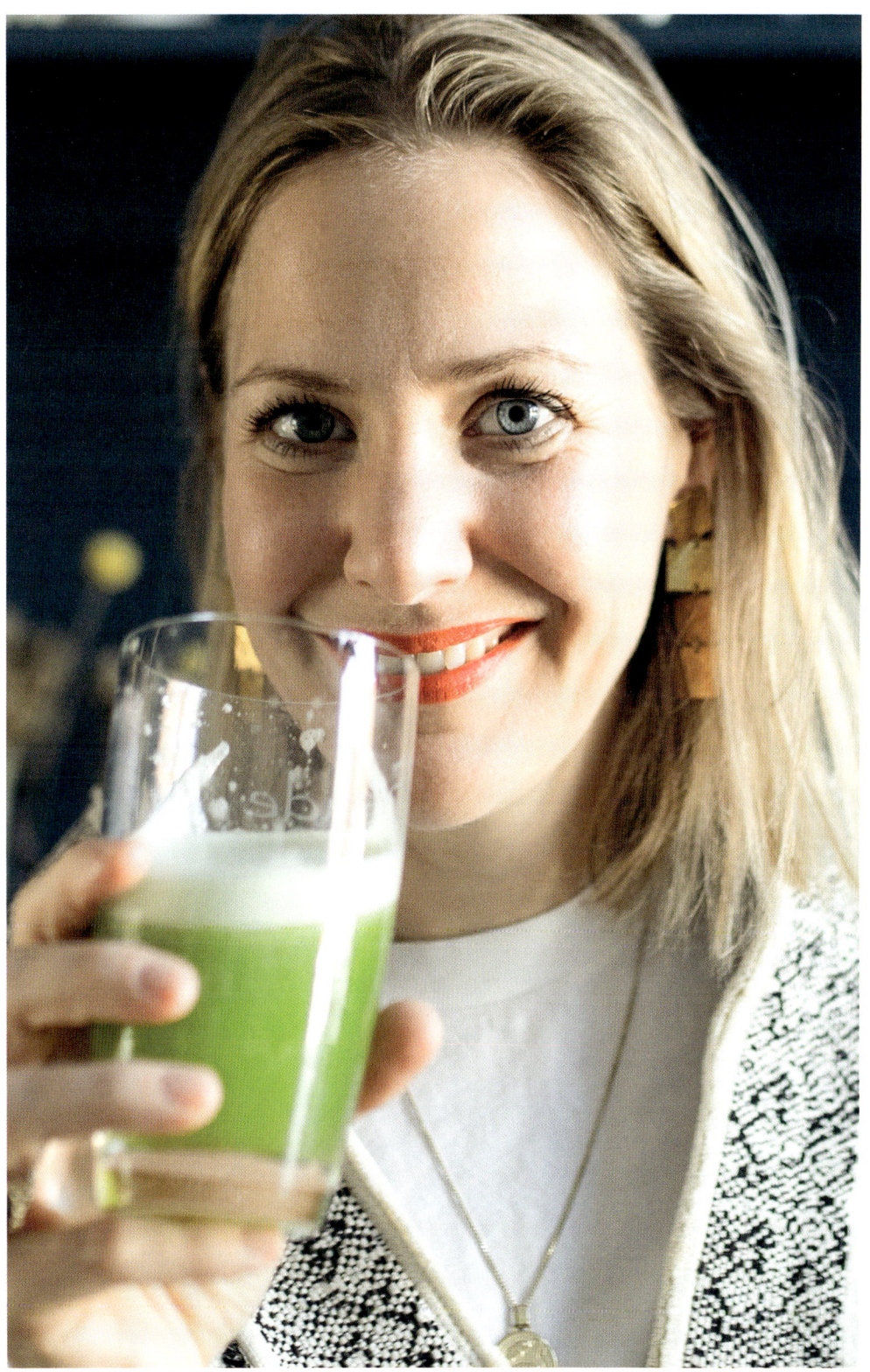

Porridge

DAS POWER-FRÜHSTÜCK

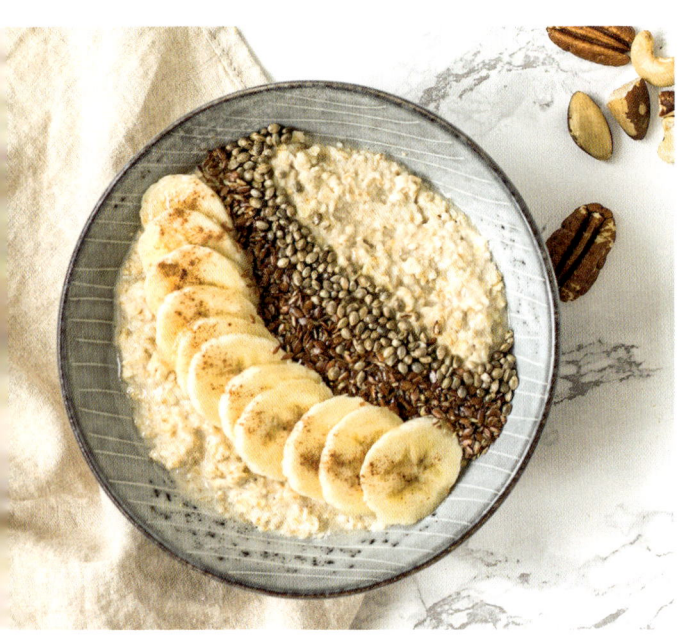

In diesem warmen Frühstück aus Haferflocken ist alles drin, was dein Körper für einen Tag voller Leistung braucht. Hafer enthält viel Eiweiß, Vitamine sowie Mineral- und Ballaststoffe. Wissenschaftliche Studien haben gezeigt, dass Haferbrei nicht nur wertvolle Nährstoffe liefert, sondern auch lange satt macht.

ZUTATEN FÜR 2 PERSONEN

100 g Haferflocken

400 ml Pflanzenmilch oder Wasser

2 TL Honig oder Agavendicksaft

1 Prise Salz

Toppings nach Geschmack: frisches Obst, Trockenobst, Nüsse, Samen

SO EINFACH GEHT'S

Die Zutaten werden in einen Topf gegeben und dann kurz aufgekocht, bevor der Porridge weitere drei Minuten bei schwacher Flamme ziehen gelassen wird – so entsteht die cremige Konsistenz, für die der Haferbrei bekannt ist. Zwischendurch gelegentlich umrühren.

Anschließend kannst du den Porridge nach deinem Geschmack anrichten. Auf dem Bild wurden als Toppings zum Beispiel Banane, Hanf- und Leinsamen verwendet.

NICECREAM ZUM FRÜHSTÜCK

Besonders wenn die Temperaturen steigen, erfreut sich dieses Rezept großer Beliebtheit. Und Kinder sind meist das ganze Jahr begeistert von der Idee, Eis zum Frühstück zu essen. Auf diese Art und Weise schmeckt plötzlich sogar Obst. Denn Nicecream wird aus gefrorenen Bananen hergestellt und kommt ohne zusätzliche Süße aus.

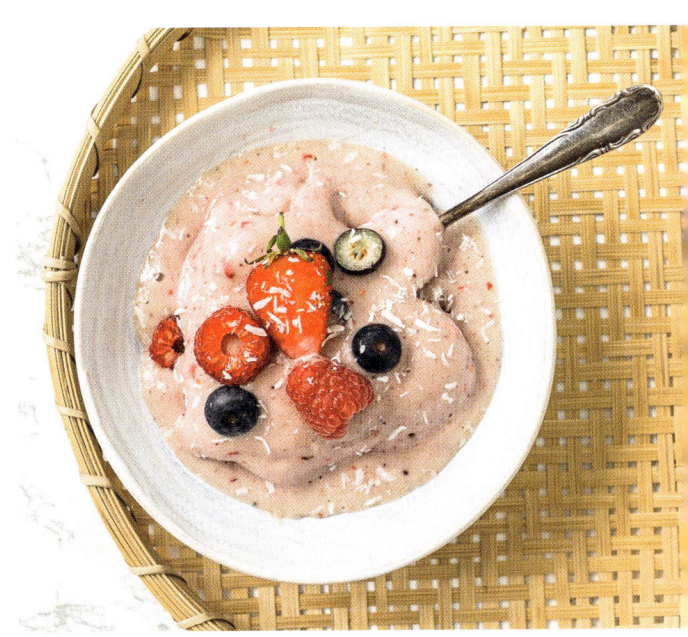

ZUTATEN FÜR 2 PERSONEN

4-6 reife Bananen, tiefgefroren, dazu die Bananen in Scheiben schneiden und mindestens 5 Stunden einfrieren

Nach Geschmack: 100 g tiefgefrorene Himbeeren, Erdbeeren, Heidelbeeren

1 EL Kakaopulver, Matcha-Pulver, Goldene-Milch-Pulver

Toppings nach Geschmack: frisches Obst, Trockenobst, Nüsse, Samen, Kokosflocken, Kakao-Nibs

SO EINFACH GEHT'S

Die gefrorenen Bananenscheiben im Hochleistungsmixer oder der Küchenmaschine cremig pürieren. Aus diesem Basis-Eis kannst du mit der Zugabe von anderen Obstsorten oder Pulvern ganz einfach verschiedene Nicecream-Varianten herstellen.

Auf dem Bild siehst du die Nicecream-Variante Himbeereis. Als Toppings wurden frische Beeren und Kokosflocken verwendet.

Matcha

GRÜNER WACHMACHER

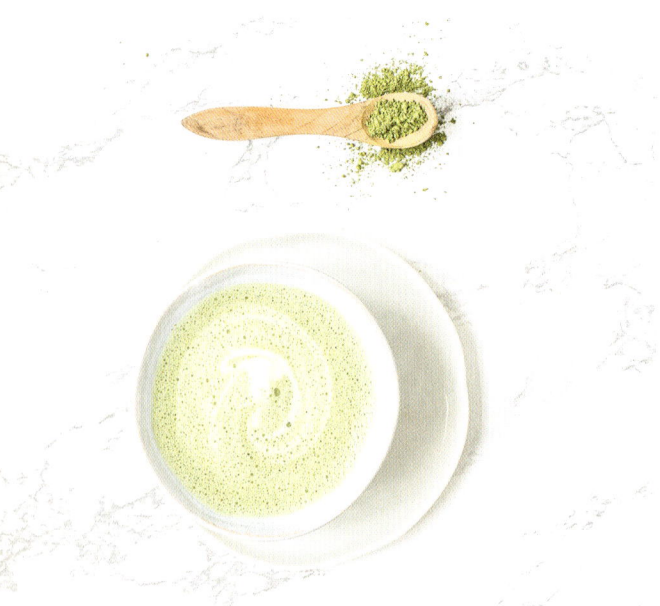

Matcha wurde einst von buddhistischen Mönchen zubereitet, später entwickelte er sich zum Lieblingsgetränk der Samurai und ist heute fester Bestandteil von japanischen Teezeremonien. Der gemahlene Tee aus den zarten Blattspitzen der Matcha-Teepflanze soll entzündungshemmend und immunsystemstärkend wirken. Eine Schale Matcha enthält ungefähr 3 % Koffein und hat eine angenehme, belebende Wirkung.

ZUTATEN

½ TL Matchapulver

50 ml heißes Wasser

200 ml aufgeschäumte Pflanzenmilch

SO EINFACH GEHT'S

Matcha in eine kleine Schale geben und mit 50 ml heißem Wasser glatt verrühren. Anschließend die aufgeschäumte Pflanzenmilch dazugeben. Nach Geschmack süßen.

Goldene Milch

AYURVEDISCHE KURKUMA LATTE

Das Herz der Goldenen Milch ist Kurkuma. Dem goldgelben Gewürz wird eine entzündungshemmende Wirkung zugeschrieben. Der Genuss hilft dem Körper bei der Reinigung und wirkt antioxidativ als Schutz gegen zellschädigende freie Radikale.

 Tipp:

Goldene Milch kann auch abends als Schlummertrunk genossen werden.

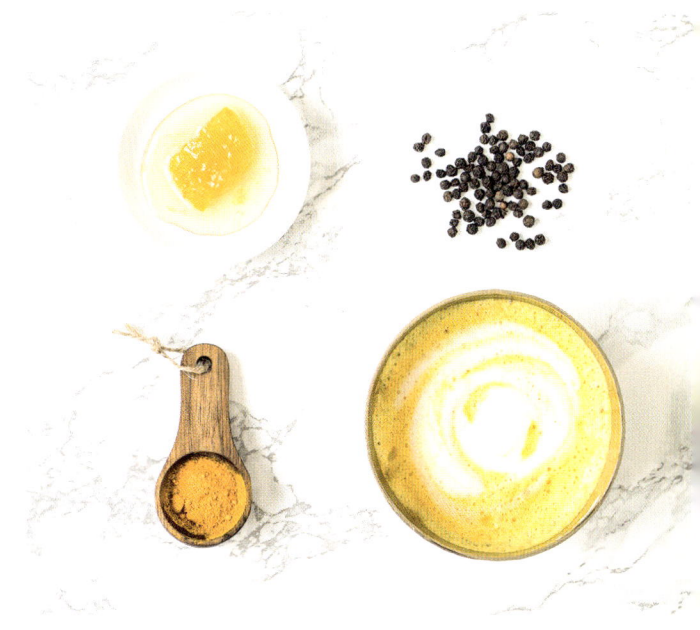

ZUTATEN FÜR PASTE

¼ Tasse Kurkuma

¾ Tasse Wasser

ZUTATEN FÜR EINE GOLDENE MILCH

1 Becher Pflanzenmilch

1 TL Kurkuma-Paste

Pfeffer, Ingwer, Zimt Honig

SO EINFACH GEHT'S

Wasser und Kurkuma etwa 10 Minuten köcheln lassen, bis eine Paste entstanden ist. Die Paste in ein sauberes, verschließbares Glas füllen. Die Paste hält sich im Kühlschrank ungefähr drei Wochen.

Einen Becher Pflanzenmilch mit einem Teelöffel Kurkuma-Paste in einen Topf geben, verquirlen und erwärmen. Nach Geschmack Pfeffer, Ingwer, Zimt oder Honig dazugeben.

VERGNÜGT UND FOKUSSIERT IN DEN TAG

Julia, Gil und Noah
Gründer von InnoNature
Hamburg

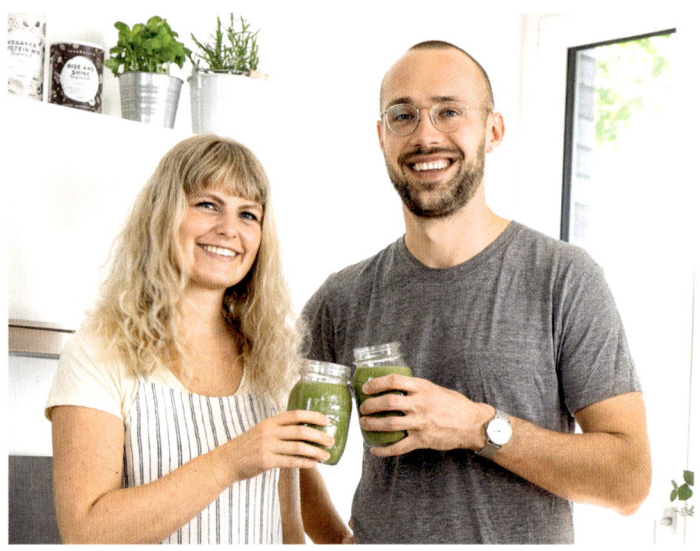

ulia, Gil und Noah sind ein perfekt eingespieltes Team. Jeder hat am Morgen Zeit und Raum für die eigenen Bedürfnisse und Elemente der Morgenroutine – und wenn die Nacht mit Noah doch einmal kurz war, wird die Routine spontan abgewandelt. Gil liebt es, früh aufzustehen – in der Regel gegen 5 Uhr. Er duscht kalt und beginnt den Tag mit einer einstündigen Morgen-Meditation. Die Zeit in Stille nutzt Gil, um das gemeinsame Leben der Familie zu visualisieren. Er stellt sich genau vor, wie die Zukunft, das Leben und

der Alltag in fünf oder zehn Jahren aussehen. Nach der Meditation liest er eine halbe Stunde ein Buch, entweder zum Thema Unternehmertum oder aus dem Bereich der Persönlichkeitsentwicklung. Gil pflegt seine Morgenroutine, schon seit er 20 Jahre alt ist. Schon damals hat er sich mit Persönlichkeitsentwicklung beschäftigt, morgens Tagebuch geschrieben und visualisiert, wie er sich sein Leben vorstellt und was er erreichen möchte. „Ich kenne ihn gar nicht anders – er ist einfach am glücklichsten, wenn er seine Routine einhält", meint

Julia. „Meine Routine habe ich vor fünf Jahren entwickelt. Zu dieser Zeit habe ich meine Ernährung komplett umgestellt und konnte mich dadurch von meiner Autoimmunerkrankung heilen. Das hat bei mir viel ausgelöst. Ich habe mich intensiv damit beschäftigt, wie ich leben möchte und was mir wichtig ist. Eine Konsequenz war, meinen alten Job zu kündigen und mit Gil unsere Firma zu gründen, Produkte anzubieten, die mir bei meinem eigenen Heilprozess geholfen haben, und unsere Werte zu leben: natürlich, ganzheitlich, nachhaltig und rein. Ich habe gedacht, wenn ich mich selbst heilen kann, dann kann ich auch alles andere." Julia steht um 7 Uhr auf, zu dieser Zeit schläft Noah noch. Direkt nach dem Aufstehen trinkt sie ein Glas heißes Wasser mit frischer Zitrone. Dazu presst Julia eine ganze Bio-Zitrone aus, übergießt das Ganze mit heißem Wasser und gießt das Glas mit etwas gefiltertem Wasser auf, um eine angenehme Trinktemperatur zu erhalten. Anschließend geht sie ins Bad und genießt es, sich in Ruhe fertig zu machen. Nach dem Duschen ölt sie ihren Körper mit Kokosnussöl ein. Julia benutzt keine herkömmlichen Cremes – nur natürliche Öle. „Mit dem Kokosnussöl creme ich meinen ganzen Körper und das Gesicht ein. Das liebe ich total. Der Duft sorgt sofort

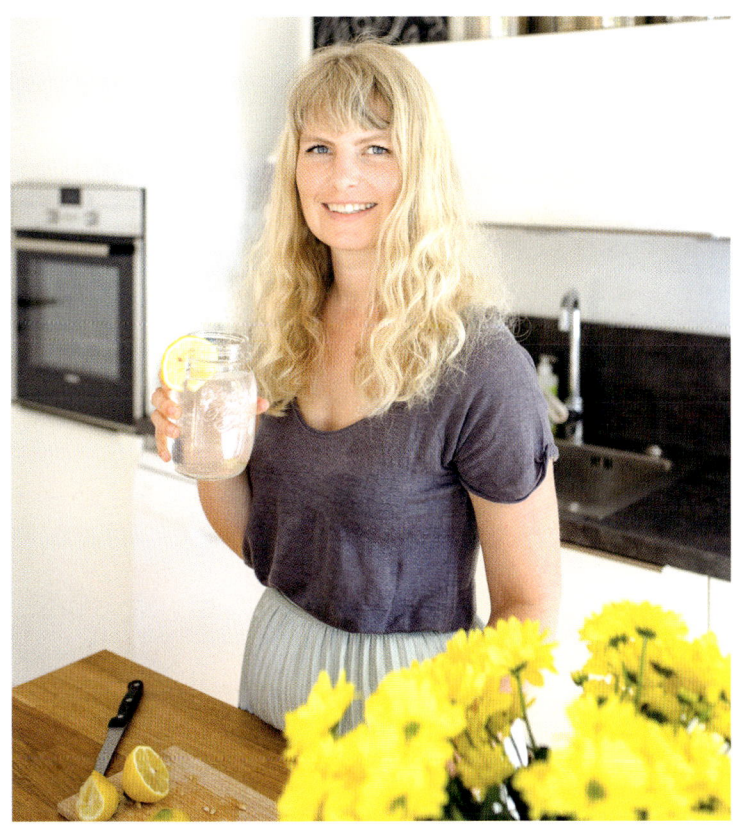

Julia trinkt jeden Morgen auf nüchternen Magen ein großes Glas heißes Wasser mit frischer Zitrone.

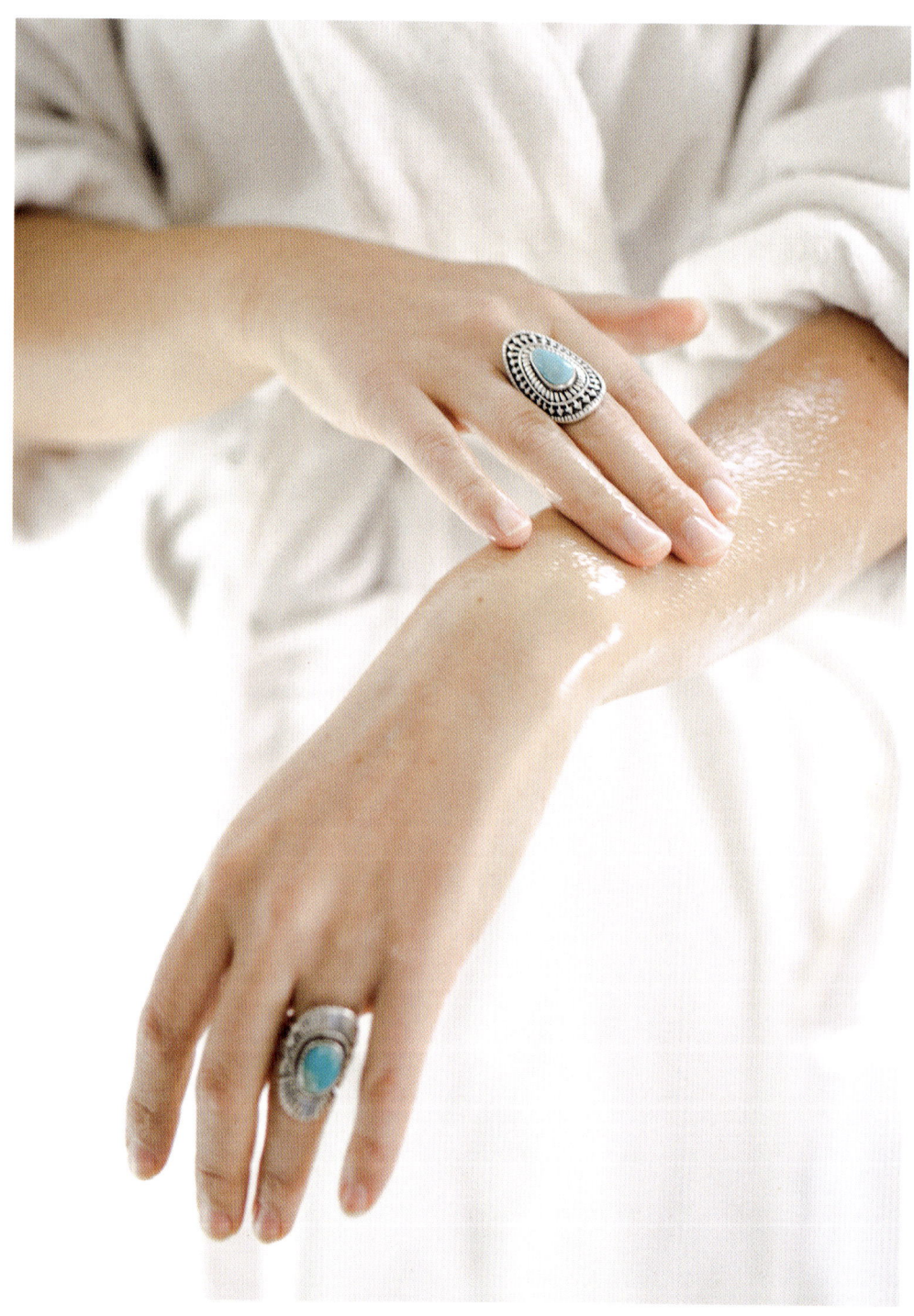

Alleskönner Kokosnussöl – Julia cremt ihren Körper und das Gesicht damit ein und verwendet es auch zum Ölziehen.

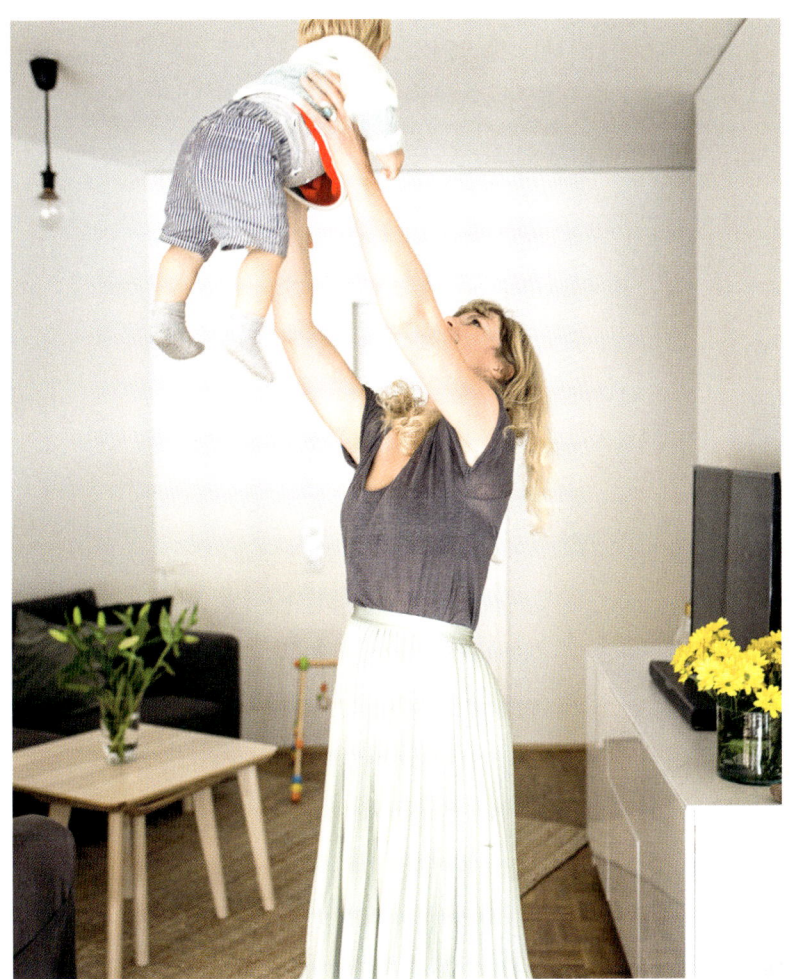

Gute Laune –
Julia und Noah
wirbeln durch
die Wohnung.

für gute Laune." Nach dem Eincremen verwendet sie den Alleskönner Kokosnussöl auch zum Ölziehen. Es ist noch ein bisschen Zeit, bis Noah gegen acht aufwacht. Diese Viertelstunde nutzt Julia auch in der zweiten Schwangerschaft gerne, um sich die Regenbogen-Hypnose anzuhören. Während dieser begleiteten Hypnose visualisiert Julia, dass sie eine entspannte Schwangerschaft erlebt und eine schöne Geburt – auf ganz natürlichem Weg. Bereits in der ersten Schwangerschaft mit Noah haben Julia und Gil diese Hypnose jeden Tag gehört und sehr gute Erfahrungen mit Hypnobirthing machen können. „Mit einem Kind und der Firma läuft die zweite Schwangerschaft oft ein bisschen nebenher. Daher genieße ich die Zeit morgens, in der ich ganz bewusst an das Baby in meinem Bauch denke." Dann wacht Noah langsam auf, Gil hat seine Morgenroutine beendet, und es ist Familienzeit. Noah liebt es zum Wach-

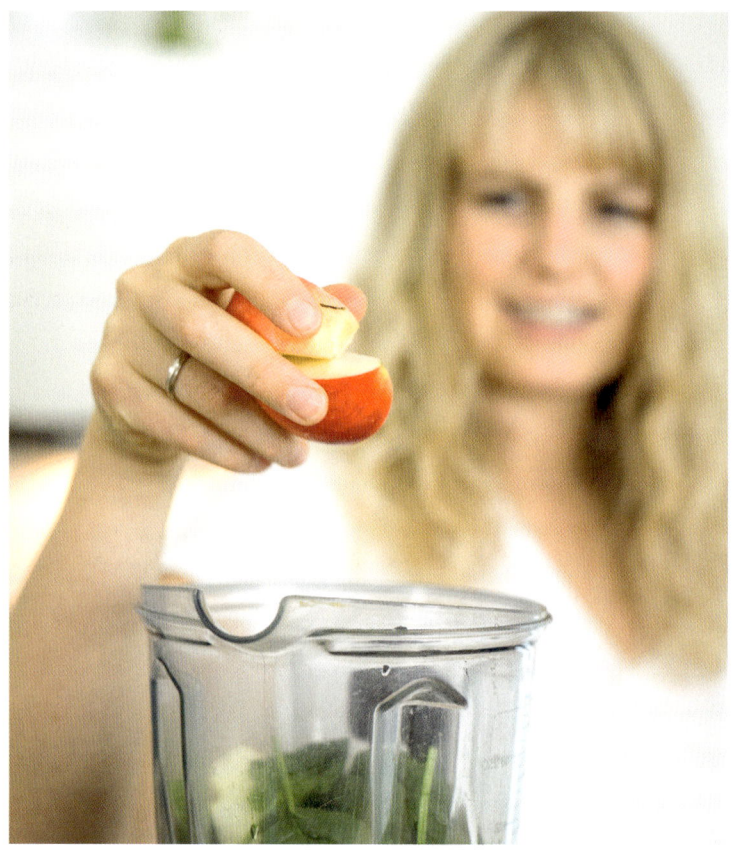

werden auch, ordentlich durchgekitzelt zu werden. Während Gil Noah fertig macht, bereitet Julia einen großen grünen Smoothie als Frühstück für die ganze Familie zu. Dabei läuft fröhliche Kindermusik, zu der Julia und Noah ausgelassen durch die Küche tanzen. Julia und Gil nehmen beide jeweils einen Liter mit ins Büro, und Noah hat auch schon einen kleinen bruchsicheren Behälter für seinen Smoothie. Gil trinkt seinen Smoothie erst gegen 11 Uhr, da er unter der Woche „Intermittent Fasting" praktiziert. Noah geht noch nicht in die Kita und kommt jeden Tag mit ins Büro. Zusammen gehen die drei zu Fuß eine Viertelstunde in ihre Firma. Auf dem Weg wird gemeinsam der Tag besprochen und geplant – bevor der Alltag beginnt.

INSPIRATION – ROUTINEN IN DER SCHWANGERSCHAFT

Hypnobirthing hilft dir, Vertrauen zu deinem Körper aufzubauen und dich gelassen auf das Wunder einzulassen. Julia hört in der Schwangerschaft jeden Tag 15 Minuten lang die *Regenbogen-Hypnose*. Begleitend empfiehlt sie das Buch *Hypnobirthing* von Marie Mongan.

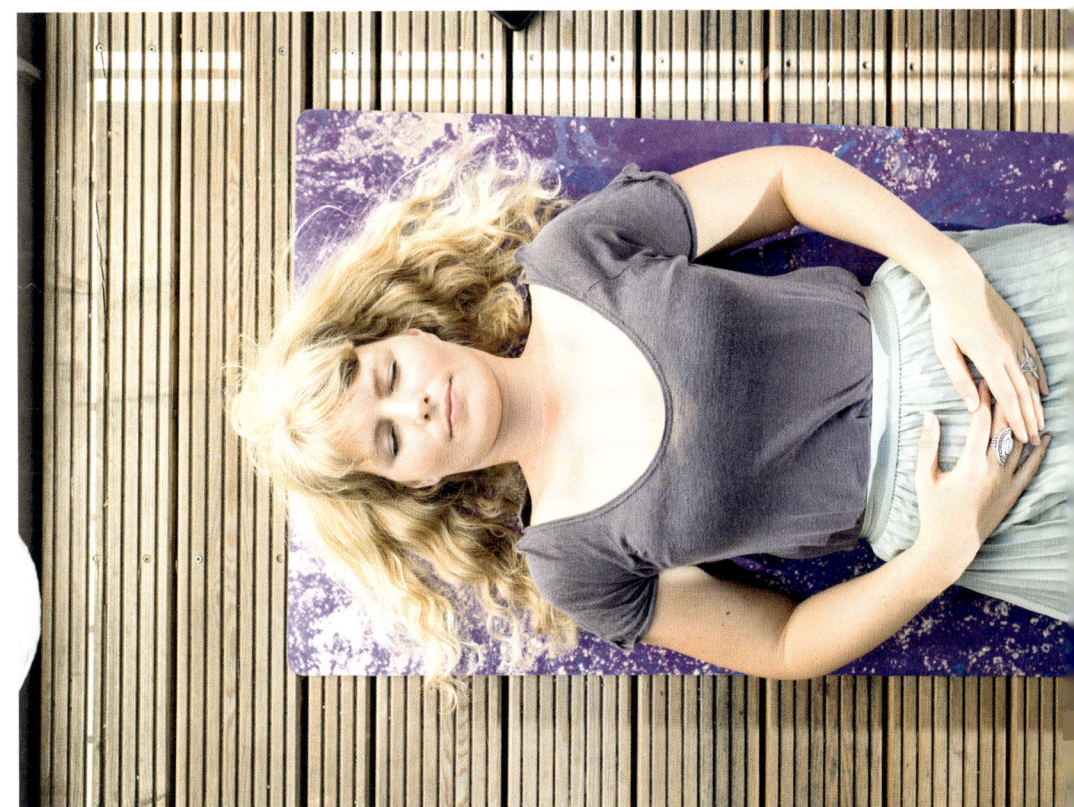

FEEL YOUR FLOW

Katja Vogt
Fotografin & Gründerin
Berlin

Kaum aufgewacht, greift Katja noch im Liegen zu ihrem Basalthermometer, um die Morgentemperatur zu messen. Das Messen der morgendlichen Temperatur ist Teil ihrer Zyklus-Tracking-Routine, die auch „symptothermale Methode" oder „Natürliche Familienplanung nach Sensiplan" genannt wird. Damit lässt sich der Zyklus ganz genau beobachten, und man bekommt einen Überblick, ob die Hormone in Balance sind, wann der Eisprung ist, wann man fruchtbar ist und wie lang und regelmäßig der Zyklus ist. Das verwendete Thermometer misst bis auf zwei Nachkommastellen genau. Zusätzlich zum morgendlichen Temperaturmessen wird der Sitz und die Beschaffenheit des Muttermundes ertastet und der Zervixschleim analysiert. Die Werte werden auf einem sogenannten Zyklusblatt eingetragen oder per App verwaltet. Die Punkte der einzelnen Tage werden zu einer Zykluskurve

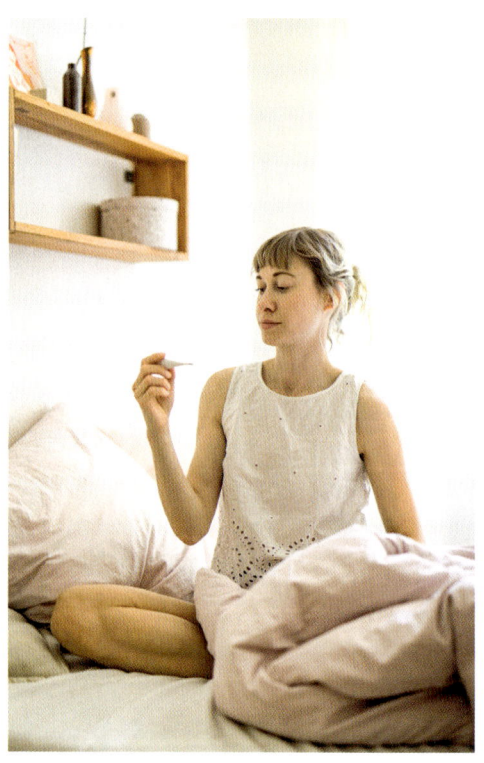

Direkt nach dem Aufwachen misst Katja ihre Basaltemperatur.

 Tipp:

Katja möchte mit **Feel your Flow** dazu inspirieren, die Periode nicht mehr als Bürde zu empfinden, sondern als „Superkraft" zu entdecken.

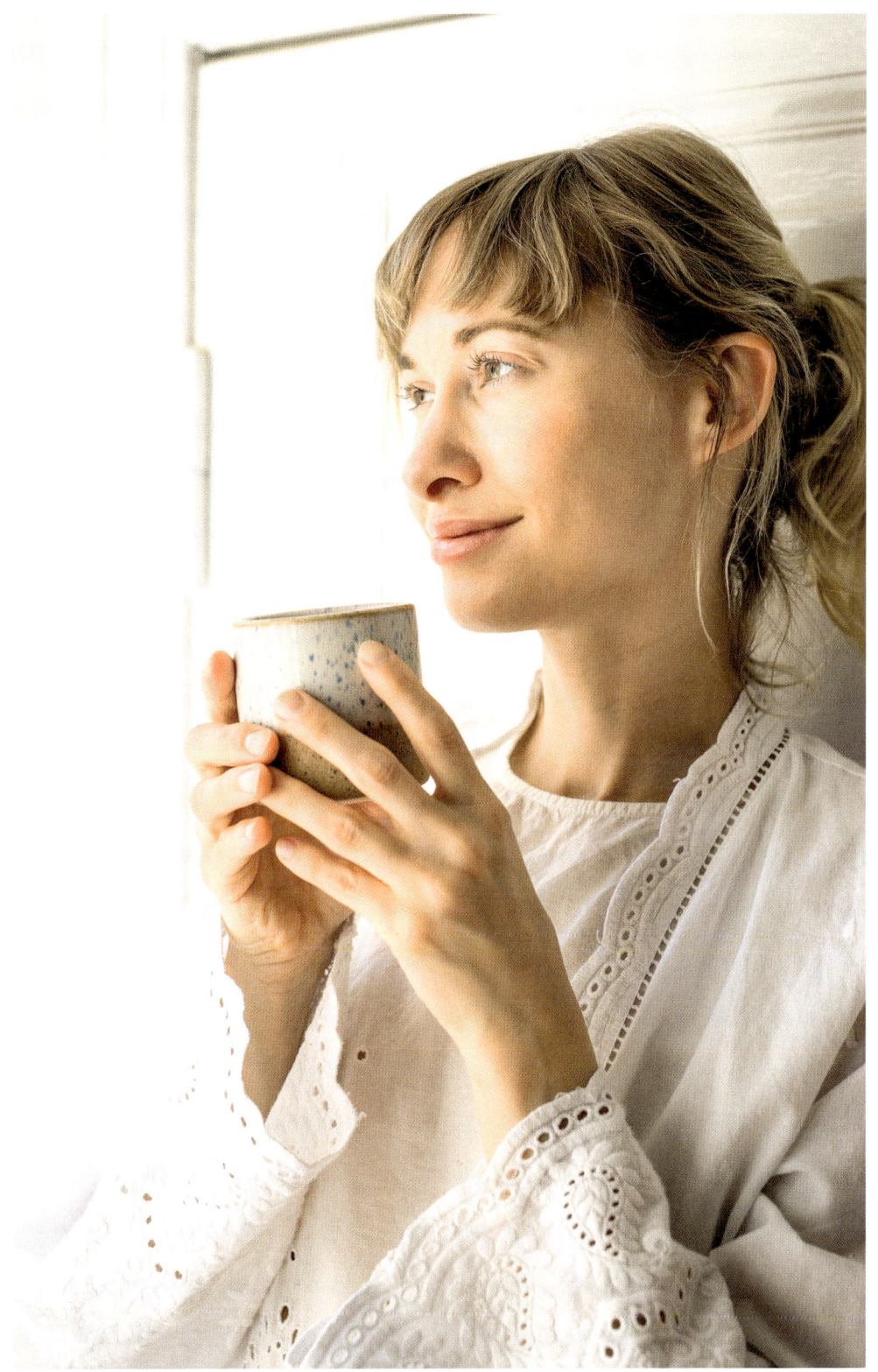

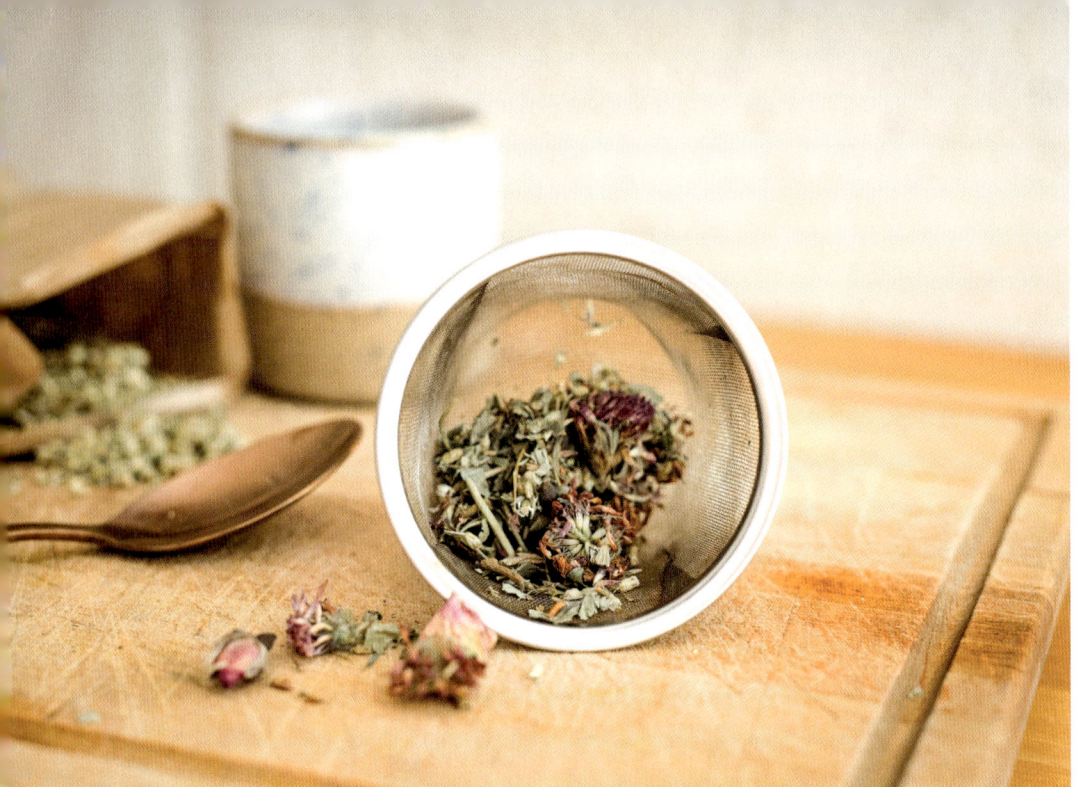

Katja trinkt morgens gerne einen Kräutertee,
den sie auf ihre Zyklusphase abstimmt.

verbunden, anhand deren bestimmt werden kann, wann die fruchtbaren Tage sind und ob hormonell alles im Gleichgewicht ist. Die Temperatur ist vor dem Eisprung nämlich niedriger und steigt nach dem Eisprung an. Es entstehen also zwei Zyklushälften, man nennt sie Tief- und Hochlage. Die Methode braucht viel Disziplin und eine regelmäßige Lebensweise, da sich Faktoren wie wenig Schlaf, Stress, schlechte Ernährung oder Konsum von Alkohol auf die Basaltemperatur auswirken können. Bevor die Methode zur Verhütung verwendet werden kann, wird empfohlen, sich genau damit vertraut zu machen und mehrere Zyklen auszuwerten. Die Methode ist eine sehr gute Möglichkeit, den Körper und den eigenen Zyklus kennenzulernen und Verantwortung für die eigene Fruchtbarkeit zu übernehmen. Katja hatte zuvor viele Jahre die Pille genommen und erst nach dem Gespräch mit einer Freundin zu diesem Thema plötzlich festgestellt, „dass ich durch die Pille fremdgesteuert war und meiner natürlichen Weiblichkeit mit all ihren Facetten beraubt". Nach dem Absetzen hatte sie ein Jahr lang mit Hautproblemen zu kämpfen und probierte erfolglos die Verhütungsalternativen Kupferkette und Hormon-Ring aus, bevor sie begann, sich mit dem Thema Menstruationszyklus zu beschäftigen. „Ich war sofort fasziniert und spürte, dass dieses kraftvolle Wissen mein Leben nicht nur bereichern, sondern auch grundlegend verändern würde."

INSPIRATION – ZYKLUSPHASEN NACH DEM JAHRESZEITEN-MODELL

Der Zyklus beeinflusst unsere Wahrnehmung, unser Denken, unsere Emotionen und unser Verhalten. Als Zyklusphasen beschreibt man die Menstruationsphase (Menstruation), die Phase nach der Periode (Follikelphase), den Eisprung (Ovulation) und die Zeit nach dem Eisprung bis hin zur Periode (Lutealphase). Diese vier Zyklusphasen sind vergleichbar mit den Jahreszeiten der Natur: Frühling, Sommer, Herbst und Winter.

Frühling – die Zyklusphase nach der Menstruation

Mit jedem neuen Zyklus erblüht – wie im Frühling die Natur – die Fruchtbarkeit. Energie, Tatendrang, Expressivität, Kontaktfreudigkeit und das Selbstbewusstsein wachsen in der ersten Zyklushälfte und erreichen ihren Höhepunkt im Sommer.

Sommer – die Phase des Eisprungs

In dieser Jahreszeit setzen Menstruierende gerne die Pläne und Ideen um, die sie sich im Frühling vorgenommen haben. Das Energie- und Aktivitätslevel ist hoch.

Herbst – die Phase nach dem Eisprung bis zur Menstruation

Im Zyklusherbst verlangsamt sich das Tempo, die Energie wird introspektiver und lädt zu mehr Häuslichkeit und Reflexion ein.

Winter – die Menstruation

Die Natur bereitet sich darauf vor, im Winter zur Ruhe zu kommen, sich zu regenerieren. Viele Menstruierende haben in dieser Zeit ein großes Bedürfnis nach Ruhe und Geborgenheit. Die Phase kann für Introspektion und Selbstwahrnehmung genutzt werden.

Mit diesem Verständnis können wir ein anderes Bild von der monatlichen Blutung bekommen, aufmerksamer mit den eigenen Bedürfnissen umgehen, die Energien nutzen und uns gleichzeitig Ruhe und Regeneration gönnen. Durch den achtsamen Umgang mit den Phasen können Menstruationsbeschwerden gelindert werden und die Menstruation als wertvolles Symbol von Fruchtbarkeit und Weiblichkeit wertgeschätzt werden.

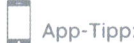
App-Tipp:

Die App **mxNFP** hilft dir, deinen Zyklus kennenzulernen, zu verstehen und natürlich zu verhüten.

Das Wissen über den eigenen Zyklus wirkt sich auch auf Katjas Planung aus. Sie hat aus eigenem Bedürfnis heraus einen Zyklusplaner entwickelt, mit dessen Hilfe sie ihre Zyklen auswertet und plant. „Ich habe mich früher immer gewundert, dass sich meine Energie, meine Emotionen und Bedürfnisse in einem permanenten Wandel befinden. Bis ich meinen Zyklus verstanden habe." Am Anfang des Monats markiert sie direkt die Tage, an denen sie voraussichtlich menstruieren wird. Ihre Termine, Aufträge und Freizeitaktivitäten plant Katja nach Möglichkeit im Einklang mit ihren Zyklusphasen. In die Phase „Winter", also während der Menstruation, legt sie keine herausfordernden Jobs und versucht Anstrengung und Stress zu vermeiden. In der Phase „Frühling" schiebt sie gerne sehr kreative Aufgaben und innovative Projekte an und nutzt die Energie im „Sommer" für die Umsetzung. Im „Herbst" widmet sie sich bevorzugt eigenen Projekten und mehr Selbstfürsorge, da man die stärkere innere Präsenz optimal nutzen kann, um mit sich und seinen eigenen Wünschen, Bedürfnissen und kreativen Ausdrucksmöglichkeiten in Kontakt zu kommen. Diese Form von Fürsorge ist für Katja ein Zugewinn an Lebensqualität und steigert gleichzeitig ihre Gesundheit und Produktivität.

Das Wissen über den Zyklus beeinflusst auch ihre Morgenroutine. Je nachdem, in welcher Phase sie ist, versucht Katja über Bewegung und Ernährung ihr Hormongleichgewicht zu unterstützen. „Ich verbinde Wissen und Intuition, da ich durch das Praktizieren von Zyklusachtsamkeit gelernt habe, wieder mehr auf meinen Körper zu hören."

In der Küche startet Katjas morgendlicher Reinigungsprozess. Während sie mit Kokosöl Öl zieht, bereitet sie sich ein Zitronen- oder Apfelessig-Wasser zu, um die Verdauung anzuregen. Dazu trinkt sie einen Tee aus Frauenheilkräutern, den sie je nach Zyklusphase individuell zusammenstellt. Im Bad kommen Zungenreiniger und Nasendusche zum Einsatz. Diese Kiyas, aus dem Yoga stammende Reinigungspraktiken, hat Katja in Thailand kennengelernt.

„ICH WAR SOFORT FASZINIERT
UND SPÜRTE, DASS DIESES
KRAFTVOLLE WISSEN MEIN
LEBEN NICHT NUR BEREICHERN,
SONDERN AUCH GRUNDLEGEND
VERÄNDERN WÜRDE."

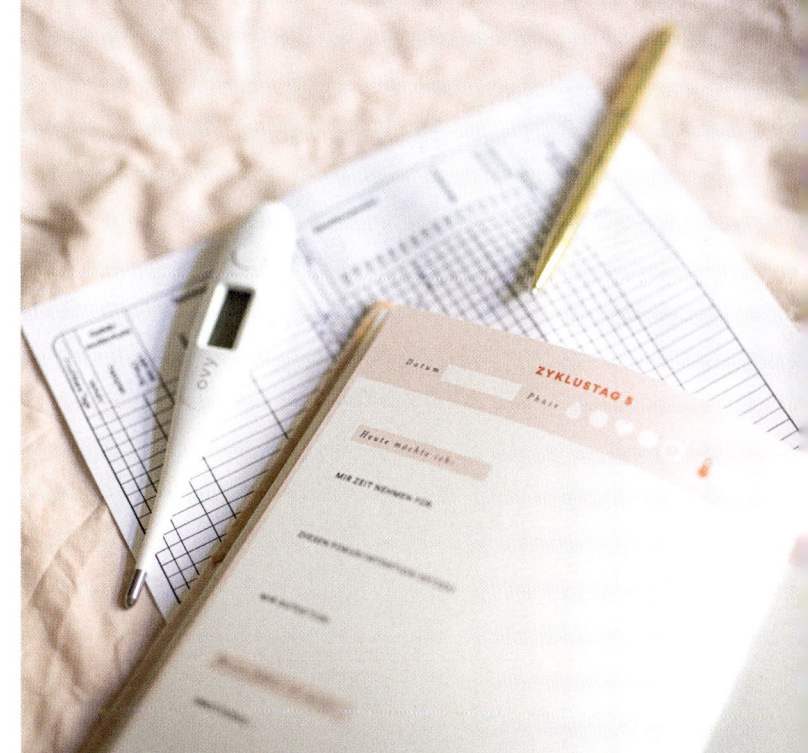

Die Basaltemperatur, die
Auswertung der Position
des Muttermundes sowie
die Beschaffenheit des
Zervixschleimes werden in
dem Zyklusblatt eingetragen.

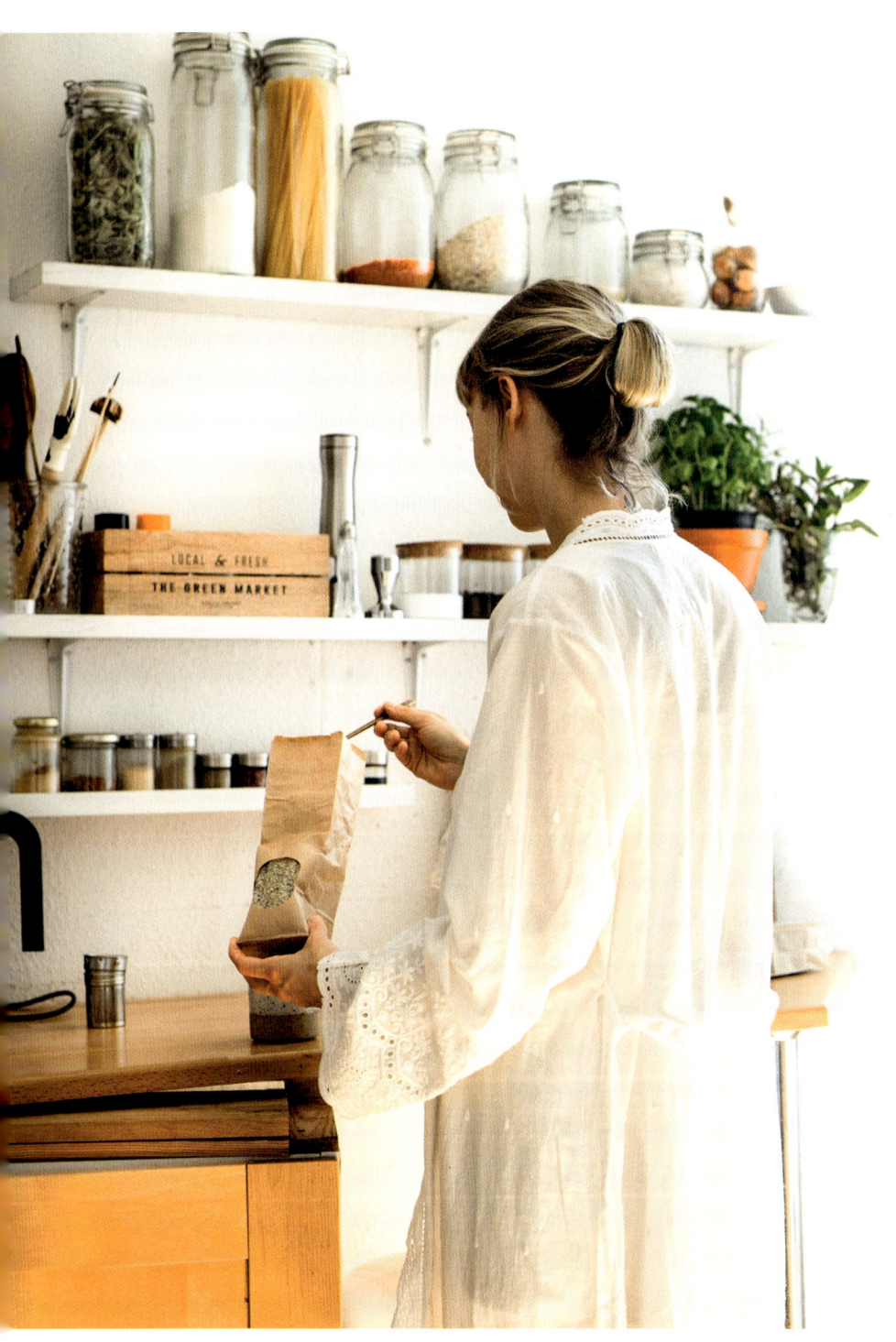

Sie sollen die in der Nacht über die Schleimhäute abgesonderten Giftstoffe entfernen. Katja achtet darauf, wenig Chemie und Hormonstörendes zu verwenden, und setzt auf botanische Seren und hochwertige, reine Pflegeöle. Aktuell verzichtet sie sogar auf herkömmliches Shampoo und wäscht ihre Haare alle paar Tage mit Roggenmehlshampoo. Dazu verrührt sie ein paar Löffel Roggenmehl mit Wasser, bis eine gelartige Konsistenz erreicht ist, wartet kurz und massiert die Masse dann in die Ansätze und die Kopfhaut – kurz einwirken lassen und gründlich ausspülen. Im Anschluss übt Katja ein paar entspannte Sonnengrüße und einige Minuten die Atemübung Pranayama. Die halbstündige Morgenroutine endet mit einem Frühstück aus Haferflocken mit Nüssen, Samen, Beeren und Leinöl.

Wenn Katja mehr Zeit hat, dehnt sie ihre Morgenroutine gerne aus und fügt weitere Elemente hinzu. Die Routinen sind für Katja ein Schlüssel zur Persönlichkeitsentwicklung. Mit den Elementen holt sie genau die Dinge in ihr Leben, mit denen sie ihr Mindset und Wertesystem formen möchte. Sie helfen ihr, ihr Leben noch mehr nach ihrer Idealvorstellung zu gestalten.
Sie geht dann morgens mit ihrem Partner zum Fitness und in die Sauna oder praktiziert Hatha-Yoga, Meditation und Visualisierungen. Auch unter der Woche nimmt sie sich dann die Zeit für ein ausgiebiges Frühstück mit grünem Smoothie, Gemüse mit Humus, Porridge oder „Overnight Oats" mit Nüssen, Samen, Sprossen und Beeren. Katja weiß, wie wichtig eine gute Nährstoffversorgung für die Organe und das Hormonsystem ist, und versucht ihren Körper in den Zyklusphasen entsprechend zu unterstützen. Sie erzählt: „Für viele klingt das nach einem ‚Sonntagsfrühstück', aber wir sind total eingespielt und bereiten das in wenigen Minuten zu."

 Tipp:

Diese Produkte helfen Menstruierenden: der Menstruationscup **Papperlacup** von Einhorn aus medizinischem Silikon, Tampons aus Bio-Baumwolle ohne Pestizide und Dioxin von **The Female Company** und Periodenunterwäsche aus Deutschland von **ooshi** und **koramikino**.

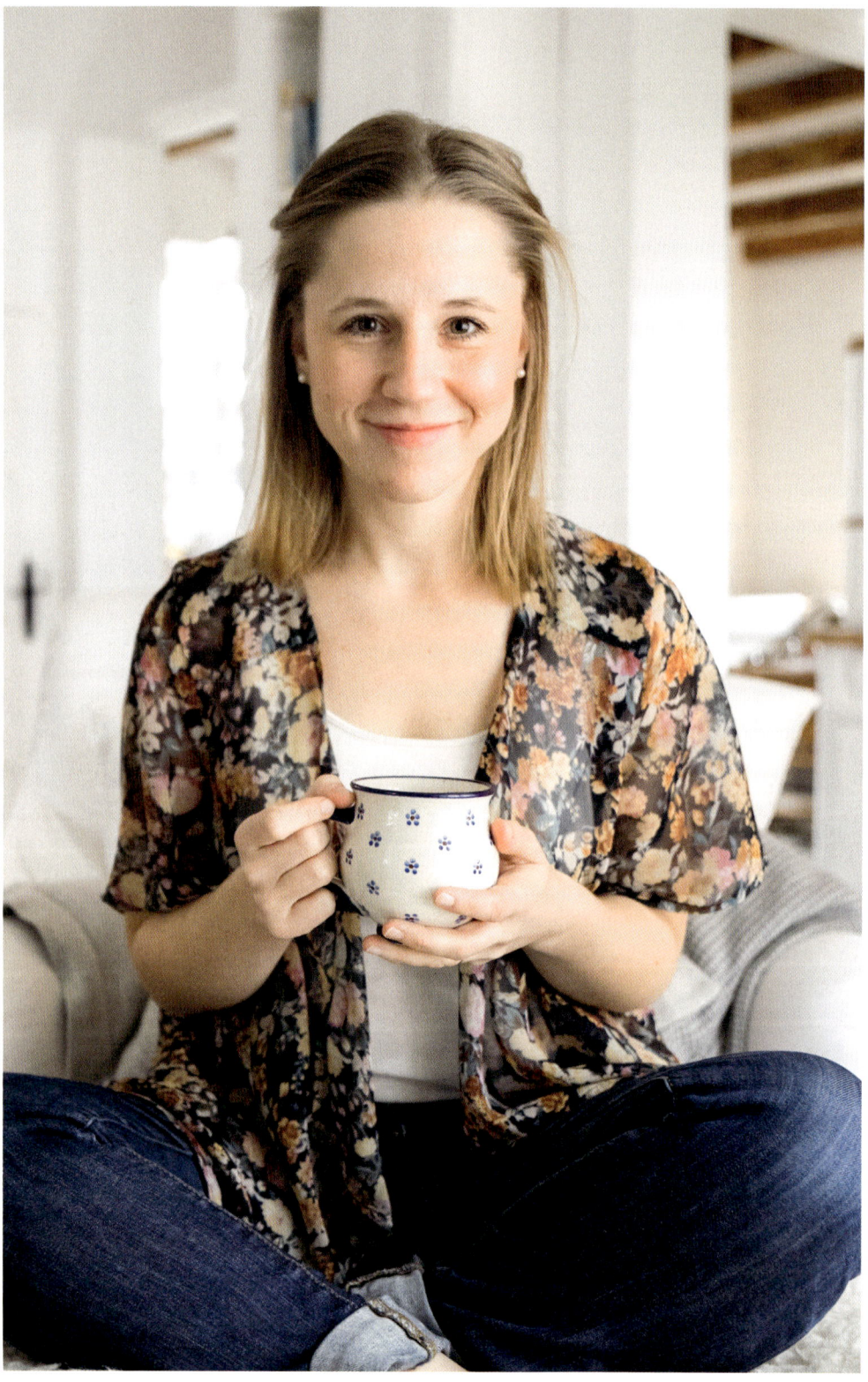

DIE NACHHALTIGE MORGENROUTINE

Marijana Braune
Dipl. Psychologin & Nachhaltigskeitscoach
Hamburg

Als Marijanas Minimädchen, wie sie ihre Tochter liebevoll nennt, geboren wurde, entstand das Bedürfnis, vieles zu verändern. Das ganze Haus und Leben wurden unter die Lupe genommen, entrümpelt und vereinfacht. Heute lebt die Familie nachhaltig, minimalistisch und nach dem Zero-Waste-Prinzip.

Marijana hat damals das Buch von Bea Johnson, der „Mutter der Zero-Waste-Bewegung", entdeckt und sich sofort in das Konzept verliebt. Denn weniger überflüssige Dinge und Müll bedeuten mehr Zeit und Zukunft für ihre Tochter. Heute inspiriert und begleitet Marijana selbst andere Menschen mit ihren Coachings, Workshops und Online Programmen auf ihrem Weg in ein nachhaltiges Leben. Marijana und ihre Familie leben Nachhaltigkeit mit Leichtigkeit und immer mit dem Ziel, das eigene Leben zu vereinfachen, um mehr Zeit für das Wesentliche zu gewinnen. Es sind auch die Werte, die sie ihrer Tochter mitgeben wollen: einen positiven Blick und Wertschätzung für die Dinge, die da sind.

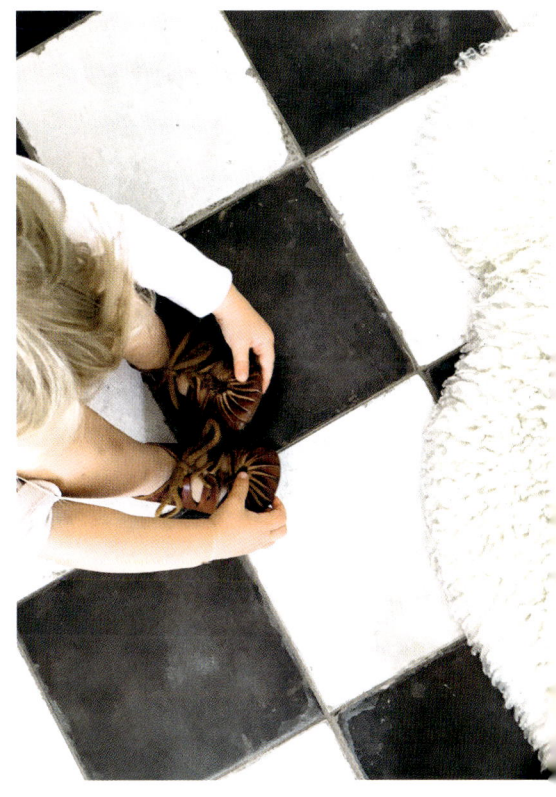

Die Morgenroutinen vereinfachen das Leben der ganzen Familie.

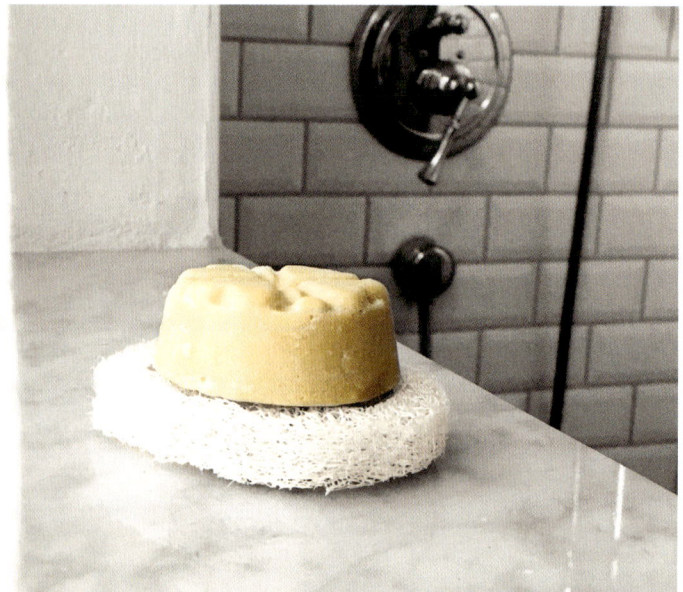

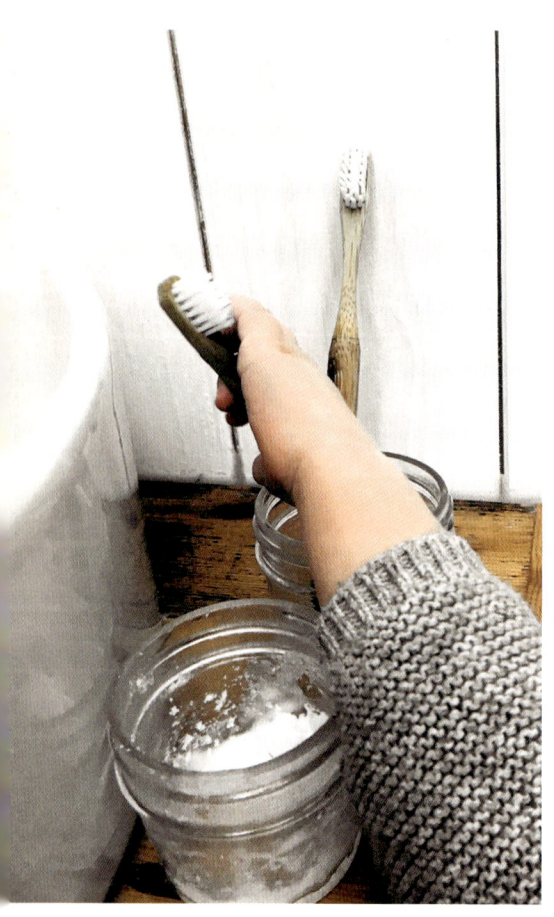

Marijana legt die Kleidung für ihre Tochter am Vorabend bereit, damit morgens alles reibungslos und entspannt läuft. Kleidung kaufen sie fast ausschließlich Secondhand oder lassen diese aus upgecycelten Stoffen selbst nähen. Der Morgenkaffee kommt – wie vieles andere auch – aus dem Unverpackt-Laden und wird in der French Press zubereitet. Auch im Bad geht es grün und schlicht zu. Zum Duschen nimmt die Familie ein Stück feste Seife und für die Haare ein festes Shampoo. Die Zähne werden mit der Kombination aus Bambus-Zahnbürste und Zahnputztabletten gereinigt. Als Bronzer trägt Marijana mit einem weichen Pinsel etwas Kakaopulver auf den Wangen auf. Im Haushalt wurde alles entrümpelt und gespendet, das nicht wirklich benötigt wird. Die Familie selbst nutzt im Alltag nur ein Geschirrset pro Person. Ein paar weitere Geschirrsets stehen im Schrank für Besuch parat. Die Geschirrspülma-

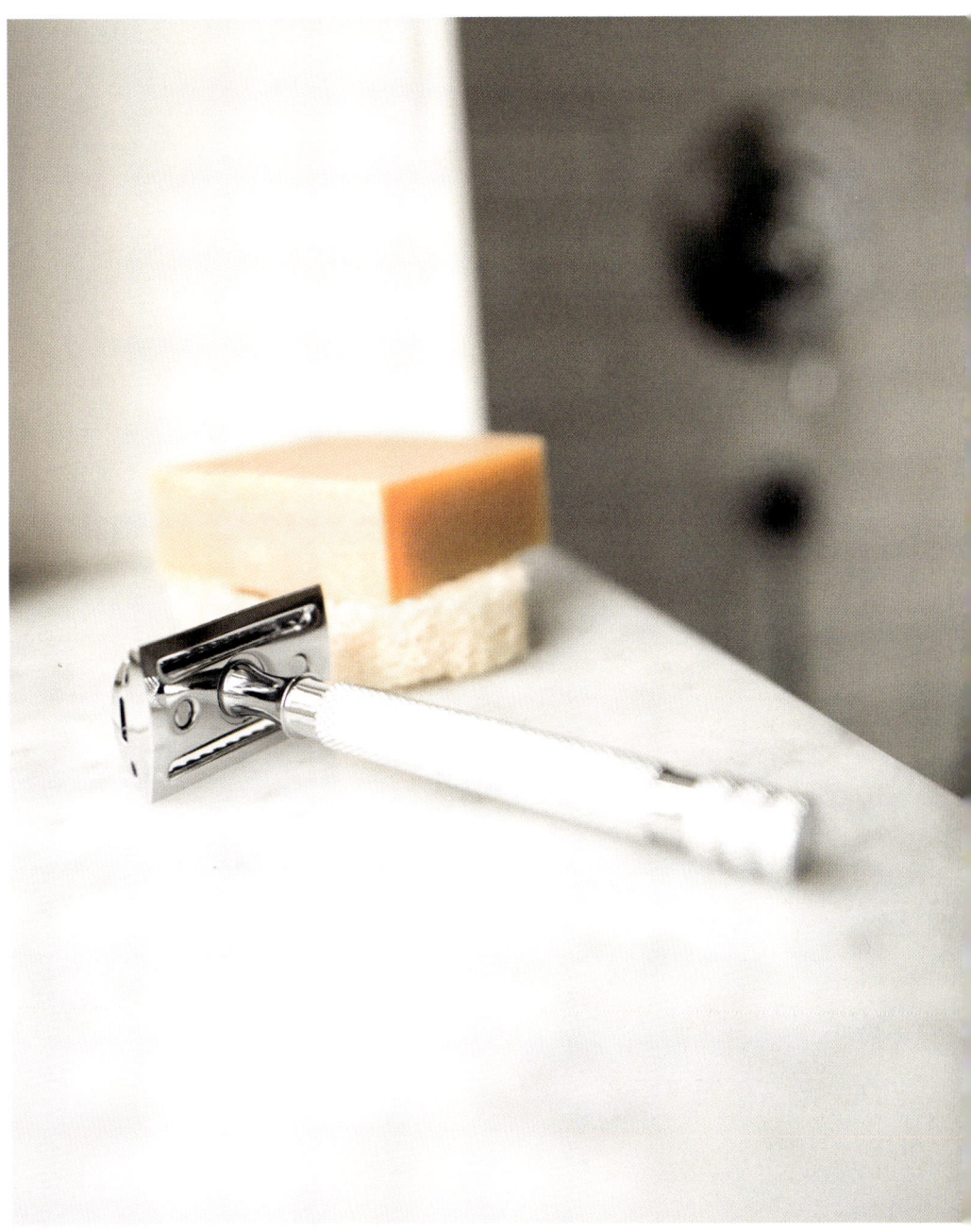

Wer keine überflüssigen Produkte verwendet,
spart morgens viel Zeit im Bad.

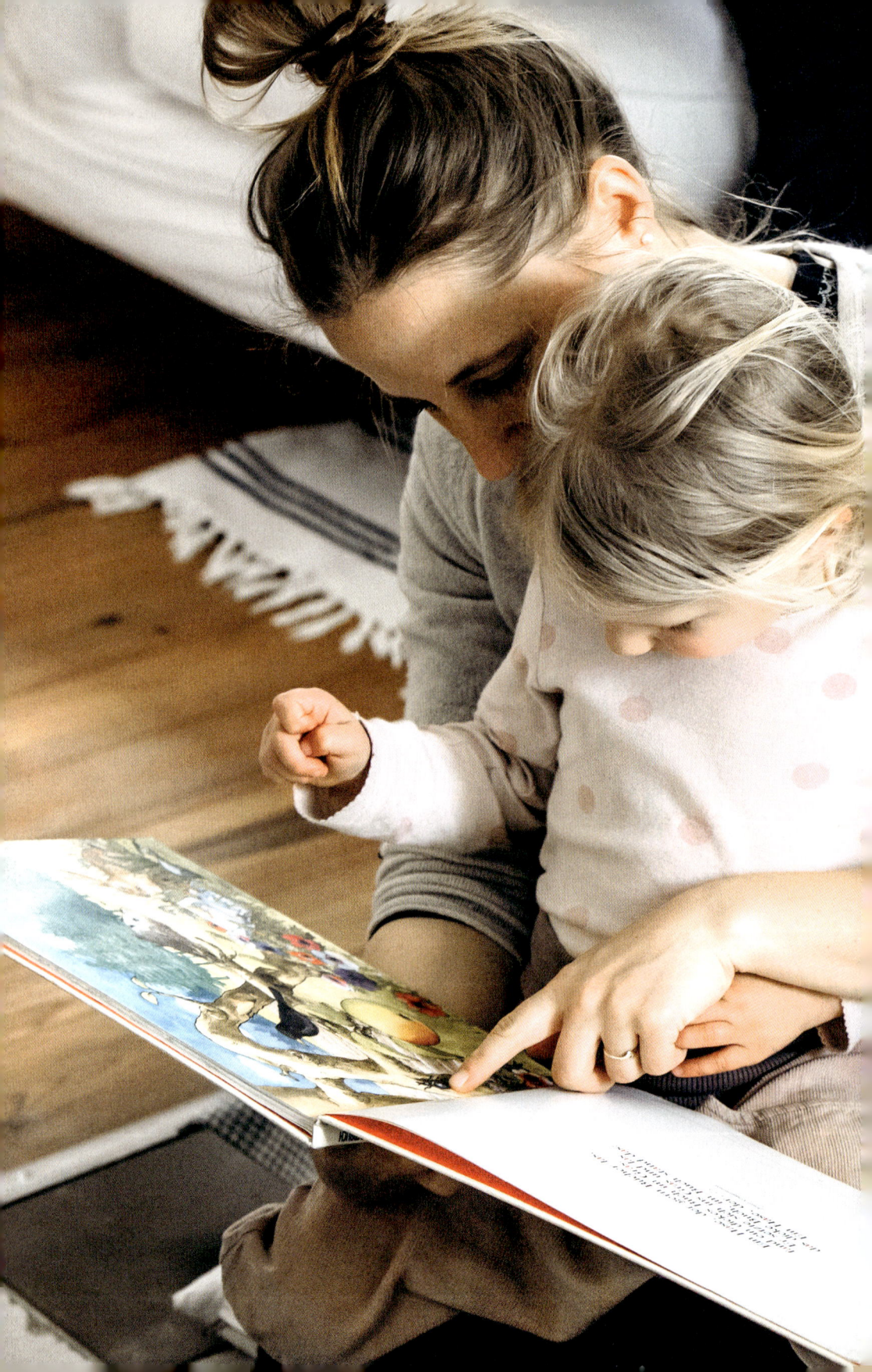

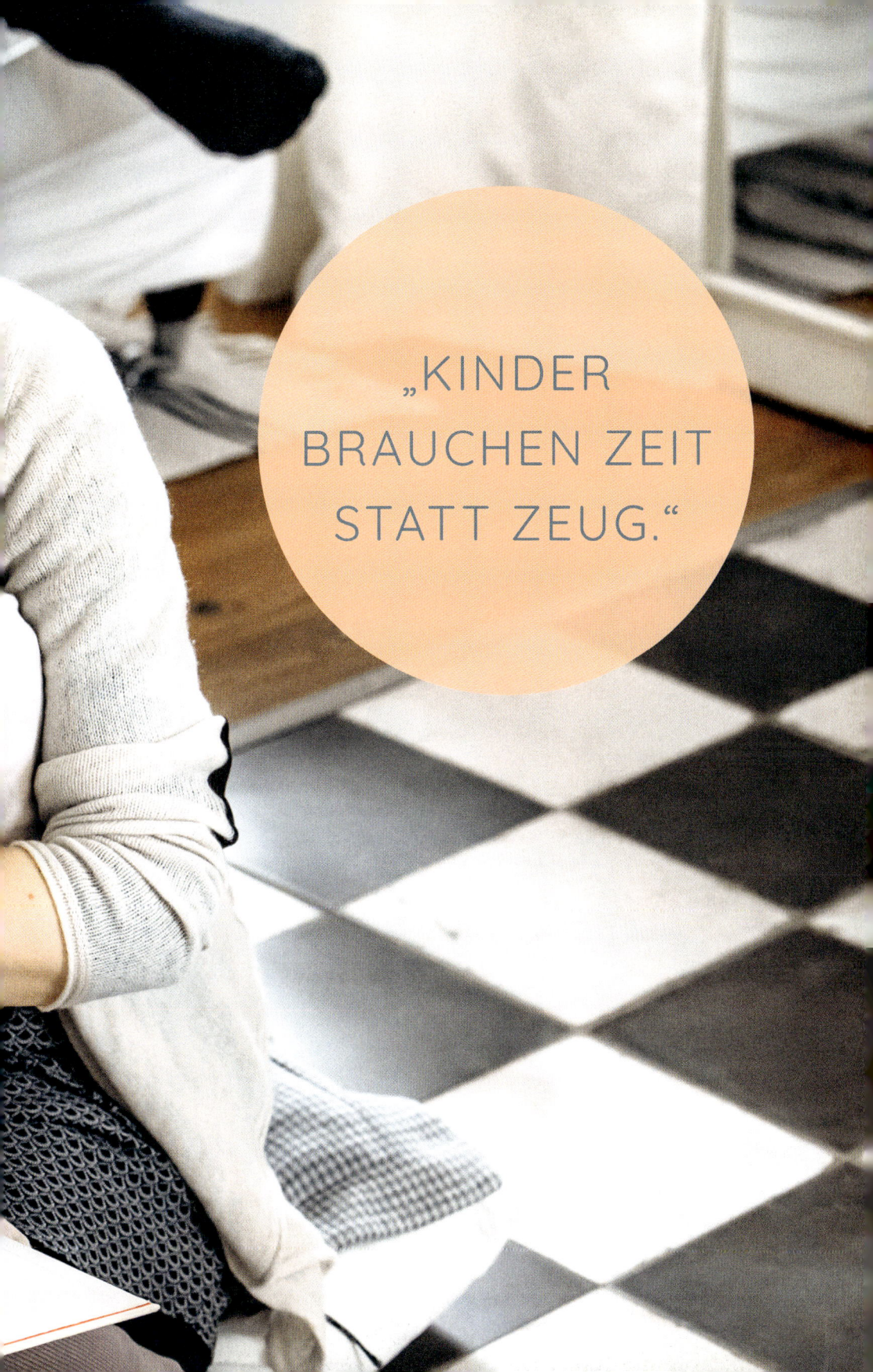

„KINDER BRAUCHEN ZEIT STATT ZEUG."

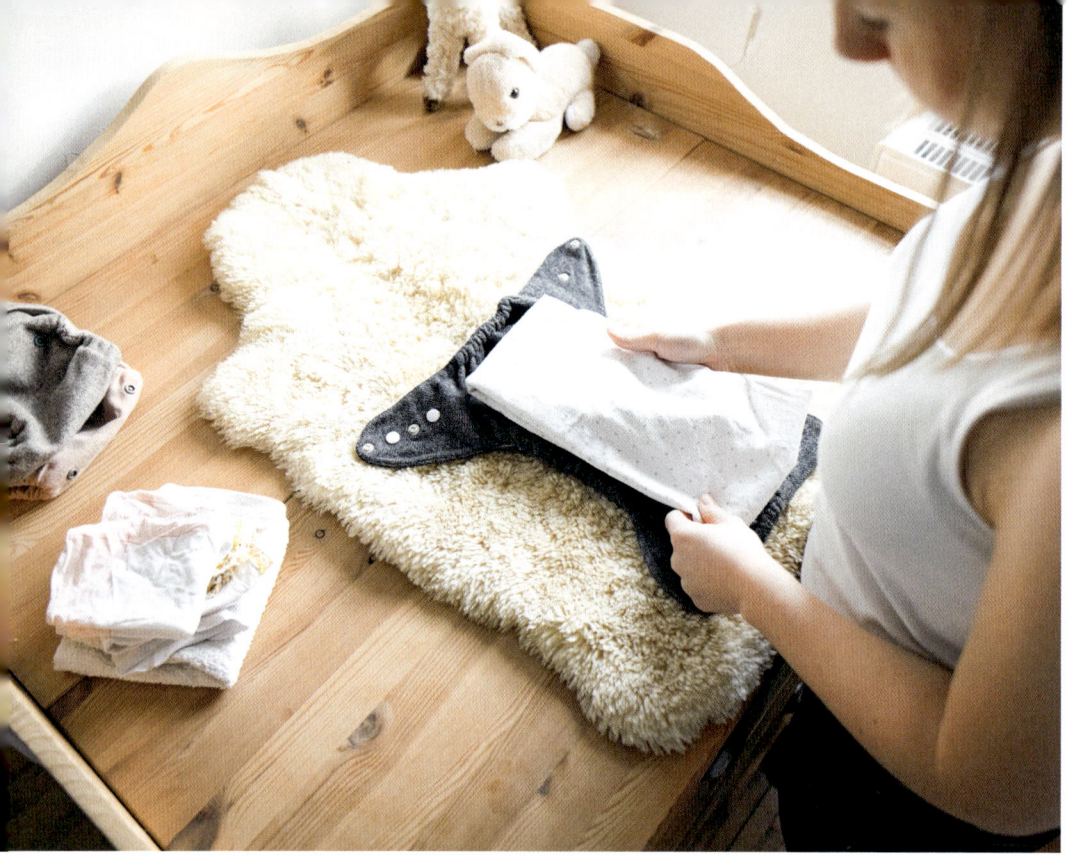

Marijana und Arne sind Fans
des Konzepts „Teilzeit-Windelfrei".

schine wird nicht mehr benutzt, nun wird das wenige Geschirr nach dem Frühstück schnell mit der Hand abgewaschen, bevor Arne das Minimädchen mit dem Lastenfahrrad in den Kindergarten fährt.

Mit der Geburt ihrer Tochter hat Marijana sich zwangsläufig mit dem Thema Windeln beschäftigt. Ein Kind verbraucht im Durchschnitt 4000 Windeln. Das sind ungefähr 600 Kilo Müll. Auf der Suche nach Alternativen tauchten immer wieder die Ansätze „Stoffwindeln" und „windelfrei" auf. Marijana und Arne hatten damals niemanden in ihrem Bekanntenkreis, der damit

Erfahrung hatte, daher war die Unsicherheit zunächst groß. Mittlerweile sind die beiden echte Profis und praktizieren erfolgreich eine Kombination aus Stoffwindeln und Teilzeit-Windelfrei. Dabei wird auf eine ganzheitliche Kommunikation mit dem Kind gesetzt. Das Kind kann frei ausscheiden, Stoffwindeln werden nur als Back-up verwendet. Bei Windelfrei werden der Ausscheidungsrythmus und die Signale des Kindes beachtet und interpretiert. Marijana erklärt: „Kein Kind möchte sein Nest beschmutzen. Das Abhalten zum Ausscheiden ist ganz natürlich und klappt mit ein bisschen Übung wunderbar."

INSPIRATION – WENIGER MÜLL

**Die 5 R sind sehr hilfreiche Orientierungspunkte
für ein Leben mit weniger Müll.**

(1) REFUSE / ABLEHNEN

(2) REDUCE / REDUZIEREN

(3) REUSE / REPARIEREN

(4) RECYCLE / RECYCELN

(5) ROT / KOMPOSTIEREN

Wer Müll reduziert, spart nicht nur wertvolle Ressourcen, sondern auch Zeit. Durch das **Ablehnen** schleppt man weniger Müll ins Haus. Durch das **Reduzieren** werden die Ressourcen eingespart. Einwegware kann verbannt werden und stattdessen auf **wiederverwertbare Optionen** gesetzt werden. Viele Dinge können **repariert** werden. Der hoffentlich kleine Rest, der dann noch anfällt, kann häufig **kompostiert** werden.

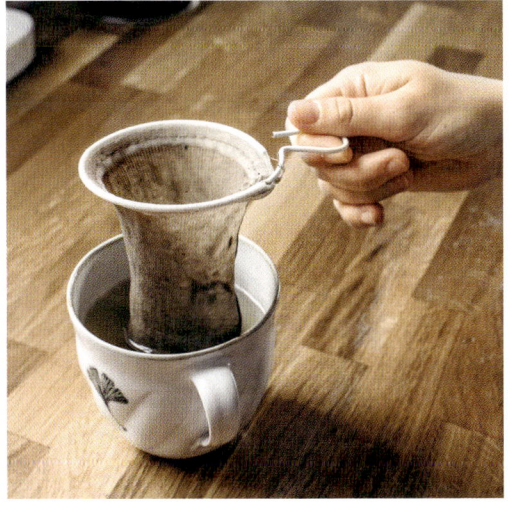

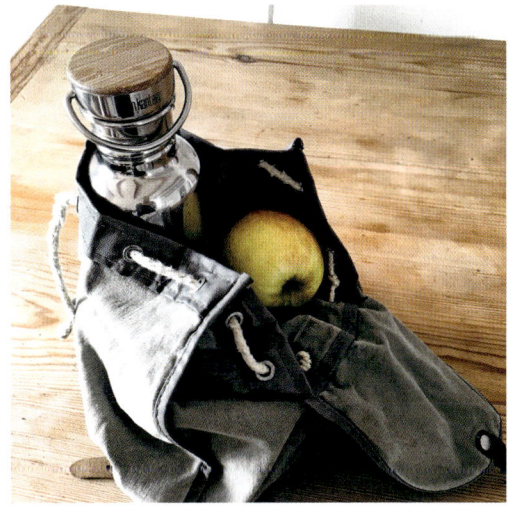

Pflege

EINFACH GUT GEPFLEGT

Eine simple Pflegeroutine kommt mit wenig Zeit und Produkten aus.
Die folgenden Elemente sorgen für einen guten Start in den Tag:

Kalt duschen

Der Körper reagiert auf den Kältereiz mit einer erhöhten Wärmeproduktion und einem beschleunigten Stoffwechsel. Es wirkt entzündungshemmend, verbessert die Durchblutung und deine Schlafqualität. Du fühlst dich stark und widerstandsfähig und entwickelst ein großes Vertrauen in deinen Körper und Geist.

Feste Seifen und Shampoos

Du kannst zum Duschen und Haarewaschen einfach ein Stück feste Seife und festes Shampoo verwenden. Auf diese Art und Weise sparst du die überflüssigen Plastikverpackungen ein.

Mund und Zähne

Ein beliebtes Element in den Morgenroutinen ist das Ölziehen. Dazu nimmst du einen Löffel hochwertiges, kaltgepresstes Öl in den Mund und „ziehst" es 10 bis 20 Minuten durch deine Zahnzwischenräume. Im Anschluss spuckst du das Öl aus, reinigst die Zunge mit dem Zungenreiniger und putzt die Zähne.

Feuchtigkeit

Das Gel der Aloe Vera liefert Feuchtigkeit für deine Haut. Es hilft auch hervorragend bei Sonnenbrand oder kleinen Schnittwunden.

Reinigen

Zum Reinigen und Abschminken kannst du Baumwoll-Pads verwenden, die nach der Benutzung gewaschen werden und so immer wieder zum Einsatz kommen können.

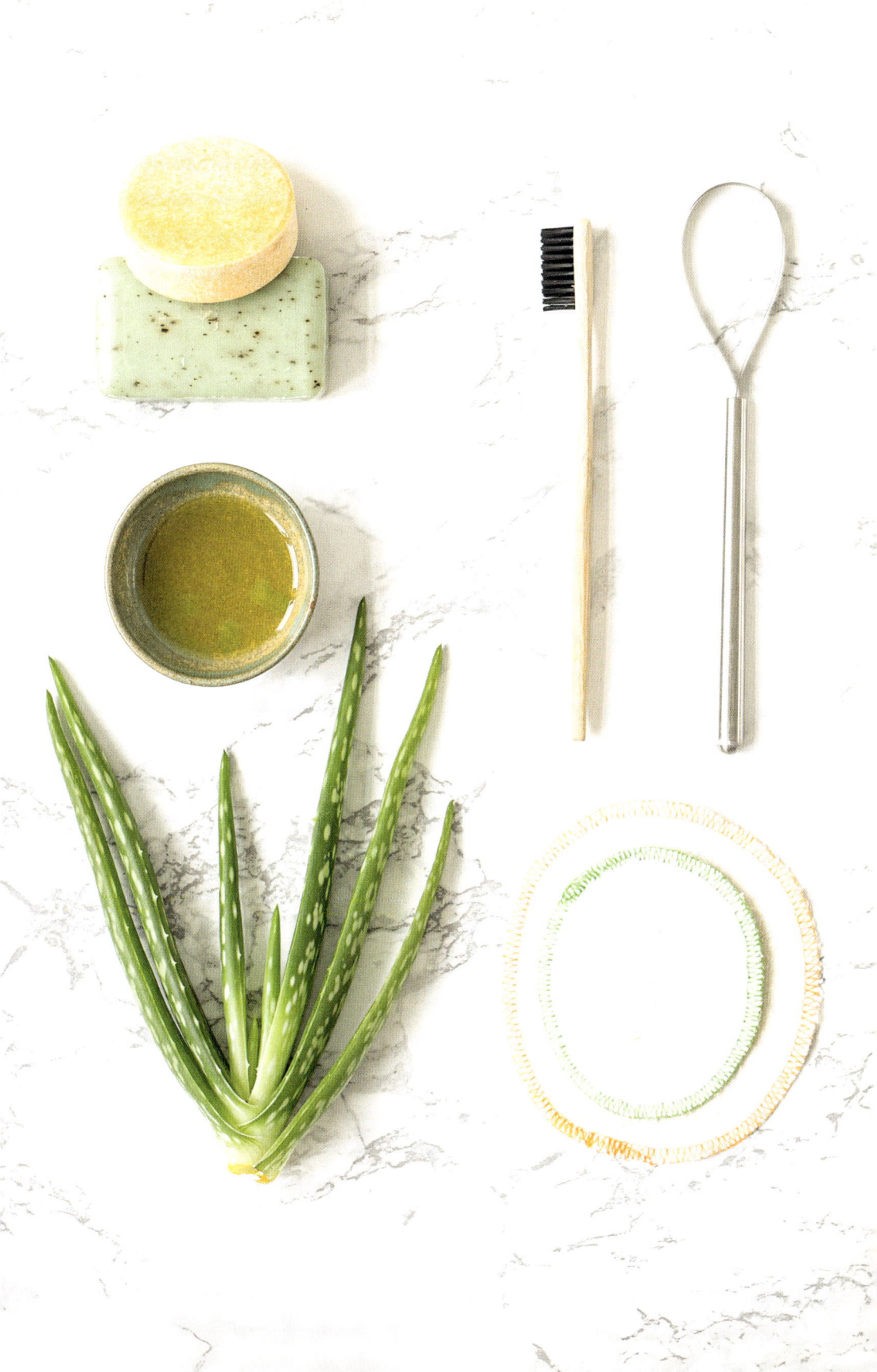

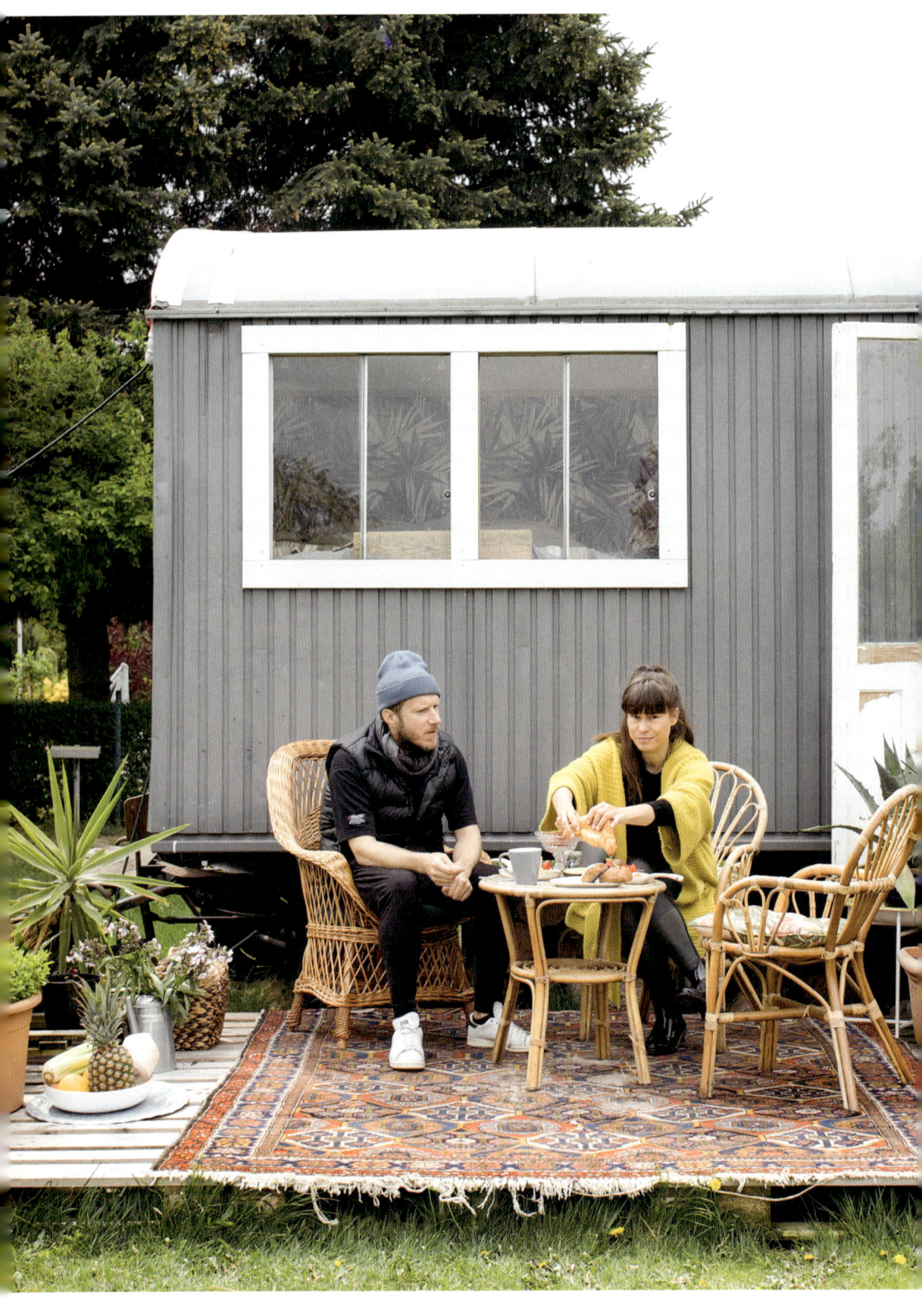

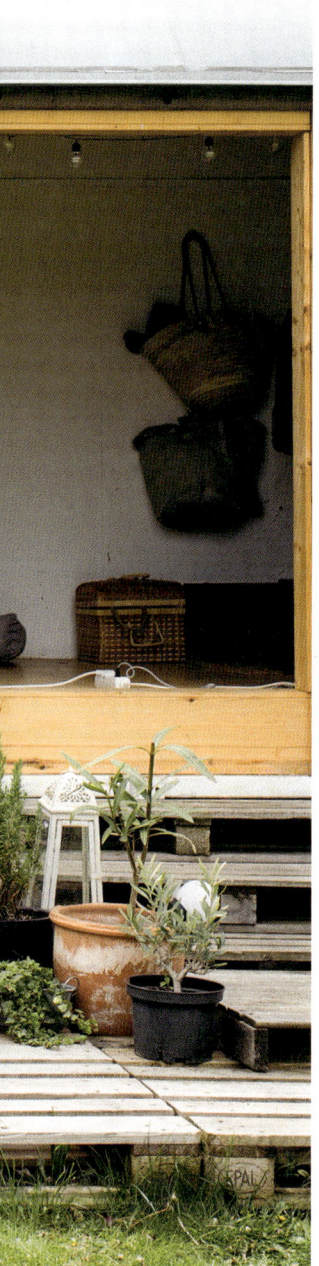

KLEINES HAUS – GROSSE FREIHEIT

Maria König & Maximilian Dümcke
Marketing Manager, DJs, Musiker & Produzent
Havelland

Maria und Max lieben das pulsierende Leben und die Energie in der Stadt. Gleichzeitig haben die beiden irgendwann das Bedürfnis entwickelt, mehr in der Natur zu sein. Anfang 2016 wurden die Pläne konkreter. Sie hatten Glück und haben im Internet einen alten Bauwagen für nur 700 Euro ergattert. Nachdem der Trecker den Bauwagen auf dem Grundstück von Marias Familie im Havelland abgestellt hatte, ging es mit der Arbeit aber erst so richtig los. Der Bauwagen wurde von den beiden systematisch entkernt und liebevoll hergerichtet. Sie haben den Wagen über Monate neu isoliert, Dielen verlegt, die Wände gestrichen, eingerichtet und dekoriert. Aus alten Europaletten haben die zwei eine kleine Terrasse gebaut. „Wir haben bewusst viel auf Upcycling gesetzt, alte Materialien und Hölzer verwendet", erzählt Maria. Das große Fenster und die Flügeltür sind ebenfalls Netz-Funde und wurden von Max mithilfe einer Flex in das Tiny House eingesetzt.

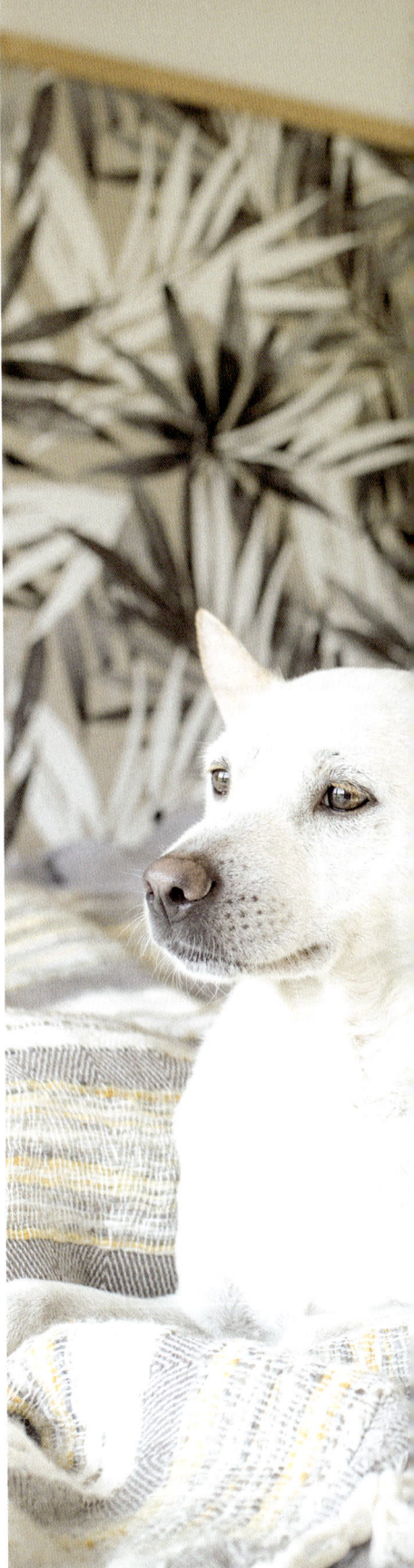

„WIR STEHEN HIER
UM FÜNF AUF –
MIT DER SONNE."

Das Tiny House hat eine Fläche von 13 Quadratmetern. Das Bett ist auf einem Podest errichtet. Zum einen kann man so besser aus dem Fenster schauen. Gleichzeitig wird der Platz darunter als wertvoller Stauraum für Kleidung, Bücher und Geschirr verwendet. Durch den beschränkten Platz haben Maria und Max sich auf die Anzahl an Dingen reduziert, die sie wirklich brauchen oder die einfach glücklich machen. „Im Tiny House wird man fast automatisch zum Minimalisten", erzählt Maria lachend. „Außerdem zieht es uns immer raus, wir sind oft nur zum Schlafen und bei Regen im Tiny House – das ist wunderbar gemütlich."

Im Tiny House richtet sich das Leben nach der Sonne.

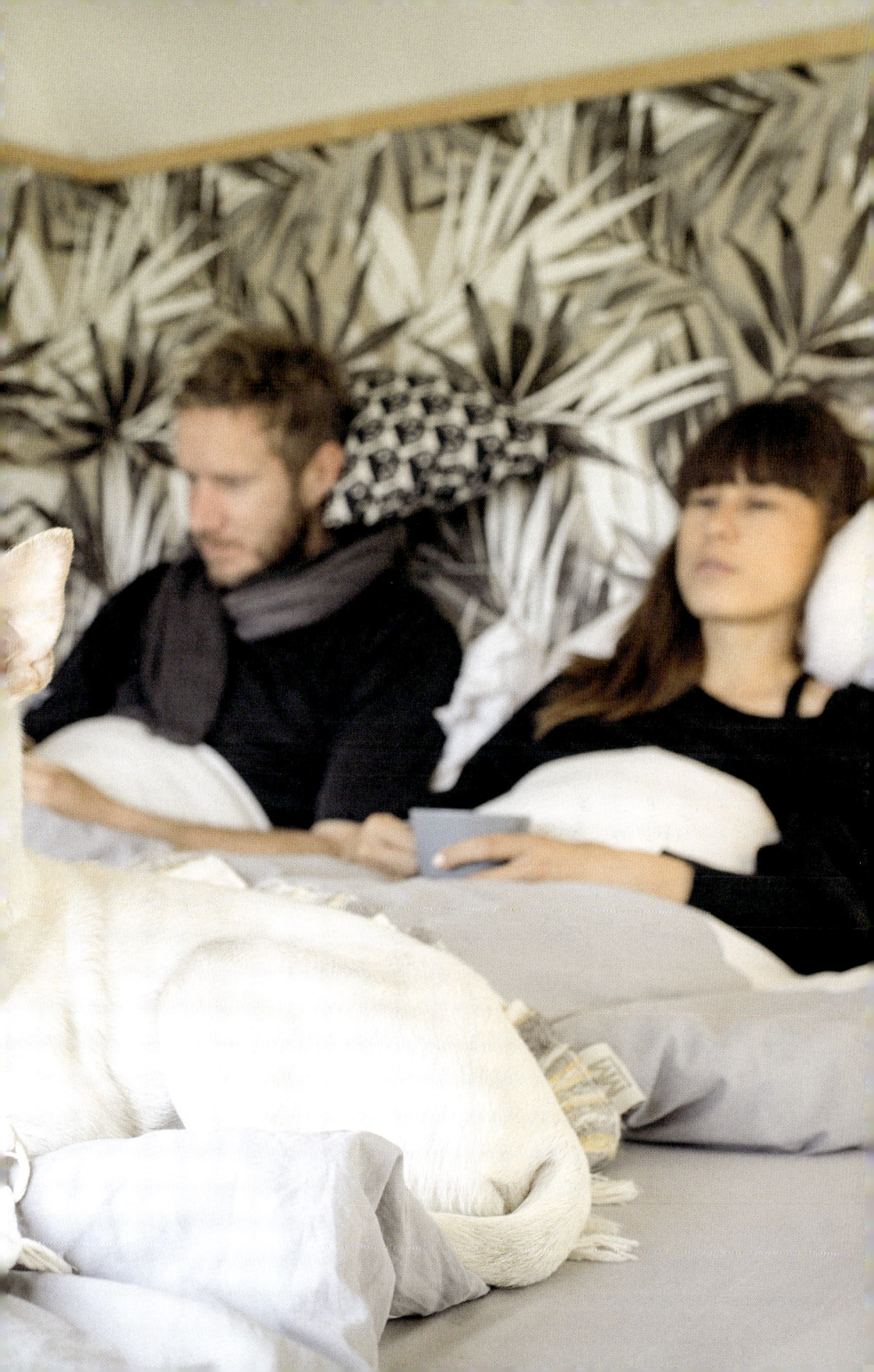

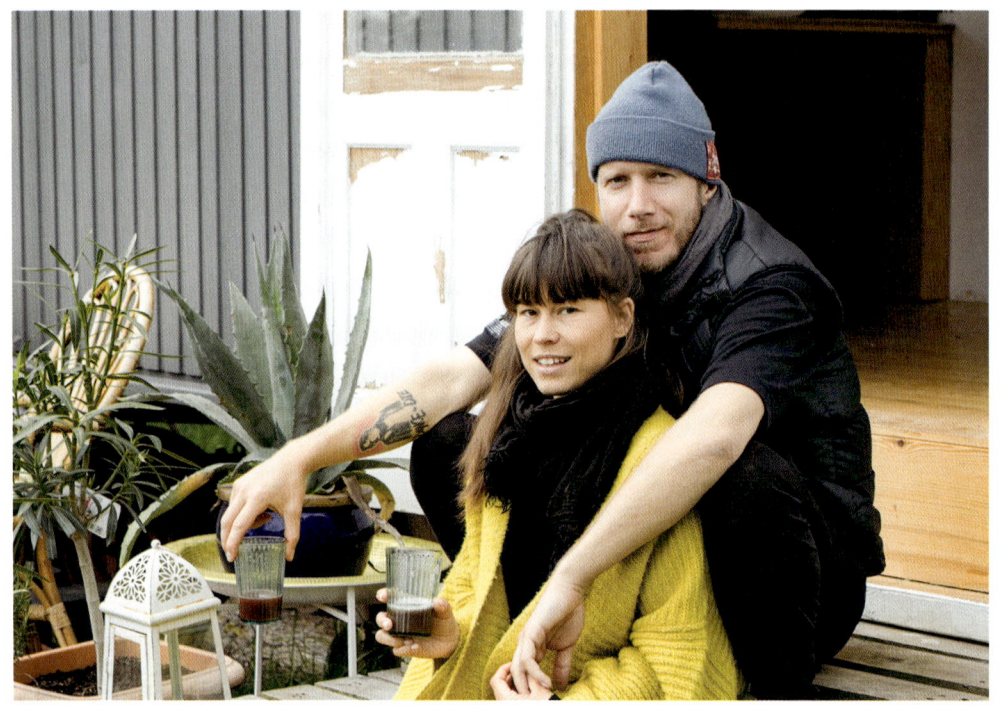

Aufwachen mit dem Blick auf die Felder. Früh am Morgen kann man hier oft Rehe beobachten.

Das Teilzeit-Landleben ist zurzeit genau das Richtige für die beiden. „Wir sind beruflich als DJs Max Joni und MUKKIMIAU viel im Nachtleben unterwegs. Als Ausgleich zieht es uns in die Natur." Das Tiny House ist so platziert, dass man aus dem Fenster direkt auf das Feld blickt. „Wir sind den ganzen Tag draußen und in Kontakt mit der Natur. Morgens beobachten wir die Rehe auf dem Feld, machen lange Spaziergänge mit Bombay, gärtnern, und abends tapst schon mal der Marder über unser Dach. Grundsätzlich ist es hier draußen viel ruhiger als in der Stadt. Hier haben wir keine Lärm-, Licht- oder Luft-verschmutzung. Wenn wir ankommen, sind wir von der ersten Sekunde an total entspannt. Manchmal trinken wir noch ein Glas Wein auf der Terrasse – oft gehen wir aber auch direkt um 9 Uhr schlafen."

Dafür werden die beiden morgens um fünf von der Sonne, dem Vogelgezwitscher und dem herrlichen Ausblick geweckt. Die Aussicht lädt dazu ein, noch ein bisschen liegen zu bleiben, zu träumen und Pläne zu schmieden. „Wir sind hier draußen in viel engerem Austausch und haben gemeinsam die besten Ideen. Zum Beispiel die Idee, Bombay zu

INSPIRATION –
RAUS IN DIE NATUR

Ob auf die Wiese, ins Feld, in den Park, aufs Wasser oder zum Waldbaden – frische Luft und sattes Grün machen sofort glücklich. Schon nach einem kleinen Spaziergang fühlen wir uns fitter, ruhiger, konzentrierter, lebendiger, optimistischer und deutlich entspannter.

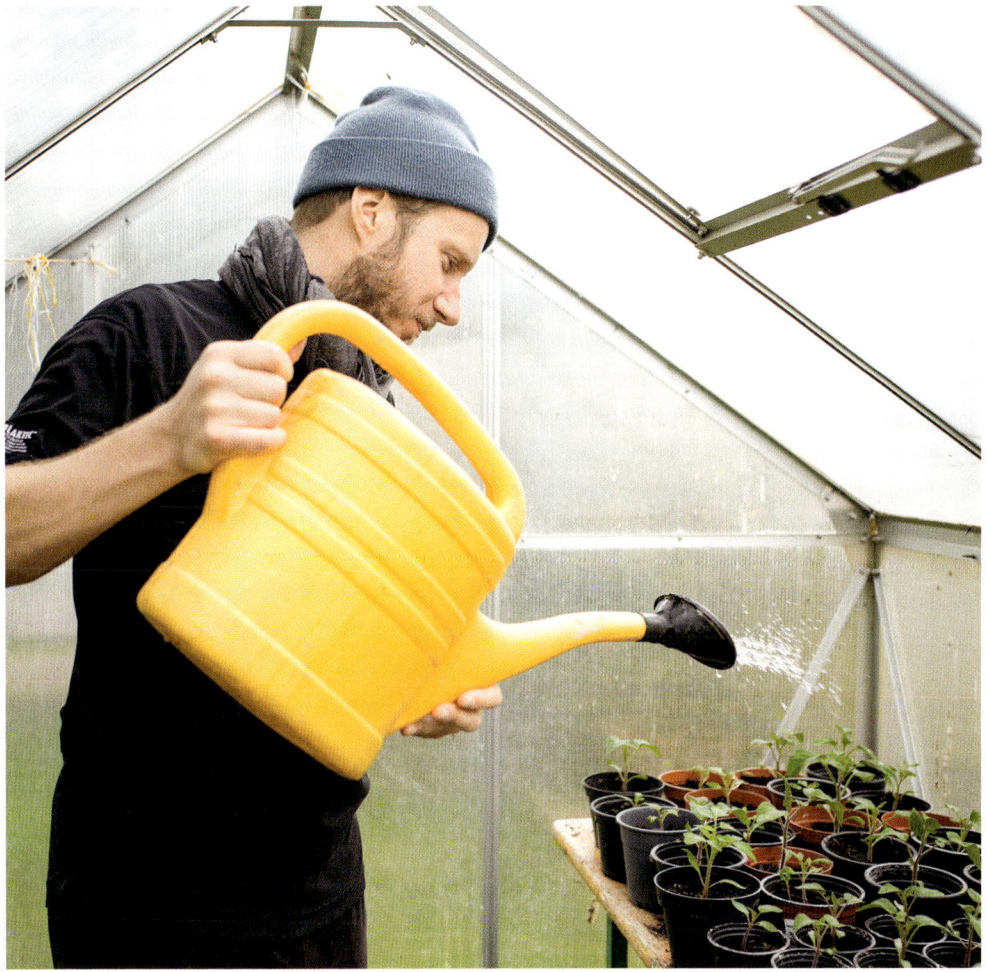

Max und Maria pflanzen selbst Gemüse an –
unter anderem Sellerie für den morgendlichen Saft.

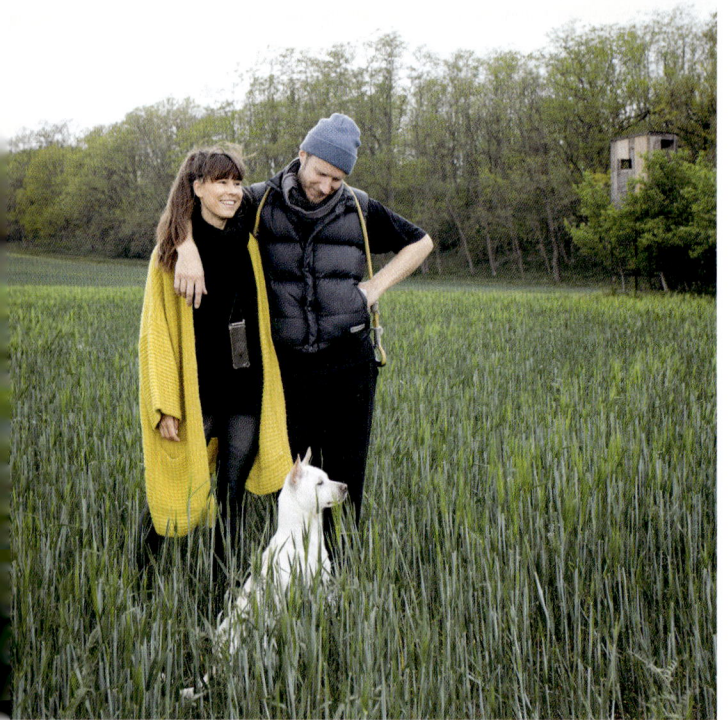

Von Thailand nach Brandenburg: Bombay liebt das Teilzeit-Leben auf dem Land.

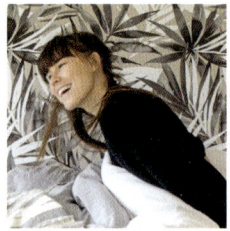

1. Maria und Max werden im Tiny House morgens um fünf von der Sonne geweckt.

uns zu holen." Nach einem ersten Kaffee im Bett zieht es die drei raus in die Natur. Besonders Hund Bombay, den Maria und Max aus Thailand gerettet haben, genießt das Schnüffeln, Toben und Rennen im Freien. Der nächste See ist auch gleich um die Ecke. „Diesen Sommer wollen wir hier auch Stand-up-Paddling machen." Nach dem Spaziergang ist es Zeit für das Frühstück. Max und Maria starten gerne mit einem Selleriesaft oder einem Sellerie-Rote-Bete-Saft. Der Sellerie und anderes buntes Gemüse wird im eigenen Gewächshaus vorgezogen und später auf den Beeten ausgesetzt. Gefrühstückt wird bei Wind und Wetter auf der Terrasse. Oft kommt die ganze Familie dazu. Neben den Eltern wohnen auch Marias Großeltern ganz in der Nähe. Es bleibt aber auch Raum, um sich zurückzuziehen. Maria liest gerne zur Inspiration und Entspannung oder macht gemeinsam mit ihrer Mutter Yoga. Außerdem gibt es immer etwas zu tun, im Garten und am Tiny House wird kontinuierlich weitergewerkelt. „Die Tage hier draußen fühlen sich viel länger an als die Tage in der Stadt. Wir haben hier doppelt so viel Zeit."

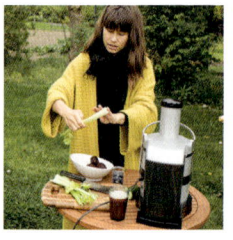

4. Nach einem langen Spaziergang gibt es einen frischen Saft. Besonders beliebt ist die Kombination aus Sellerie und Rote Bete.

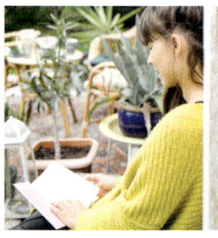

7. Maria liest gerne zur Inspiration und Entspannung.

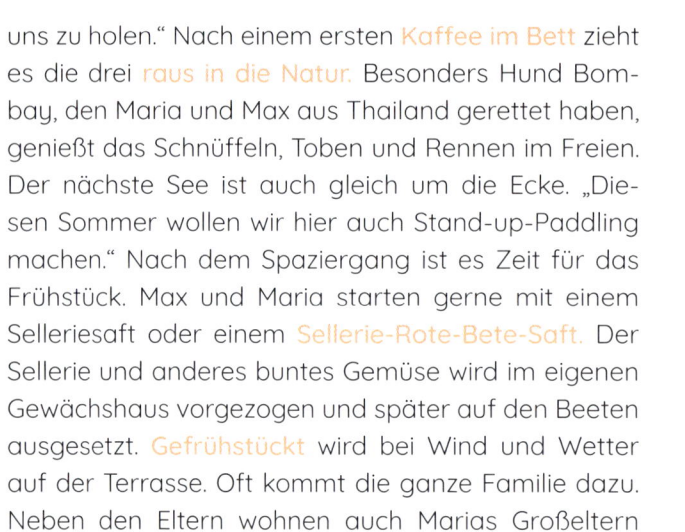

Max' und Marias Morgenroutine

MIT DER SONNE AUFSTEHEN

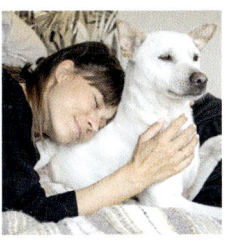

2. Nach dem Aufwachen ist Zeit zum Träumen und gemeinsamen Pläneschmieden.

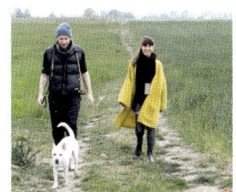

3. Lange hält es die beiden aber nicht im Tiny House. Mit Hund Bombay geht es raus in die Natur.

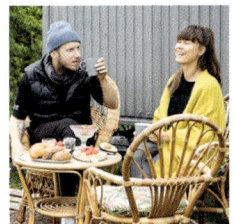

5. Gefrühstückt wird bei Wind und Wetter auf der selbstgebauten Terrasse vor dem Tiny House.

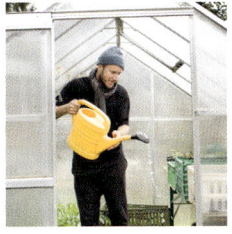

6. In den vielen Beeten und im Gewächshaus wächst und gedeiht das eigene Gemüse.

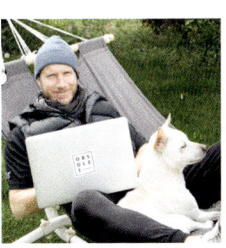

8. Max kann als Freelancer von überall flexibel arbeiten.

1. UM 5 UHR AUFSTEHEN

2. TRÄUMEN IM BETT

3. SPAZIERGANG MIT DEM HUND

4. FRISCHER SAFT

5. FRÜHSTÜCKEN

6. GARTENARBEIT

7. LESEN

8. ARBEITEN

90 MINUTEN

START 5:00 UHR

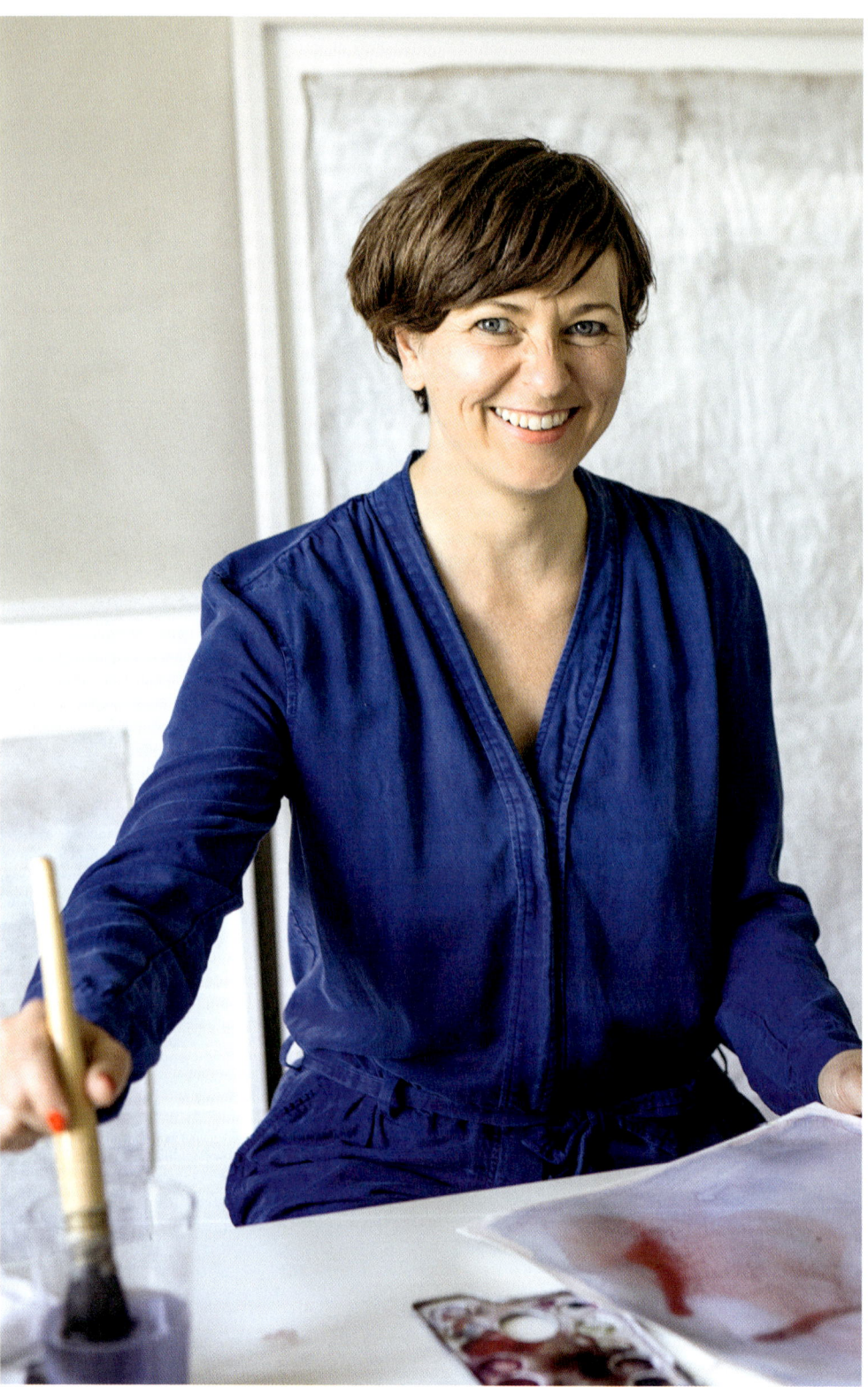

WIE WIR ATMEN, LEBEN WIR

Christine Schmid
Künstlerin und Atem Coach
Hamburg

Morgens möchte Christine die Intention für den Tag fühlen. Sie wacht ohne Wecker zwischen sechs und sieben auf und beginnt noch im Liegen, mit dem Atem in ihrem Körper „einzuchecken". Sie fragt sich dabei: Wie fühle ich mich heute? Immer noch im Liegen macht sie ein paar lockere Streck- und Dehnbewegungen. Danach ist es Zeit für die ersten bewussten 100 Atemzüge mit geöffnetem Mund.

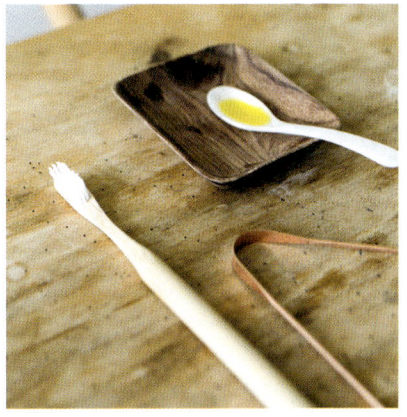

Wenn sie aufsteht, freut sich Christine darüber, dass sie ihre Füße jeden Morgen auf den schönen Dielenboden stellen darf. Genau so einen Holzboden hat sie sich bei der Coaching-Übung „Mein perfekter Tag" einst vorgestellt. Im Stehen mobilisiert sie ihre Füße mit einem kleinen Faszienball. Im Bad wird die Zunge mit dem ayurvedischen Zungenschaber gereinigt. In der Küche verwendet Christine anschließend einen keinen Löffel kaltgepresstes Öl zum Ölziehen und bereitet währenddessen ihr heißes Wasser mit Zitrone zu.

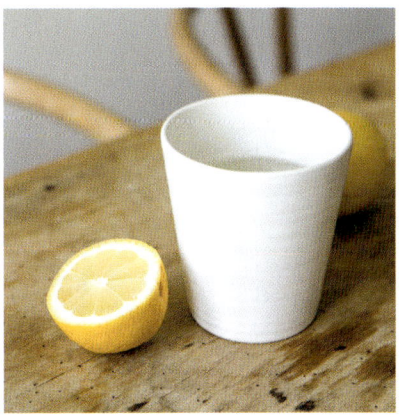

Nach dem Ölziehen trinkt Christine heißes Wasser mit Zitrone.

„BEIM ATMEN GIBT ES KEINE VERGANGENHEIT UND KEINE ZUKUNFT."

Das Wasser nimmt Christine mit ins Wohnzimmer, um sich dem Kernstück ihrer Routine zu widmen. Zum Lockern macht sie zunächst einige Yoga-Übungen. Danach wird die Musik laut aufgedreht und richtig wild getanzt. Das Motto dabei ist: Alles einmal durchschütteln und den Atem mitnehmen. Im Anschluss legt Christine sich in einer leicht erhöhten Sitzposition auf ihre Matte und praktiziert ihre längere Transformational Breath® Atemsession von mindestens 20 Minuten. Dazu öffnet sie ihren Mund ca. zwei Finger breit und lässt den Kiefer locker. „Die Kieferknochen und auch der Hals sind der Spiegel zu unserem Unterleib. Wenn wir den Kiefer entspannen, können wir auch tief in den Bauch-Becken-Bereich atmen", erklärt Christine. Zum besseren Spüren des Atems kann man eine Hand auf den unteren Bauch legen. Vielen hilft es auch, beim Atmen zu visualisieren, dass sich im unteren Bauch ein Luftballon befindet, der bei jedem

Beim Transformational Breath® werden 100 Züge mit geöffnetem Mund geatmet.

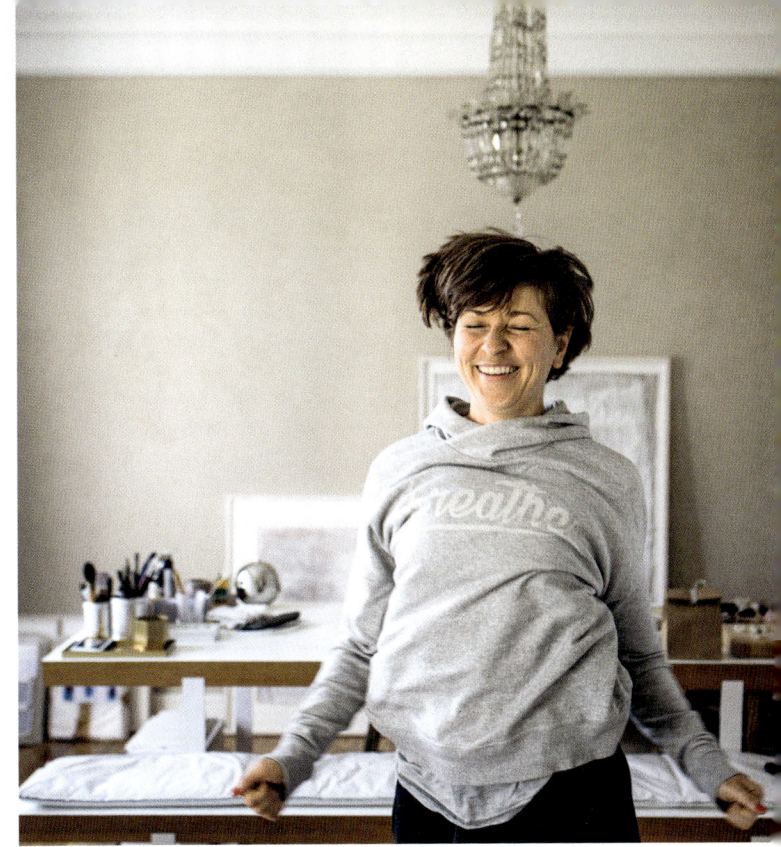

♪ **Musik-Tipp:**

Die Spotify-Dance-Liste
christineschmidartist
von Christine sorgt sofort
für gute Laune und macht
Lust auf Bewegung.

Auch zu empfehlen:

• **Charlotte Weise
  Tanzplaylist**

• **Dariadaria Kitchen**
  von Madeleine Alizadeh

• **Considercologne**

INSPIRATION – TANZEN

Beim Tanzen werden Glückshormone freigesetzt, gleichzeitig sinkt das Stresshormon Cortisol. Alles einmal durchschütteln ist ein gutes, intensives Workout am Morgen, das sich nicht nach „Work" anfühlt. Musik an und los!

Auf Instagram ist eine Bewegung dazu entstanden. Nun hüpfen und tanzen viele fröhliche Menschen online zusammen durch Ihre Wohnungen und inspirieren andere zum Mittanzen. Immer unter dem Motto: **Dance like nobody is watching.**

@dariadaria	@inesanioli	@louisadellert
@charlotte_weise	@hannah.nele	@male.geers
@minusgold	@kris_the_cat	@lulusdreamtown
@alexasearth	@janaklar	@ichsowirso

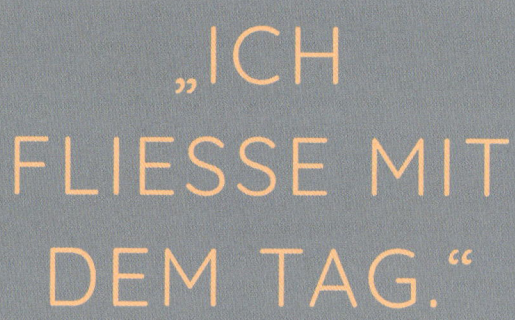

„ICH FLIESSE MIT DEM TAG."

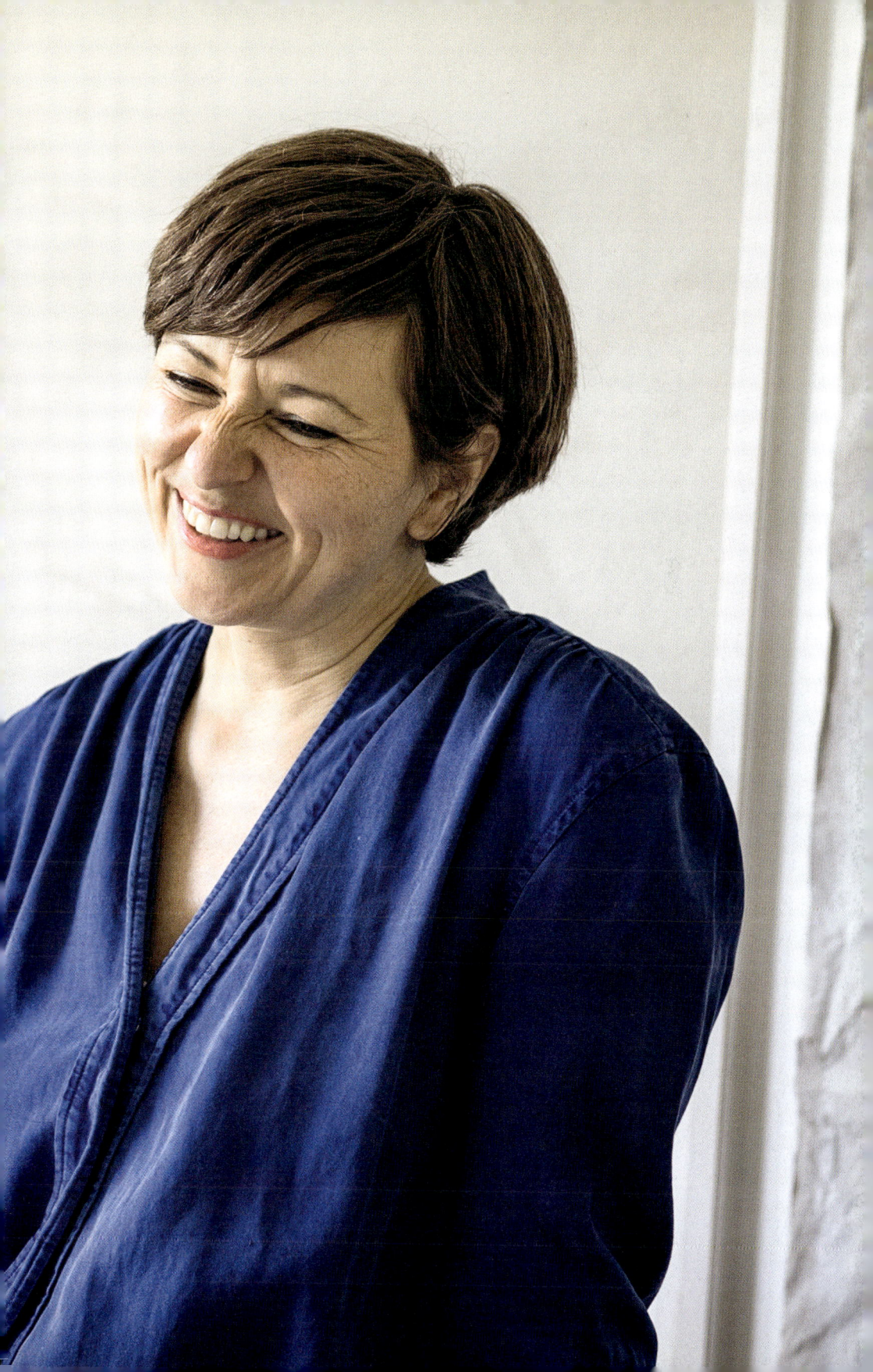

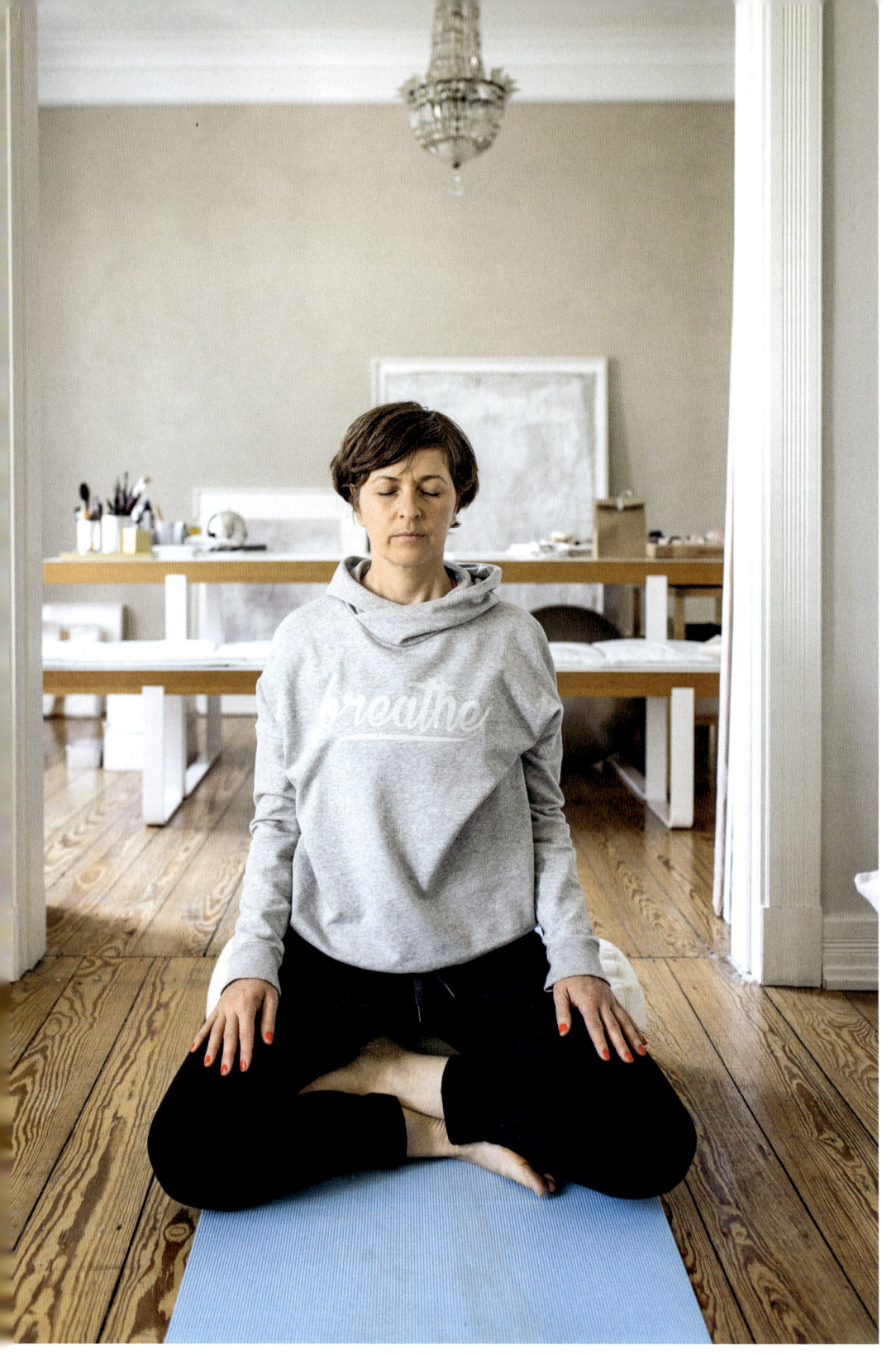

In Stille sitzen – mindestens eine Minute.

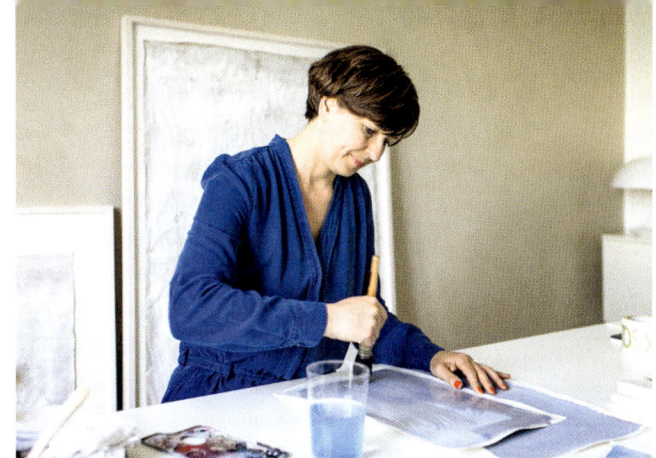

Inspiration – Christine arbeitet gerne mit natürlichen Materialien und Farben.

Atemzug prall mit Luft gefüllt wird und danach wieder beim ausatmen sich zusammen zieht. Beim Transformational Breath® wird durch den geöffneten Mund ein- und auch wieder ausgeatmet. Nach dem kraftvollen Einatmen darf der Atem sanft und entspannt von alleine fließen. Das ist beim ersten Ausprobieren etwas ungewohnt. Anfänger üben 100 Atemzüge. Die Atempraxis holt Christine sofort in den Moment. Beim Atmen gibt es keine Vergangenheit und keine Zukunft. Es entsteht Raum, um das wahrzunehmen, was gerade ist. „Der Atem zeigt mir, wie ich mich gerade fühle bzw. wie es mir geht." Die Atempraxis hat Christine geholfen, ihr Leben zu verändern, hin zu einer gelebten Achtsamkeit und Sinnhaftigkeit. Nach dem Atmen sitzt Christine noch ca. 20 bis 30 Minuten in Stille. Sie liebt diese morgendliche innere und äußere Ruhe. Von da aus startet sie entspannt in ihren Tag. Am liebsten von der Matte aus direkt in die Küche mit einem leckeren ayurvedischen Frühstück. Ihre Morgenroutine

lässt sich beliebig lang und kurz gestalten. Ganz nach ihrem Bedürfnis kann sie die unterschiedlichen Einheiten zeitlich variieren.

Die magische Lichtstimmung am Morgen spiegelt Christine oft in ihren Bildern wider. Sie malt mit natürlichen Farben und widmet sich auch in ihrer künstlerischen Arbeit dem Thema Atem.

Am Abend schließt sich der Kreis: Christine spürt nach, wie sich der Tag anfühlt. Sie hat Dankbarkeit und Zufriedenheit als feste Routine etabliert. Im Bett liegend denkt sie an schöne Momente des Tages, bedankt sich bei Menschen z.B. für eine schöne Begegnung im Geiste und und beendet diesen mit der Summ-Meditation Nadabrahma.

 Download-Tipp Atemübung:

Zusammen atmen: Unter diesem Link kann eine Anleitung und Atembegleitung für 100 Atemzüge **Transformational Breath®** mit Christine runtergeladen werden: **www.knesebeck-verlag.de/magic_morning/t-1/822**

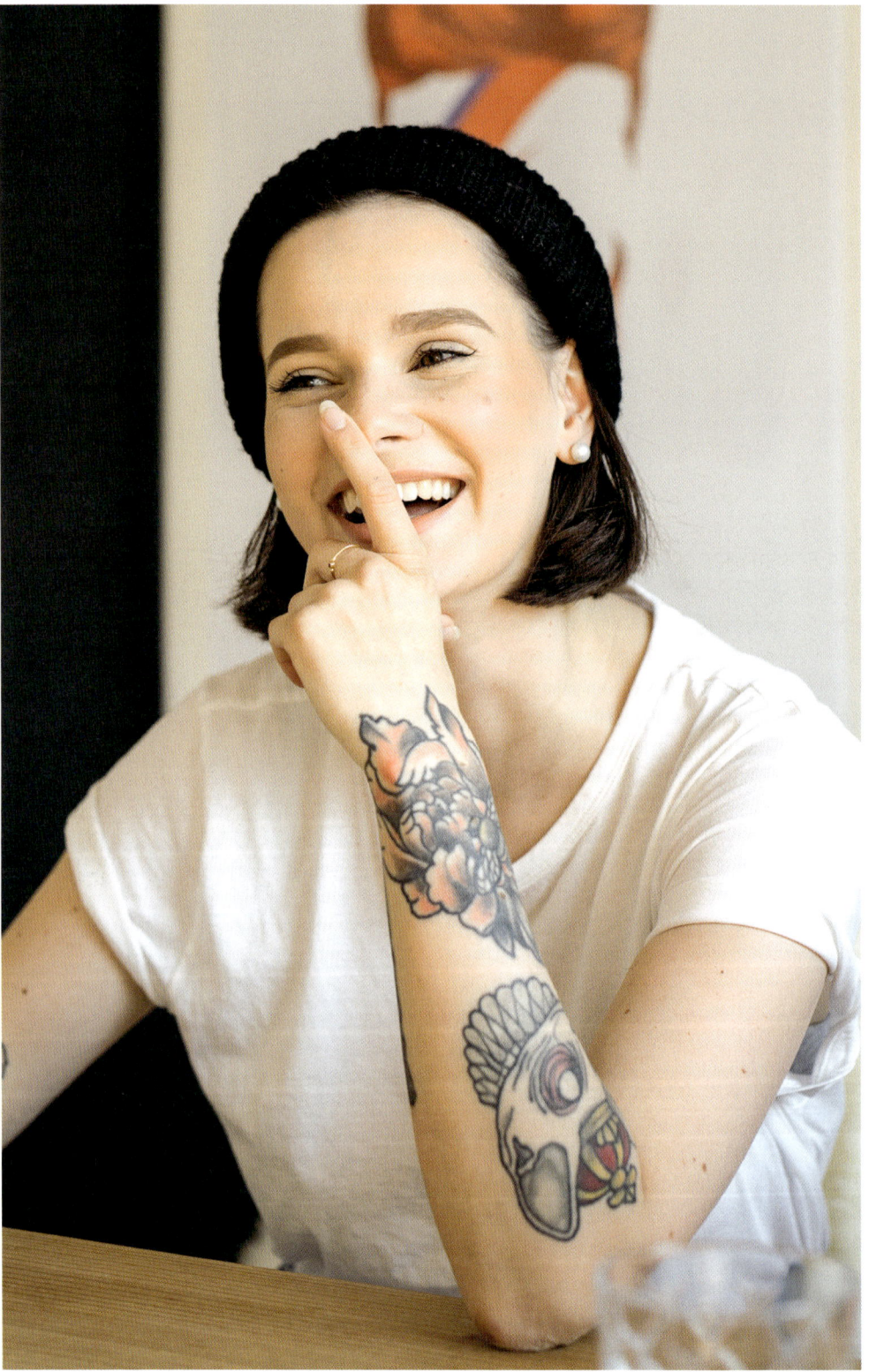

POSITIVE VIBES!

Jana, Ben und Ferdi Huhn
Krankenschwester & „Sinnfluencerin", Lehrer
Krefeld

Vor zehn Monaten haben Jana und Ben ihren Alltag und alle bisherigen Routinen ganz neu sortieren müssen. Mit der Geburt von Ferdi wurde erst einmal alles ordentlich auf den Kopf gestellt. Es folgte eine gemeinsame Findungsphase, in der sich vieles verändert hat und alte Gewohnheiten und Denkmuster losgelassen wurden. Dankbarkeit und gemeinsame Rituale haben seitdem einen ganz besonderen Stellenwert im Leben der Familie.

Die Tage in der Elternzeit beginnen ganz entspannt. Jana wacht morgens davon auf, dass Söhnchen Ferdi sie mit großen Augen ansieht. Die beiden bleiben immer noch ein paar Minuten zusammen liegen und albern herum. Die nächste Station ist der Wickeltisch. Ferdie liebt es, dort zu liegen, und ist beim Wickeln, Waschen und Anziehen immer sehr vergnügt. Wenn er frisch für den Tag ist, nimmt Jana ihn auf den Arm und läuft durch die Wohnung. Gemeinsam

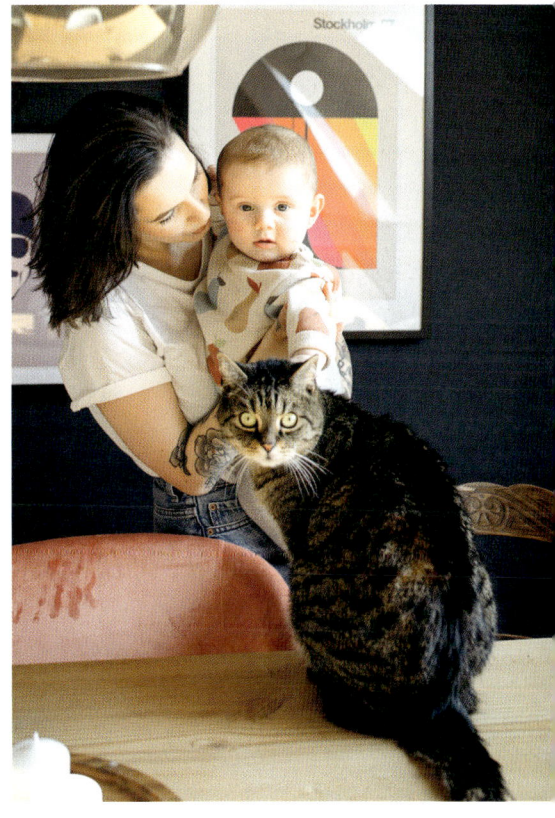

Feste Rituale –
Ferdi liebt es, Kater Felix
guten Morgen zu sagen.

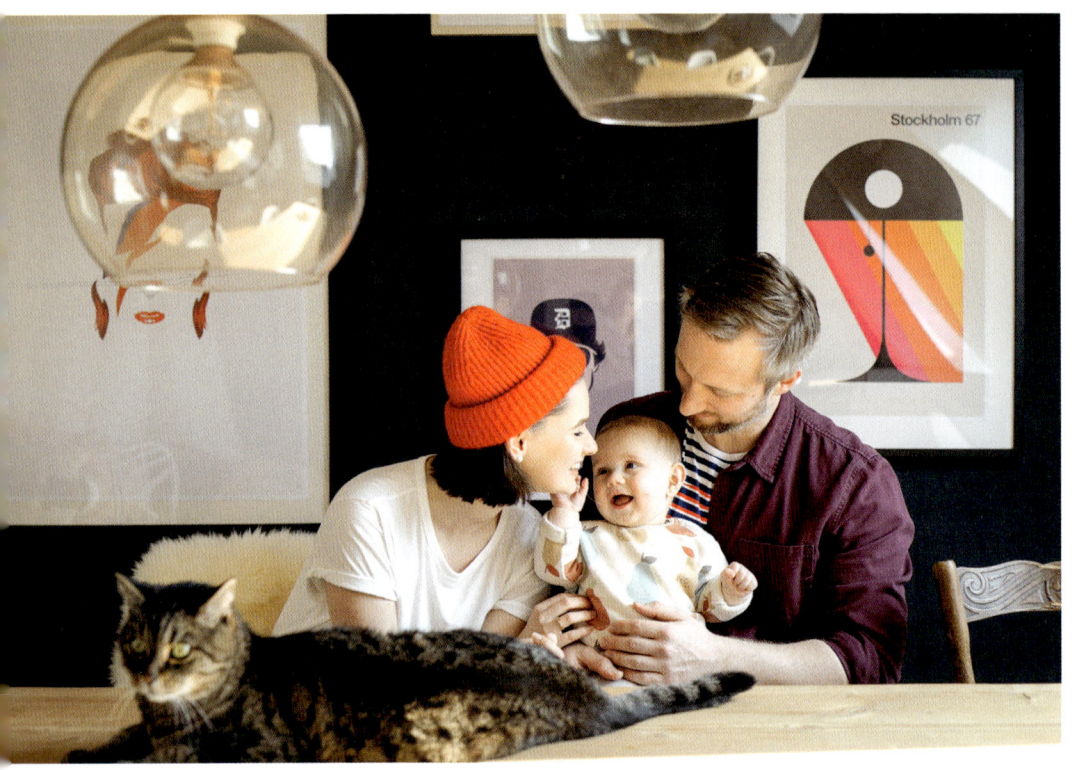

wird dann immer erst einmal die Katze gesucht, um guten Morgen zu sagen. Nach und nach gehen die beiden durch die Räume und begrüßen alles und den neuen Tag zusammen.

Durch die Geburt hat sich für Jana nicht nur der Alltag verändert, sie hat für viele Dinge im Leben einen anderen Blick entwickelt. Vor der Schwangerschaft war sie überzeugt, dass nur schlanke Körper schön sind. Sie hat viele Jahre nach Makeln an sich gesucht. Mit dem Erlebnis der Geburt hat sie eine ganz andere Körperwahrnehmung entwickelt und blickt mit Stolz auf ihren Körper und das Wunder, das er erbracht hat. Sie sieht die Dehnungsstreifen nun in einem anderen Licht und hat erkannt, dass der weibliche Körper so viel mehr ist. Jana liebt und akzeptiert sich selbst, ist natürlicher und authentischer geworden. „Ich bin kein Model. Sondern schön, so wie ich bin", sagt sie.

Jana empfindet jeden Tag große Dankbarkeit und tiefe Demut dafür, dass sie die Erfahrung machen durfte, ein gesundes Kind auszutragen, und dafür, dass ihre Familie gesund ist. Jana sieht das Muttersein als Chance, sich selbst neu kennenzulernen, alte Muster zu hinterfragen und wenn nötig auch über Bord zu werfen. Herausforderungen sind für sie eine Möglichkeit, sich den Ängsten zu stellen und anschließend

„DIE GEBURT MEINES SOHNES HAT MEINE DANKBARKEIT NOCH EINMAL AUF EIN ANDERES LEVEL GEPUSHT."

gestärkt aus der Situation zu gehen. Ihr Sohn hilft ihr dabei, präsent im Moment zu sein und sich nicht zu verlieren. Durch ihn konnte sie ihren Perfektionismus ablegen und hat gelernt, öfter einfach nur zu sein.

Gleichzeitig ist die Kommunikation mit einem Säugling oft auch eine Herausforderung. Die ersten Monate hat das Schlafen nicht gut geklappt. Ferdi war zwar müde, aber konnte nicht in den Schlaf finden. „Wir haben ihn dann jeden Abend endlos durch die Gegend geschoben. Wenn er irgendwann eingeschlafen ist, haben wir ihn vorsichtig hochgetragen und sind nur noch auf Zehenspitzen rumgeschlichen", erzählt

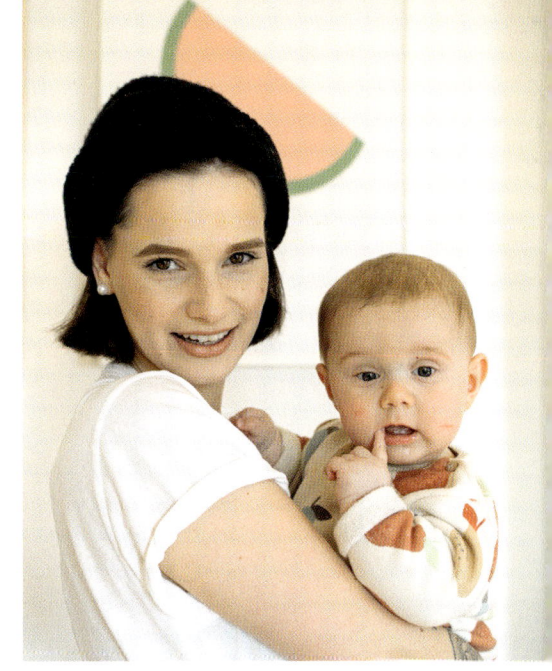

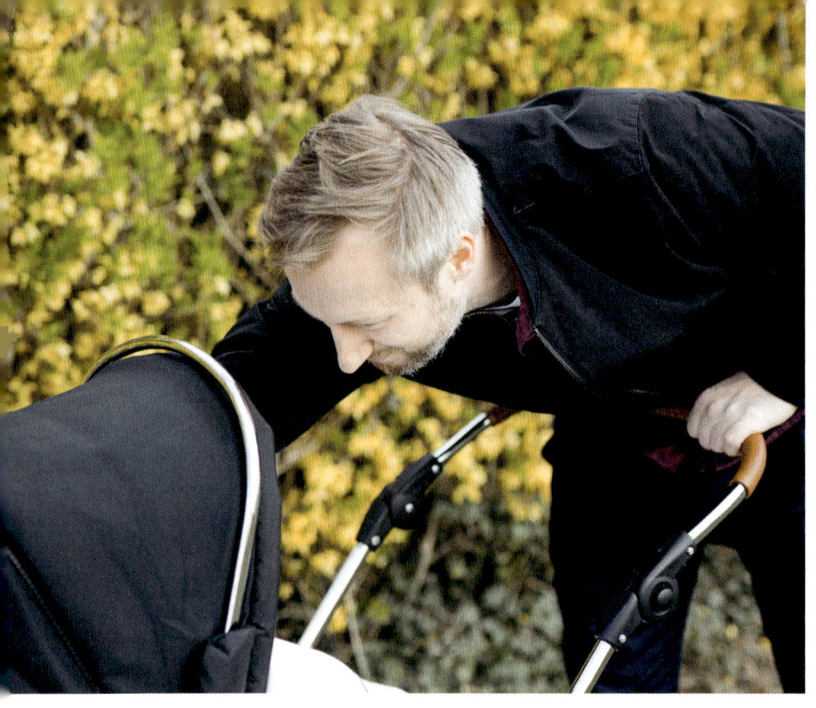

Mittlerweile machen die Ausflüge wieder Spaß. Als Ferdi abends eine Zeit lang nicht gut in den Schlaf finden konnte, haben Jana und Ben ihn oft endlos durch die Gegend geschoben.

Jana lachend. Mittlerweile haben Jana und Ben eine feste Abendroutine entwickelt. Wenn Ben von der Arbeit kommt, kochen die beiden zusammen. Ferdi liebt es, dabei zuzuschauen – und alles anzufassen. „Wir sehen uns als Familie abends immer *Das perfekte Dinner* zusammen an. Ich weiß, jetzt schlagen einige die Hände über dem Kopf zusammen. Aber für uns funktioniert es einfach." Nach der Sendung wird noch ein wenig gemeinsam gespielt, beim anschließenden Stillen in Dunkelheit schläft Ferdi dann schnell ein. Seit Jana und Ben auf feste Zeiten und Rituale setzen, ist der Abend für alle entspannt.

INSPIRATION – SELBSTLIEBE

Deine Morgenroutine ist dein Date mit dir selbst und daher der perfekte Moment, um Selbstliebe zu praktizieren. Beginne den Tag mit lieben Worten, die du deinem Spiegelbild laut und mit einem Lächeln sagst. Verwöhne dich mit einem frischen Saft, einer kleinen Selbstmassage und einem gesunden Frühstück. Denk immer daran: Du bist der wichtigste Mensch in deinem Leben.

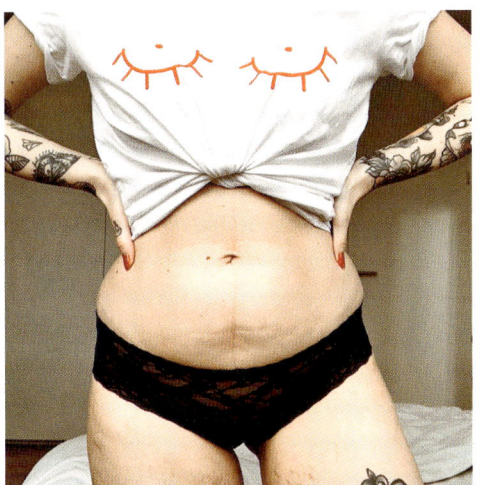
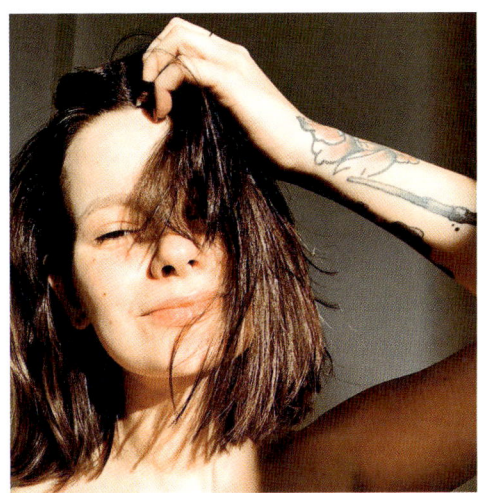
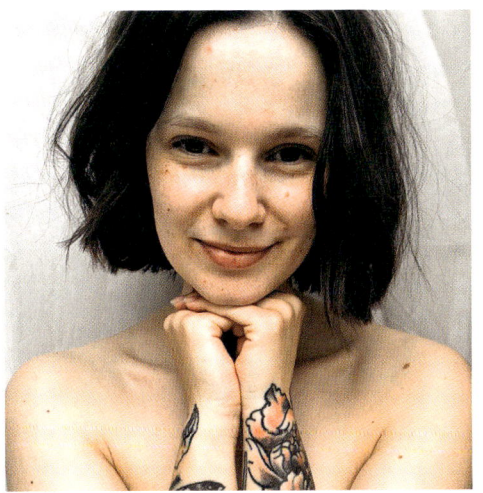
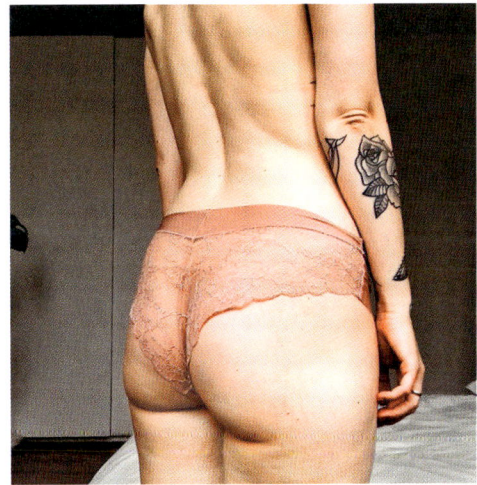

Inspiration

BAU DER EIGENEN MORGENROUTINE

Die folgenden Elemente können dir als Inspiration dienen, um deine eigene Morgenroutine zu bauen. Die Protagonisten aus diesem Buch haben mit ihnen ebenfalls gute Erfahrungen gemacht. Kreuze die Elemente an, die du in deine Morgenroutine einbauen möchtest.

MEDITATION ☐	MANIFESTIEREN ☐	TANZEN ☐
SELBSTLIEBE ☐	GESUND ESSEN ☐	STILLE ☐
AFFIRMATIONEN ☐	TRINKEN ☐	SCHREIBEN ☐
YOGA ☐	NATUR ERLEBEN ☐	VISUALISIERUNG ☐
INSPIRATION ☐	NEUES LERNEN ☐	KALT DUSCHEN ☐
RÄUCHERN ☐	FRÜH AUFSTEHEN ☐	DANKBARKEIT ☐

Zeit für deine Morgenroutine

Du hast aus diesem Buch hoffentlich viele Inspirationen, Anregungen und Neues mitnehmen können, um dir deine eigene Morgenroutine zu erschaffen – mit automatisierten Ritualen, die dich glücklicher, produktiver, erfolgreicher, dankbarer und ausgeglichener machen. Nun geht es an die Umsetzung. Überlege dir, welche Elemente du in deiner Morgenroutine haben möchtest, und lege die Reihenfolge fest. Die beliebtesten Elemente siehst du oben noch einmal im Überblick. Hier kannst du dir Elemente nach dem Baukasten-Prinzip zusammenstellen und deine eigene Routine erschaffen. Wähle einzelne Punkte aus, die dich interessieren oder mit denen du bereits gute Erfahrungen machen konntest. Du kannst einzelne Elemente auch erst einmal eine Weile testen und schauen, ob sie gut in dein Leben passen und dir dienen.

Morgen früh kann es dann auch schon losgehen!

ONE DAY
OR
DAY ONE

Deine magische Morgenroutine

Bringe nun deine eigene Morgenroutine in eine Reihenfolge. Notiere dir die Punkte deiner individuellen Routine. Schreibe ganz konkret auf, wie du deine Zeit am Morgen verbringen möchtest und wie viel Zeit du für jeden einzelnen Schritt planst. Gehe ins Detail und schreibe zum Beispiel anstelle von „gesundes Frühstück" besser „Haferbrei mit frischem Obst" oder anstelle von „Sport" ganz konkret „15 Liegestütze und 15 Sit-ups" auf.

_____ Minuten: _____

_____ Minuten: _____

_____ Minuten: _____

_____ Minuten: _____

_____ Minuten: _____

_____ Minuten: _____

_____ Minuten: _____

_____ Minuten: _____

_____ Minuten: _____

_____ Minuten: _____

NOTIZEN:

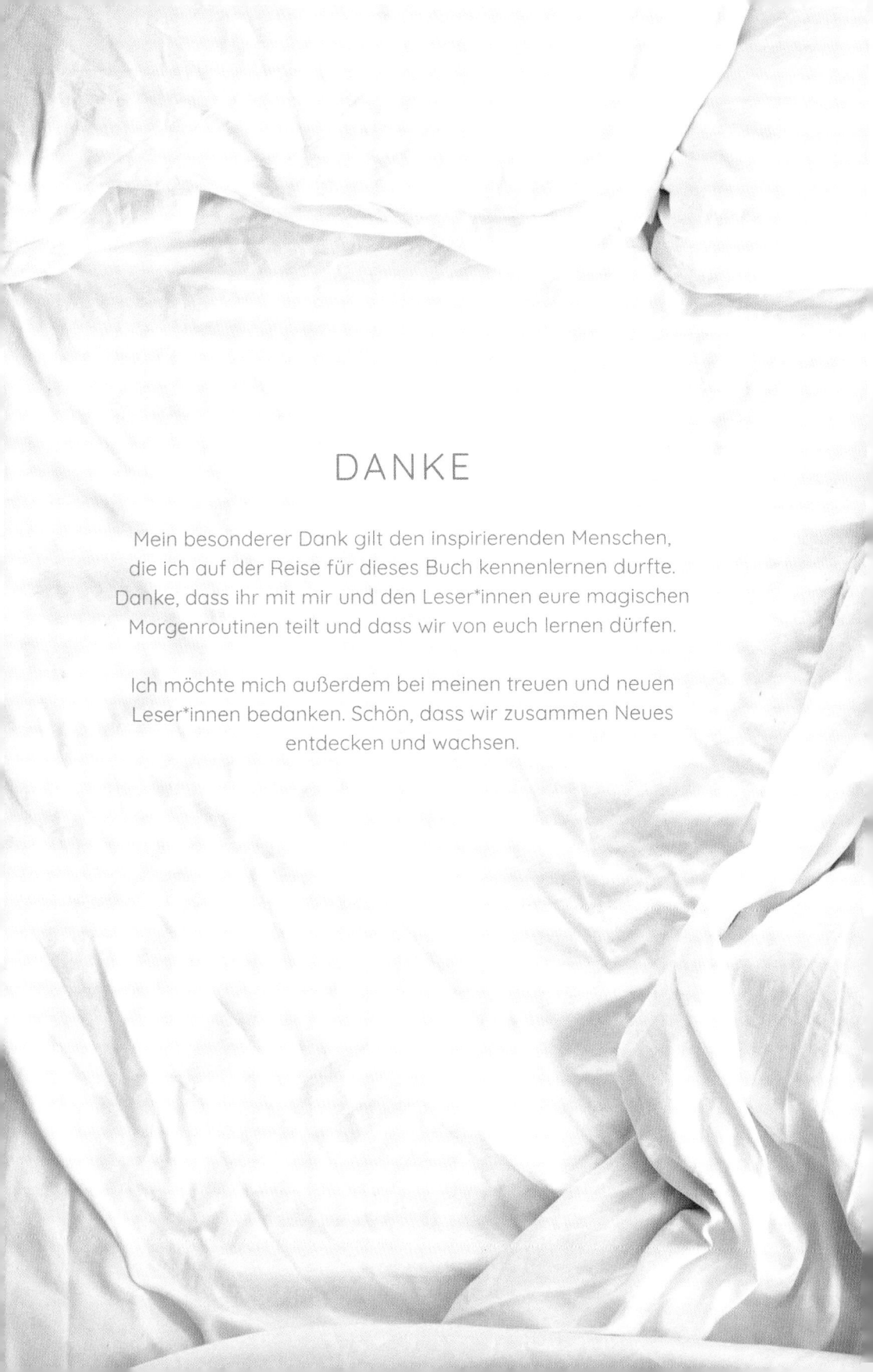

DANKE

Mein besonderer Dank gilt den inspirierenden Menschen,
die ich auf der Reise für dieses Buch kennenlernen durfte.
Danke, dass ihr mit mir und den Leser*innen eure magischen
Morgenroutinen teilt und dass wir von euch lernen dürfen.

Ich möchte mich außerdem bei meinen treuen und neuen
Leser*innen bedanken. Schön, dass wir zusammen Neues
entdecken und wachsen.

SACHREGISTER

PERSONENREGISTER

WEITERE BÜCHER DER AUTORIN

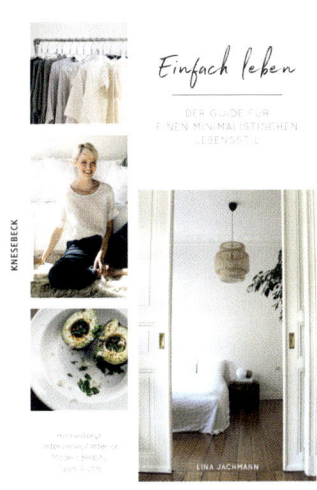

Für alle, die sich für grünen Minimalismus interessieren:

• Homestorys – zu Besuch bei Minimalisten
• Inspirierende Interviews
• Capsule Wardrobe / Projekt 333
• Nachhaltige Tipps, Tools & DIYs
• Zero-Waste-Lifestyle
• 200 farbige Abbildungen

Lina Jachmann
Einfach leben – Der Guide für einen minimalistischen Lebensstil

240 Seiten mit 200 farbigen Abbildungen, 24,95 €

ISBN 978-3-95728-038-1

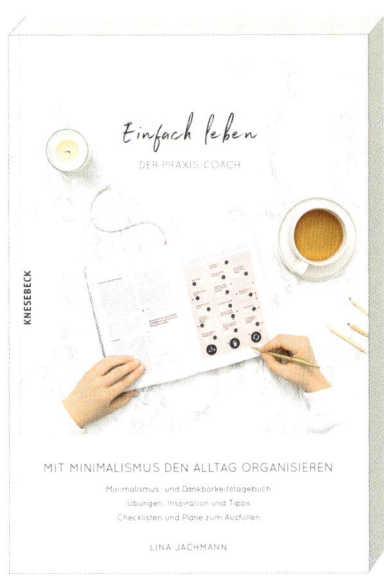

Für alle, die einfach anfangen wollen:

• Übungen, Inspiration und Tipps
• 365-Tage-Minimalismus und -Dankbarkeitstagebuch
• Minimalismus-Checklisten zum Abhaken
• Habit-Tracker – um Gewohnheiten zu reflektieren

Lina Jachmann
Einfach leben – Der Praxis-Coach

144 Seiten, 18,00 €

ISBN 978-3-95728-254-5

Bildnachweis

Umschlagabbildung vorne Stefanie Schuster; hinten: (von links nach rechts) Jil Zeletzki, Maria König, Maximilian Dümcke, Alex Kutka, Stefanie Schuster.
Abbildung linke Klappe: Lina Jachmann © Marlen Mueller

Alle Fotografien © 2019 Katja Vogt, außer:
Seite 7: © Unsplash, Seite 14-15 : © Unsplash, Seite 16: © Michael Schredl, Seite 17: © Unsplash, Seite 36-37: © Unsplash, Seite 71: © die jeweiligen Podcasts; Role Model © Kerstin Musl; Seite 83: © Unsplash, Seite 84: © Nico Mares, Seite 87 links oben, rechts oben und links unten: © Unsplash, Seite 94, 97: © Jacqueline Häußler, Seite 95, 98: © Schønlein Media, Seite 121: @ Stefan Pielow, Seite 123, 125, 126: @ Claus Hipp, Seite 127 obere Reihe links: @ Unsplash, Seite 127 unteres Bild: @ Stefan Pielow, Seite 148-159 alle Bilder: @ Justine Siegler und Alexander Niederhofer, außer Seite 154: @ Unsplash, Seite 174-175: @ Christian Boldt Photography, Seite 177: @ Lynn Hoefer, Seite 179: © Unsplash, Seite 200, 203, 206: @ Jule Stelter, Seite 204-205: @ Cindy u. Kay Fotografie GbR, Seite 201, 202, 207: © Marijana Braune, Seite 231: © Jana Huhn, Seite 235: © Unsplash.

Impressum

Deutsche Originalausgabe
Copyright © 2019 von dem Knesebeck GmbH & Co. Verlag KG, München
Ein Unternehmen der La Martinière Groupe
Text Copyright © 2019 Lina Jachmann
Projektleitung: Marc Schmid, Knesebeck Verlag
Lektorat: Annegret Schenkel, Leipzig
Layout und Satz: Esther Schwarz, Berlin, estherschwarz.com
Herstellung: Arnold & Domnick, Leipzig
Druck: Polygraf Print spol. s.r.o.
Printed in Slovakia

ISBN 978-3-95728-322-1

www.knesebeck-verlag.de

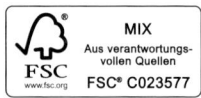